보행분석 · 움직임의 평가와 임상 활용

임상보행운동학

CLINICAL GAIT KINESIOLOGY

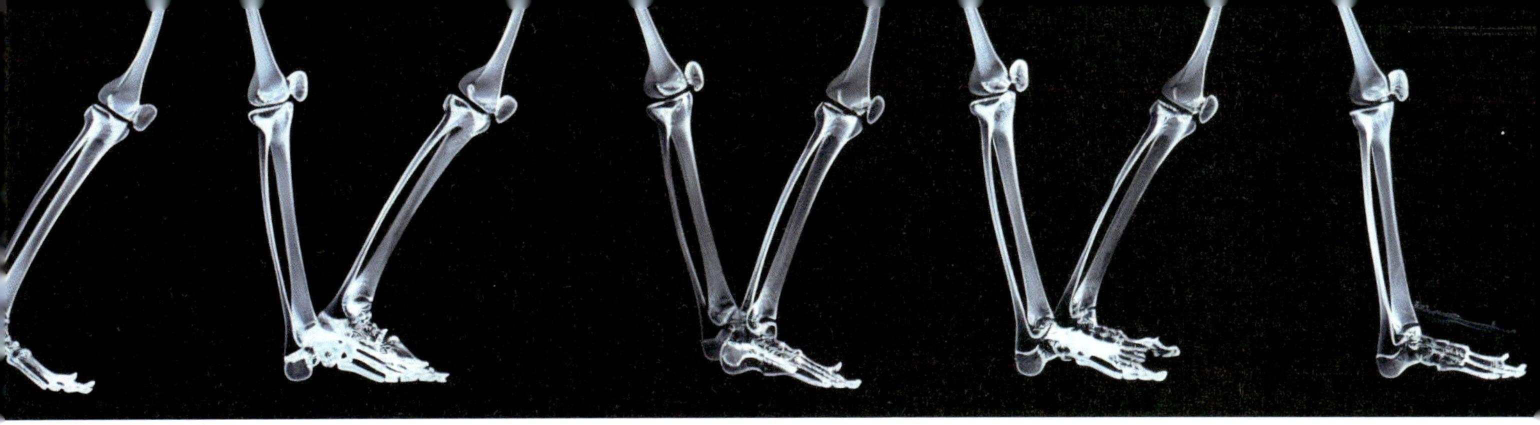

보행분석 · 움직임의 평가와 임상 활용

임상보행운동학

CLINICAL GAIT KINESIOLOGY

Yasuhiko Hatanaka | 이 완 희 옮김

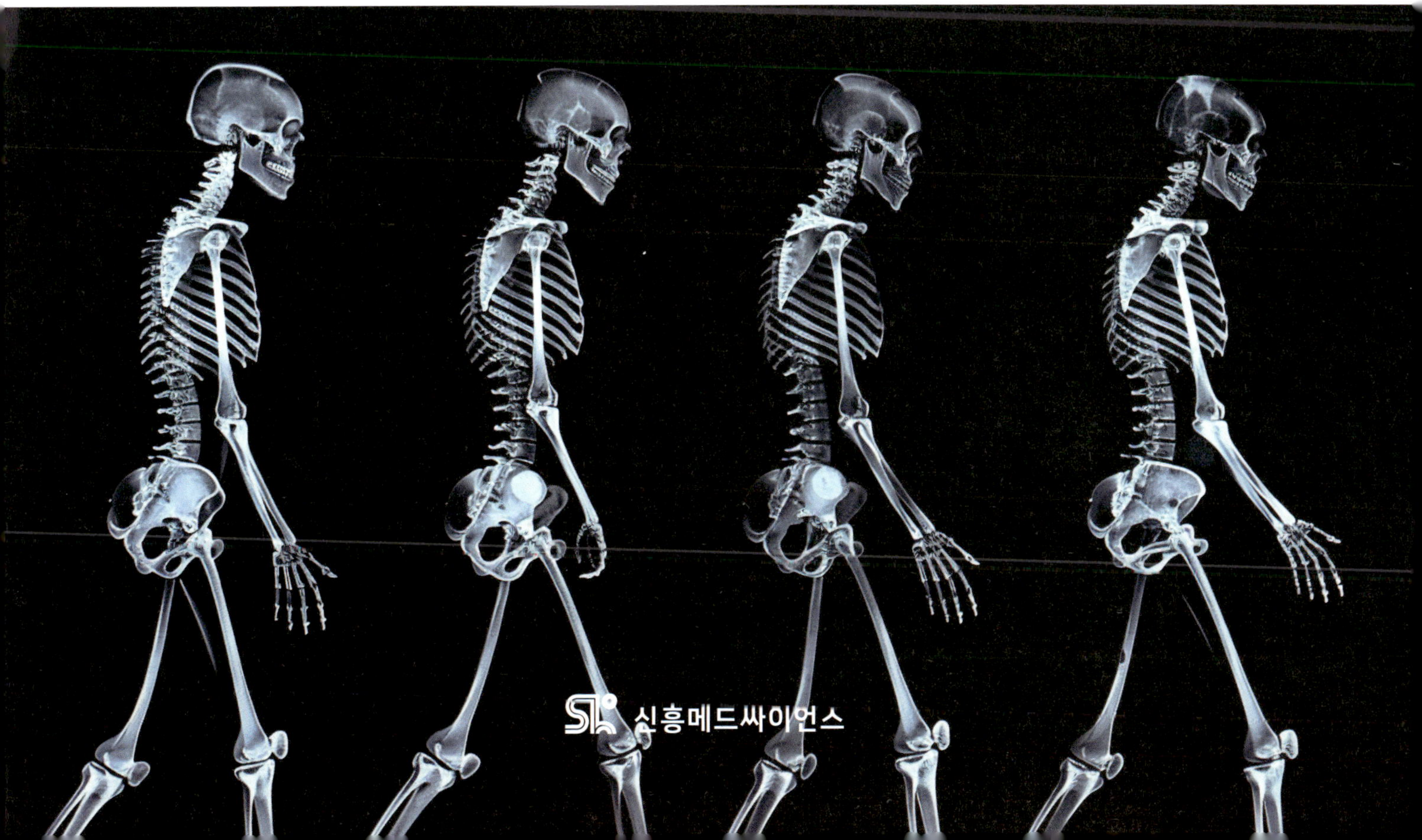

신흥메드싸이언스

보행분석 · 움직임의 평가와 임상 활용

임상보행운동학

CLINICAL GAIT KINESIOLOGY

발 행 2024년 11월 15일
지 은 이 Yasuhiko Hatanaka
옮 긴 이 이 완 희(삼육대학교 물리치료학과)
발 행 인 홍 성 혁
발 행 처 **신흥메드싸이언스**
기 획 이 영 열
디 자 인 박 은 경
주 소 경기도 고양시 덕양구 청초로 66(덕은동)
덕은리버워크 A동 808호
전 화 02-6956-8670
팩 스 02-6956-8671
홈페이지 www.shmed.co.kr
I S B N 978-89-6498-088-0 93510
정 가 38,000원

서문

본서의 집필에 대해 운동과 의학출판사 소노베 토시하루 대표로부터 '이 한 권으로 보행의 모든 것을 알 수 있는 바이블 같은 책을 만들고 싶다'라는 의뢰를 받았을 때, 가장 먼저 떠오른 것은 'Gait Analysis(Perry)', 'Human Walking(Rose)' 두 권이었다. 이 두 권을 뛰어넘는 것은 본인의 역량으로는 도저히 불가능했지만, 소노베 선생님으로부터 전문 물리치료사가 주 대상이라고 하는 지정도 있었기 때문에 이 두 책에는 없는 임상가에게 필요한 정보를 많이 담아 임상가용으로 균형 잡힌 내용의 교재를 목표로 했다. 하지만, 글을 쓰기 시작하자마자 스스로 너무 높은 기준을 세웠다고 후회했다. 그럼에도 불구하고 '맛있는 부분만, 알기 쉽게'를 모토로 난해한 용어를 풀어냈다. 특히, 난해한 부분은 소노베 선생님을 비롯해 운동과 의학출판사 직원들의 도움을 받으며 보완해 나갔다.

지금까지는 학생과 신입생을 위한 교재를 집필해 왔지만, 이번에는 전문 임상가를 위해 더 자세한 내용을 담았다. 따라서 교과서적으로 한 페이지씩 읽어 내려가는 방식은 추천할 수 없다. 하지만 입문자에게 있어 그 영역의 대략적인 체계를 갑자기 이해하는 것은 어렵다. 그래서 무엇이 기본이고, 무엇이 응용적인지, 어떤 순서로 읽어야 하는지를 먼저 리더스 가이드로 제시했다. 전문가를 대상으로 임상적으로 유익하고, 다른 교과서에 실리지 않은 내용을 가능한 한 포괄적으로 다루었다.

나 자신도 아무것도 모르는 상태에서 보행분석을 시작했고, 직장에 보행분석 전문가가 없어 임상보행분석연구회의 정기모임과 세미나에서 공부했다. 특히 보행분석 실습 세미나에서는 니가타의료복지대학의 에하라 요시히로 선생님, 국제의료복지대학의 야마모토 스미코 선생님으로부터 많은 것을 배울 수 있었다. 두 분 모두 엔지니어이지만, 물리치료사보다 인간의 메커니즘에 대해 더 잘 알고 있었고, 운동학, 운동역학의 측정 데이터가 보여주는 의미와 의의를 항상 고민하고 계셨다. 당시에는 측정 정확도가 좋지 않아 힘들게 측정한 결과도 '이건 제대로 측정되지 못했습니다'라는 말을 들을 때면 허탈한 마음이 들었다. 하지만 '측정, 분석하는 것이 목적이 아니라 메커니즘을 이해하는 것이 임상에서의 응용으로 이어진다. 이것이 세미나의 의의이다'라는 말에 빛을 보았다. 임상적 추론을 생각하는 데 있어 무게가 있는 말이라고 생각한다. 독자들이 바이오메카닉스를 연구로서 뿐만이 아니라, 도구로서 잘 활용했으면 좋겠다.

임상에서는 물리치료에 도움이 되지 않는 검사나 평가가 많아지고 있다고 느낀다. 무엇보다 환자의 동작은 거짓말을 하지 않는다. 니즈와 동작의 이상에 전혀 접점이 없는 환자는 없다. 물리치료사가 환자보다 환자의 동작 하나하나 세세한 점까지 이해할 수 있는 존재이길 바란다. 독자 여러분의 결과에 관여할 수 있는 물리치료의 실천에 본서가 기여할 수 있다면 더할 나위 없이 기쁠 것이다.

2022년 7월

Yasuhiko Hatanaka

목 차

제 3 장 보행의 제어와 신경과학 100

제 4 장 정상 메커니즘의 붕괴와 비정상 보행의 운동학 118

제 1 장

보행의 운동학과 운동역학

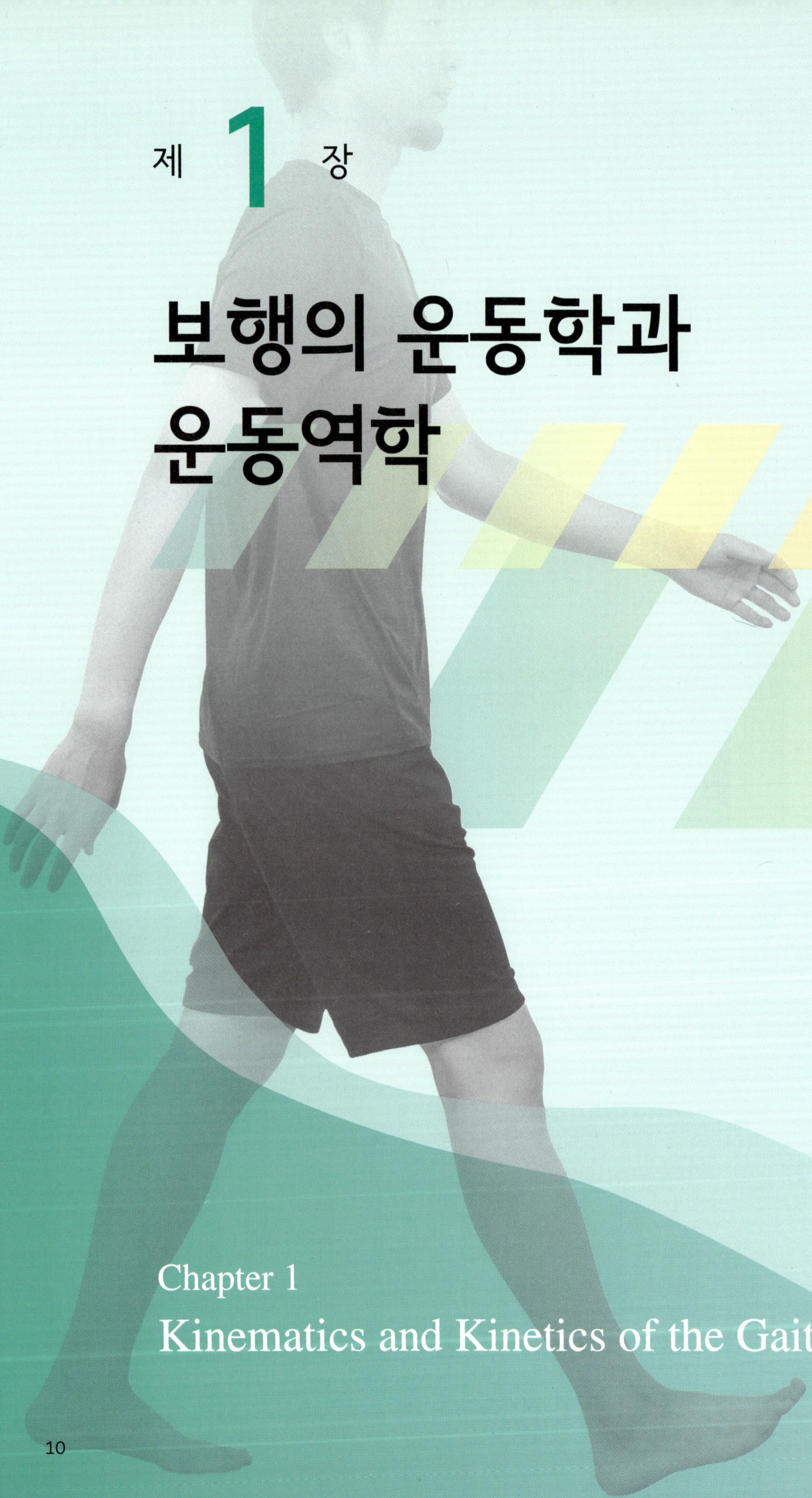

Chapter 1

Kinematics and Kinetics of the Gait

Reader's GUIDE

입문자가 가장 먼저 이해해야 할 내용을 기초편으로 제시했다. 용어의 정의, 분석 절차가 여기에 포함되며 권장하는 순서도 기재했다. 각 항목에서 내용은 완결되어 있기 때문에 응용편은 필요에 따라 목차의 키워드에서 선택하면 된다. 이 역시 필요한 사전 지식이 적은 항목의 순서를 기재했다.

기초편

첫 번째로 왜 관찰이 필요한지 이해한다. 이를 위해서는 힘과 움직임의 관계에 대한 이해가 전제되어야 한다.

- 2.1) 운동학과 운동역학의 관계 ▶ p14
- 2.2) 정역학과 동역학 ▶ p15
- 2.3) 시간 · 거리 인자 ▶ p16
- 3. 보행 중 신체에 작용하는 힘 ▶ p26

두 번째로 관찰 방법, 절차를 확인한다.

- 4.1) 보행 관찰의 방법과 포인트 ▶ p30

세 번째는 설명에 필요한 정상 보행의 운동 패턴을 이해한다.

- 4.2) 보행주기 ▶ p31
- 4.3) 관절 각도(시상면, 관상면, 수평면) ▶ p36

네 번째는 비정상적인 움직임을 분석하여

- 5.1) 관찰 내용은 정확하게 설명되어 있는가 ▶ p50
- 5.2) 비정상적인 움직임의 원인 분석 ▶ p51

문제점을 살펴보고, 개입은 전제로 한 가설을 세우고, 개입하고, 검증한다.

- 5.3) 가설 : 분석 결과 내용의 인과관계, 주요 문제점에 대해 관찰 ▶ p52
- 5.4) 검증 : 가설에 근거한 조작, 개입 및 재관찰 ▶ p52

이러한 일련의 과정을 반복하며 개선해 나간다.

응용편

첫 번째로 인간의 해부학적 특징에 맞춰 얼마나 효율적으로 이족보행을 가능하게 하는지를 이해한다.

- 4.4) 족부의 로커(rocker) 기능 ▶ p45

두 번째로 체절 간 상호의 힘, 에너지의 전파에 의해 운동의 일부가 제어된다는 것을 이해한다.

- 2.4) 운동학적 사슬과 해부학적 개인차 ▶ p16
- 2.5) 체내 에너지 전파 ▶ p18

1 이족보행의 의의

장애로 인해 어려워진 동작을 다시 획득하고자 하는 환자의 희망을 실현하기 위해 우리는 보행을 중심으로 한 동작분석에 대한 지식과 기술을 필요로 한다. 왜 그 환자가 그러한 비정상 보행을 하게 되었는지 또는 선택하고 있는지를 이해하기 위해서는 보행을 운동학과 운동역학의 관점에서 이해할 필요가 있다. 따라서 1장에서는 먼저 이러한 기초적인 용어에 대해 설명하고, 그 위에 정상 보행과 관찰 포인트에 대해 설명한다. 이를 통해 개별 증례에 따른 상세한 보행 관찰과 분석이 가능해진다.

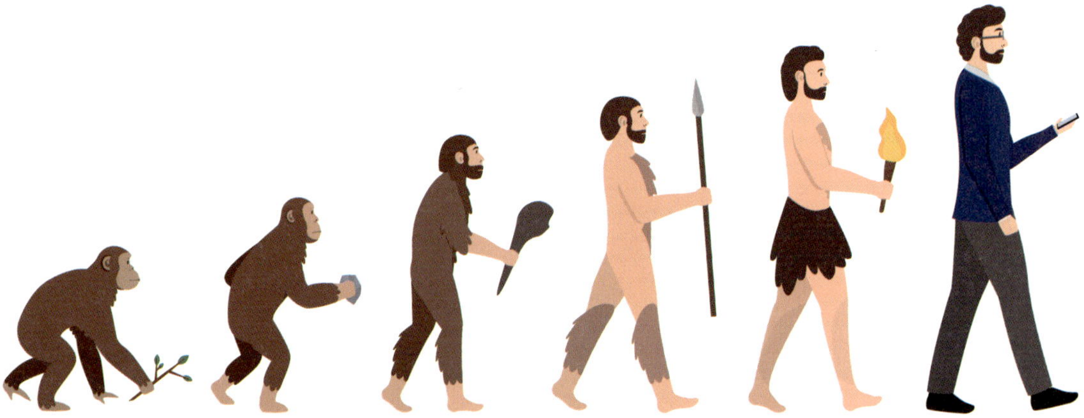

그림 1-1 직립이족보행의 획득

1) 운동학과 운동역학의 관계

700만 년 전 고릴라, 침팬지에서 파생된 우리의 먼 조상이 직립이족보행을 시작했고, 700만 년 동안 지구환경의 변화에 적응하며 근골격을 변화시켜(그림 1-1, 그림 1-2) 현재의 보행 패턴에 가까워졌다. 인류의 특징은 넓은 시야를 가지고 양손을 자유롭게 사용할 수 있다는 것으로, 직립이족보행은 이를 가능하게 했고, 뇌의 발달을 촉진했다. 그 결과 20만 년 전 호모 사피엔스로 진화해 아프리카 대륙 동부에서 남미 최남단까지 전 세계로 생활권을 넓혔다. 생명의 위험을 무릅쓰고 걸어서 세계 끝까지 이동한 목적은 보다 쾌적한 삶의 획득이 었다. 700만 년에 걸쳐 완성된

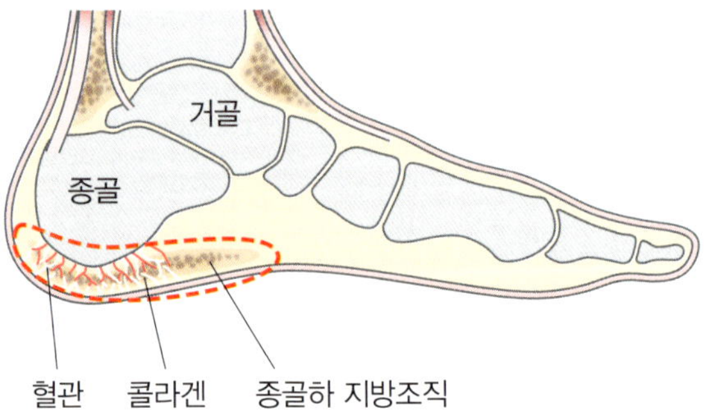

그림 1-2 종골하 지방조직

발뒤꿈치 접지의 충격 흡수성이 뛰어난 콜라겐의 격벽 내에 지방이 채워져 혈액순환을 통한 열방산 작용을 함으로써 장거리 보행에 적응한다.

인류의 자세, 보행 전략(strategy)에서의 에너지 효율은 궁극적이라고 할 수 있다. 반대로 비정상 보행은 쾌적함보다 우선시해야 할 무언가를 안고 있다.

임상에서 '○○보행은 ○○근육의 근력 저하가 원인'이라고 생각하면서 보행분석을 하고 치료로 이어지는 경우가 있는데, 이것이 반드시 정답은 아니다. 우리는 좀 더 깊은 관점에서 보행분석을 진행해야 한다. 예를 들어, '왜 근력 저하가 일어났는가'를 추론할 때 '퇴행성 관절증이기 때문'이라는 해석으로는 너무 중간 과정을 무시하는 것이다. 보행의 실용성이란 얼마나 '편하게', '통증 없이' 걸을 수 있는가이다. 독자들은 보행장애에서 환자가 선택한 전략을 이해하는 데 있어 본서에서 설명하는 운동학 지식을 적극 활용하길 바란다.

Question

Q

사족보행에서 이족보행으로 진화하여 가장 변화된 근육은 무엇일까요?

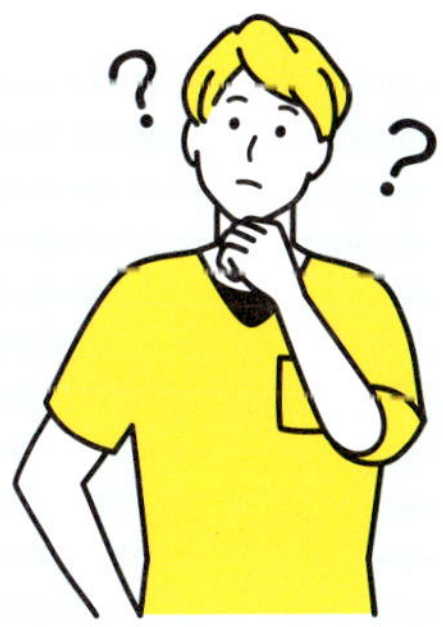

A

상체를 일으켜 직립자세를 유지하기 위해서는 대둔근과 코어 근육의 작용이 필수적입니다.

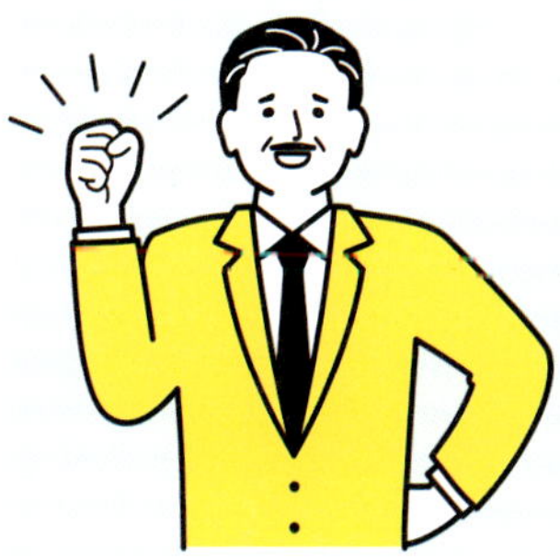

사족보행으로 접지하는 것은 MTP 관절보다 원위부(distal)이다. 발끝으로 서 있는 자세이기 때문에 전경골근(tibialis anterior)의 활동은 극히 작다. 체간을 사족보행의 수평자세에서 이족보행의 직립자세까지 기립시키려면 대둔근의 강력한 작용이 필요하다. 햄스트링은 다리를 뒤에서 (잡아)당겨 올리는 동작에 필요한 근육이기 때문에 인간의 햄스트링은 네발 짐승보다 가늘게 되어 있다. 물론 체간을 직립자세로 유지하는 코어 근육의 활동도 증가한다.

2 보행에 특화된 전문 용어의 의미

이 장에서는 임상에서 볼 수 있는 현상, 징후의 메커니즘을 이해하는데 필요한 기초 역학을 설명한다. 관절 모멘트에 대해서는 별도의 항목을 참고하길 바란다. 특히 '4) 운동학적 사슬과 해부학적 개인차'(p16), '5) 체내 에너지 전파'(p18)는 난해하기 때문에 초심자는 마지막에 읽는 것이 이해하기 쉽다.

1) 운동학과 운동역학의 관계

움직임(운동학)과 힘(운동역학)의 관계는 뉴턴의 운동법칙에 따라 힘=질량×가속도이다. 즉, '힘이 작용하여 물건이 움직인다'고 할 수 있으며, 움직임을 관찰하면 힘을 추측할 수 있다. 그림 1-3은 주관절을 신전자세에서 90°까지 굴곡시켰을 때 주관절의 각도, 각속도, 각가속도의 관계를 나타낸 모식도이다. 정지한 물체가 움직였다가 다시 정지하려면 속도는 0에서 증가하다가 다시 0이 된다. 이때 가속도는 0에서 증가하여(가속) 최대 속도로 다시 0이 되고, 역방향으로 증가하여(감속) 0으로 돌아간다. 힘은 가속도에 비례하므로 가속, 감속으로 각각 한 번씩 힘이 더해진다. 이 힘을 발생시키는 것이 각각의 주관절 굴곡근, 신전근이다.

위와 같이 움직임의 관찰로 힘을 추론할 수 있으며, 본 항목에서는 관절의 운동을 예로 들었다. 관절의 운동은 각운동(회전운동), 회전계에 속한다. 반면 무게중심의 이동 등에서는 위치, 속도, 가속도의 변화를 나타내는 선운동(병진운동), 직선계로 표시하므로 혼동하지 않도록 주의해야 한다. 이들은 벡터로 방향에 의미를 갖는다. 한편, 에너지는 양이므로 양자의 에너지를 합산하여 총운동에너지로 하는 것은 가능하다.

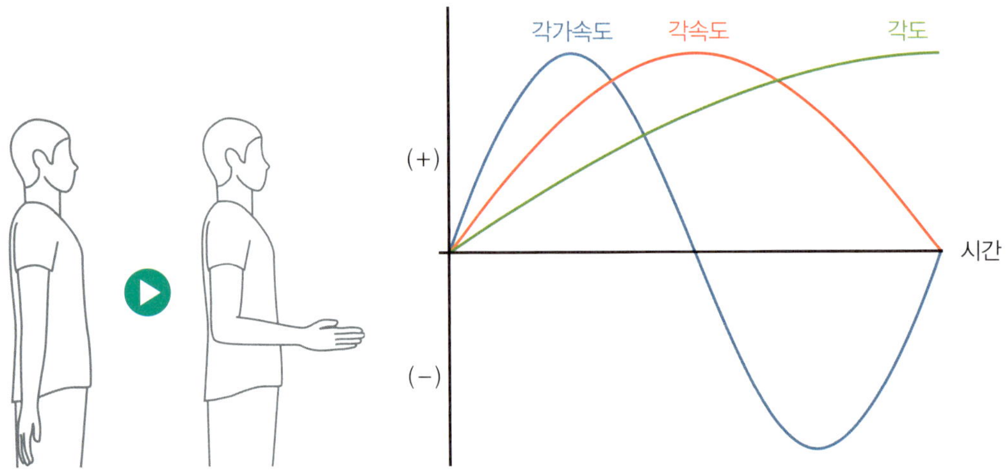

그림 1-3 각도, 각속도, 각가속도와 시간의 관계

주관절 0°의 정지 상태에서 90°의 정지 상태까지 굴곡 시 각가속도, 각속도, 각도의 순서로 변화한다.

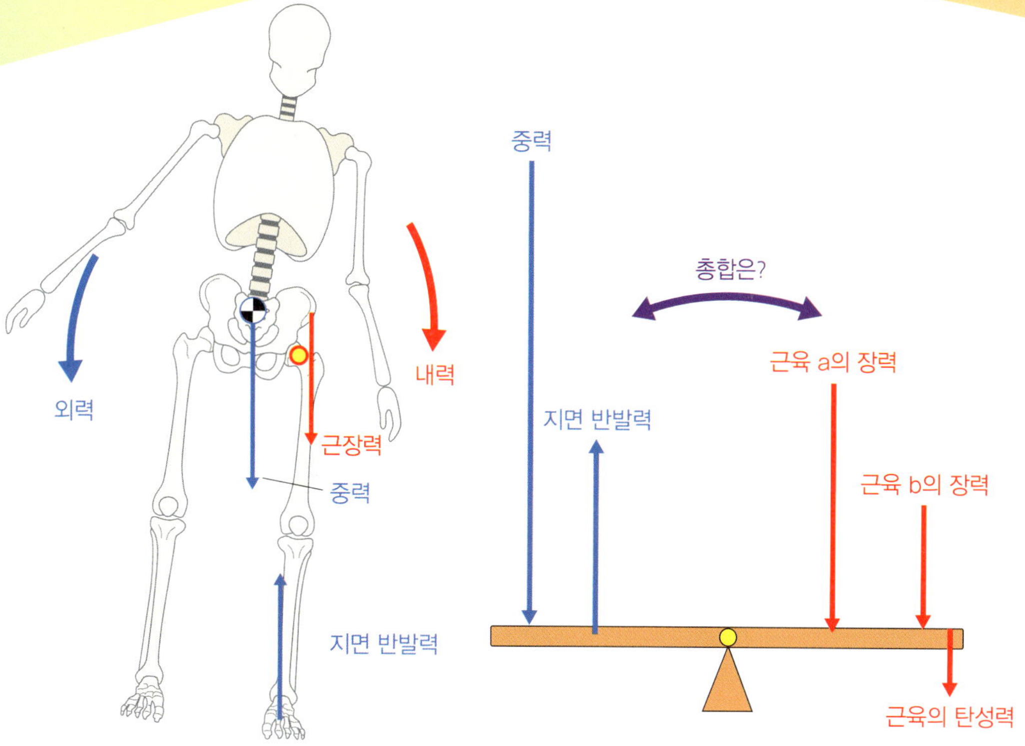

그림 1-4 정역학(statics)

정지 상태에서 정적 균형 = 힘의 모멘트의 총합이 0이 된다.

2) 정역학과 동역학

정역학(statics)에서 관절 주위에 작용하는 모멘트의 총합은 0이며, 물체는 서로 균형이 잡혀 정지 상태이다 **그림 1-4**. 또한, 시간의 요소는 없으며, 정지해 있기 때문에 속도의 요소도 없다.

반면 동역학(dynamics)에서는 운동량이 변화하는 문제를 다룬다. 즉 몸의 무게중심이나 관절은 움직이기 때문에 비평형 상태이고, 관절은 평형 상태에 가까워지는 방향으로 운동한다. 따라서 시간, 속도의 요소를 포함한다. 더욱이 스포츠 동작 등 속도가 크게 변화하는 경우, 신체에 가해지는 관성은 무시할 수 없을 정도로 커진다 **그림 1-5**. 투구장애 중 하나로 베넷(Bennett) 손상이 있다. 팔로우 스루(follow through) 시 관절낭의 후방이 반복적으로 늘어나면서 어깨관절의 후방에 통증이 발생한다.[1] 이 관절낭의 견인은 콕업(cock up)에서 볼 릴리스(ball release)까지 발생하는 상지의 관성에 의한 것이다.

관성과 혼동하기 쉬운 용어가 '관성력(nertial

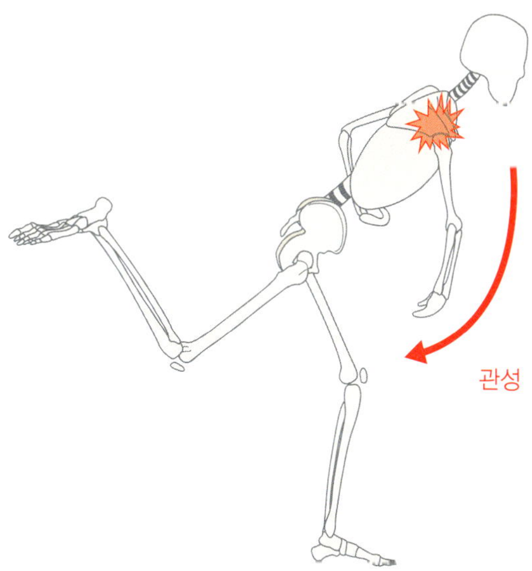

그림 1-5 관성이 신체에 미치는 영향

팔로우 스루에서는 관성에 의해 상지가 견인된다.

force)'이다. 관성력을 작용으로 했을 때, 반작용에 해당하는 힘은 없다. 즉, 외관상의 힘이라고 한다. 예를 들어, 기차가 급가속을 하면 안에 있는 승객은 후방으로 비틀거린다. 그러나 기차 밖에서는 이 후방으로의 힘을 관측할 수 없어 기차와 승객은 같은 가속도로 나아가는 것처럼 보인다.

3) 시간 · 거리 인자

보행 속도, 보행률의 시간 인자가 클수록 필요한 근력도 커진다. 이 경우의 근력은 특정 근육의 장력이 아니며 보행 속도가 오르지 않는 경우의 원인은 다양하다. 원인 분석은 보행 패턴과 함께 해야 한다. 임상에서는 쾌적한 속도의 측정이 많지만 최대 속도가 나타내는 환자의 퍼포먼스에는 여러 가지 요소가 포함된다.

보폭, 발 각도, 보행 간격의 거리 인자 측정도 스크리닝으로 실시한다 그림 1-6. 이들은 정상인이라도 변화가 적고, 개인차를 무시할 수 없다. 그러나 기능과 관련된 특징은 면밀히 조사해야 한다. 예를 들어, 발 각도는 과대하거나 과소하더라도 말기 입각기, 엄지발가락에서의 하중이 곤란해진다. 이 경우 원인이 골반 회전인지, 고관절 외회전인지, 슬관절 외회전인지, 거골하관절(subtalar joint)의 회내인지 자세한 관찰이 필요하다.

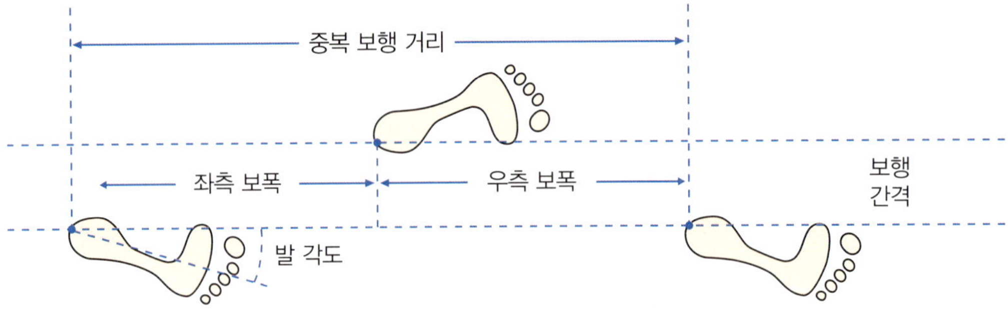

그림 1-6 거리 인자

발바닥의 궤적(foot print)으로 본 보행의 특징을 나타내며, 보행 속도 등의 시간 인자와 함께 시간 · 거리 인자(time-distant factor)라고 한다.

4) 운동학적 사슬과 해부학적 개인차

사슬운동(kinetic chain)은 인간의 움직임을 설명하기 위한 공학적 개념이다. 근골격, 스포츠의학, 신경재활, 의수와 의족 · 보조기 등 다양한 임상 현장에서 사용되고 있다.[2)]

이 개념은 Reuleaux(1875)에 의해 의해 도입되었다. 그는 강체(rigid body)의 겹쳐진 부분이 관절을 통해 연결되어 있어, 한 관절의 움직임이 다른 관절의 움직임을 생성하거나 영향을 주는 키네틱 링크(kinetic link)라는 강체 링크 모델을 제안했다.[3)]

1995년 Steindler는 Reuleaux의 이론을 응용하여 인간의 움직임과 스포츠 특유의 운동 패턴을 분석했다. 그 역시 사지를 강체의 직렬 링크 구조로 보고 사슬운동을 '복잡한 운동 단위를 구성하는 연속적으로 배치된 여러 관절의 조합'으로 정의했다.[3] 사슬운동의 말단이 고정되어 있으면 닫힌사슬운동(closed kinetic chain, CKC), 고정되어 있지 않으면 열린사슬운동(open kinetic chain, OKC)이라고 했다.

① 열린사슬운동

Steindler는 열린사슬운동을 '연속적인 여러 관절운동의 조합으로 말단의 체절(somite)이 자유롭게 움직일 수 있는 것'이라고 정의했다. 예를 들어, 손 흔들기, 보행 유각기, 앉은 자세에서의 슬관절 신전 등 사지 원위의 체절은 공간 내에서 자유롭게 움직일 수 있다.[3]

열린사슬운동의 특징은 일반적으로 관절축에 가해지는 응력(외력을 받았을 때 물체 내부에 발생하는 힘)에 있다. 예를 들어, 앉은 자세에서 슬관절 신전운동의 주된 운동은 대퇴골에 대한 경골(tibia)의 회전이지만, 대퇴골 및 경골의 축회전과 이동 등의 부수적인 운동이 발생하여 관절의 전단력 및 압축력과 같은 응력이 발생한다 그림 1-7. 열린사슬운동은 원칙적으로 단관절의 단축운동이다. 예를 들어, 앉은 자세에서의 슬관절 신전운동은 시상면(sagittal plane)상에서의 굴곡 신전운동이다. 또한, 동시에 움직이는 체절의 수는 하나이다. 슬관절 신전 중 대퇴골은 정지하고 경골만 움직인다. 열린사슬운동에서는 동시 수축이 적기 때문에 목적에 따라 특정 근육의 활동이 가능해진다.

② 닫힌사슬운동

Steindler는 닫힌사슬운동을 '원위의 체절이 상당히 큰 항력을 받아 자유로운 움직임이 억제된 상태'라고 정의했다. 따라서 근위와 원위의 체절 모두 움직임이 제한된다. 닫힌사슬운동에서 한 관절의 움직임은 다른 관절의 움직임을 규정한다. 예를 들어, 스쿼트에서는 슬관절의 움직임에 따라 고관절, 족관절이 움직인다 그림 1-8.[3), 4)] 이 정의에 따르면 페달링 동작은 닫힌사슬운동이 아니다. 원위의 체절에 항력을 받고 있지만, 원위의 체절은 움직이고 있다.

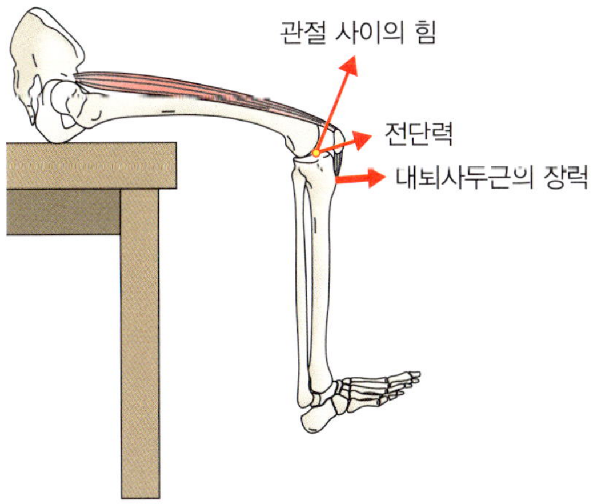

그림 1-7 앉은 자세에서 슬관절 신전운동

대퇴골 및 경골의 축회전이나 이동 등의 부수적인 운동이 발생하여 관절의 전단력 및 압축력과 같은 응력이 발생한다.

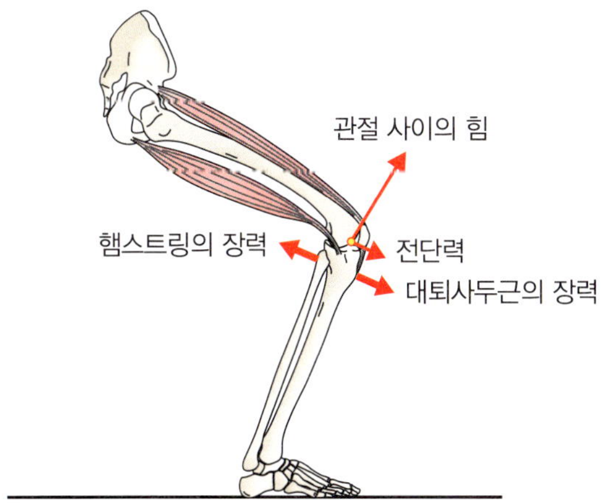

그림 1-8 닫힌사슬운동의 예(스쿼트 동작)

슬관절과 동시에 고관절, 족관절도 움직인다. 대퇴사두근·햄스트링의 동시 수축으로 슬관절의 전단력은 감소하고, 압축력은 증가한다.

닫힌사슬운동의 특징은 여러 체절의 움직임이 동시에 일어나 사슬 모양의 팔다리 전체 움직임을 안정적으로 제어하기 때문에 여러 근육의 동시 수축이 일어난다는 것이다. Steindler는 최초의 정의에서 '상당히'라는 모호한 용어를 사용했기 때문에 닫힌사슬운동의 정의에 대한 혼란이 발생하고 있다. 열린사슬운동에서 움직임은 말초관절에서 중추관절로 연속적으로 일어난다. 반면, 닫힌사슬운동의 운동 패턴은 반대로 중추에서 말초로 움직임이 확대된다. 관절운동을 일으키는 근수축, 관절운동을 가능하게 하기 위한 인접 관절의 고정에 작용하는 등척성 근수축, 모두 근전도에서는 공동으로 작용하는 것처럼 보이지만, 근수축 동태의 '힘의 세기'는 정반대이다.[3), 4)]

5) 체내 에너지 전파

① 근건, 근막의 에너지와 보행에 미치는 작용

Dananberg는 상지의 이중진자(double pendulum) 존재를 언급했다.[5)] 즉, 상지의 교호운동으로 인해 위치에너지와 운동에너지의 변환, 상체에서의 에너지 보존이 일어난다는 것이다. 결과적으로 골반과 견갑대 사이의 회전은 에너지 소비 측면에서도 효율적이라고 할 수 있다. 근막 및 근건 복합체(musculotendinous complex)에는 띠 모양의 고무밴드와 같은 탄성체로서의 특성이 있다 그림 1-9. 위치에너지와 운동에너지의 총합인 역학적 에너지는 요부 근막 및 근건 복합체, 인대의 탄성에너지로 축적된다.[6)]

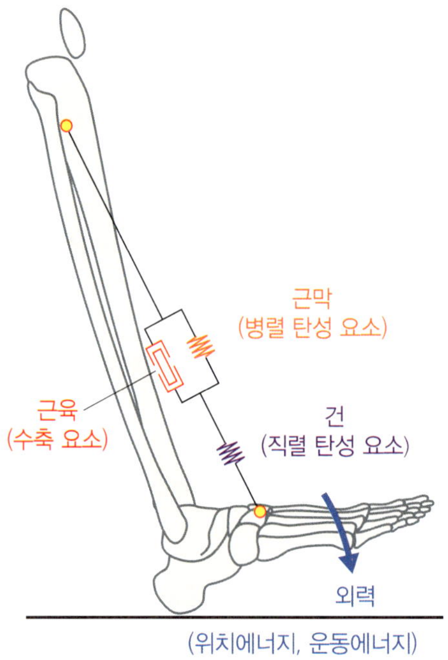

그림 1-9 하중 반응기의 전경골근에 의한 에너지 전파

외력을 탄성에너지로 흡수한다.

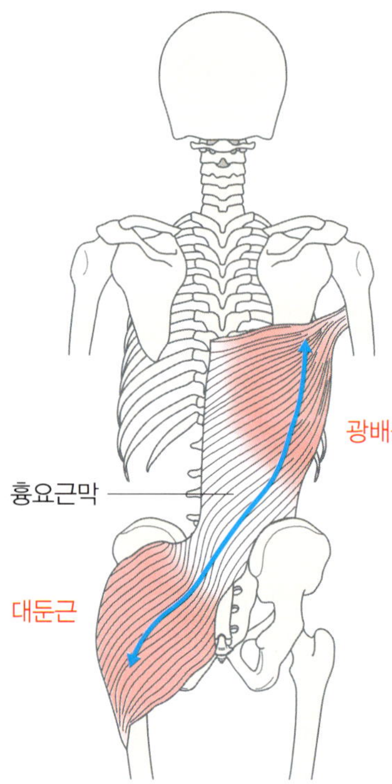

그림 1-10 초기 접지기 시 흉요근막에 의한 에너지 전파

흉요근막을 통한 대둔근과 반대쪽 광배근 사이의 연결성은 골반의 전진으로 인해 반대쪽 견봉의 후퇴를 촉진한다.

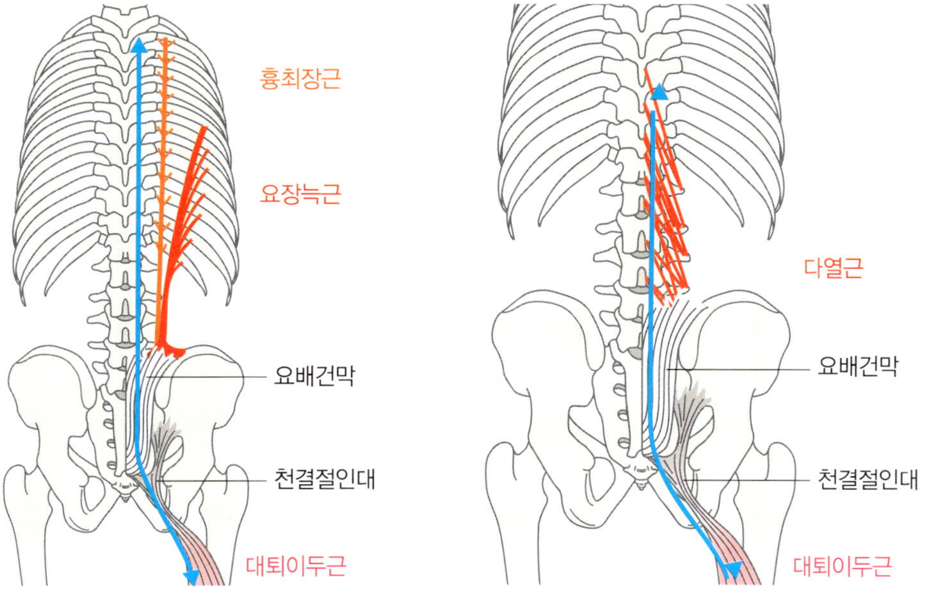

그림 1-11 요배건막, 하지 근막에 의한 에너지 전파

발뒤꿈치 접지 직전, 같은 쪽 햄스트링이 수축하여 천결절인대를 신장시키고, 천장관절을 안정화시킨다. 또한 요배건막을 통해 척주기립근과 연결된다.

예를 들어, 흉요근막을 통한 대둔근과 반대쪽 광배근 사이의 연결성은 초기 접지기 시 골반의 전진에 의해 반대쪽 견봉의 후퇴를 촉진한다. 초기 접지기 시 반대쪽 상지는 가장 전방으로 뻗은 위치가 된다. 따라서 흉요근막, 광배근은 신장되어 이어지는 중기와 말기 입각기에 후방으로 흔드는 힘의 원천이 된다 **그림 1-10**.

i) 보행주기(gait cycle) 중 신체 지지에 작용하는 근건 복합체의 예(요배부 · 하지 복합체)

- 우측 다리를 전방으로 내딛으면 우측 장골이 천골에 대해 후방으로 회전한다. 동시에 천결절인대(sacrotuberal ligament), 골간천장인대(interosseous sacroiliac ligament)의 장력이 증가하고 발뒤꿈치 접지에 대비하여 천장관절(sacroiliac joint)을 지지한다. 발뒤꿈치 접지 직전에 같은 쪽 햄스트링이 수축하여 천결절인대를 신장시키고, 천장관절을 더욱 안정화시킨다 **그림 1-11**.[7)]
- 발뒤꿈치 접지 직전, 중력에 의해 비골이 하강하고 대퇴이두근을 통해 천결절인대의 장력이 증가한다. 동시에 제1중족골과 내측 설상골(medial cuneiform bone)에 부착된 전경골근(tibialis anterior)은 발뒤꿈치 접지에 대비하여 족관절의 배굴을 위해 수축한다.[8)]
- 전경골근은 근막을 통해 장비골근(제1중족골 및 내측 설상골에도 부착)과 연결되어 천장관절을 지지하고, 하지 전체를 테이핑 테이프처럼 보강하는 슬링 메커니즘(해부학적 슬링)을 구성한다. 전경골근, 장비골근으로 구성된 해부학적 슬링(anatomical sling)은 족부의 회내외를 제어하는 데 주요한 역할을 한다 **그림 1-12**.
- 대퇴이두근, 장비골근, 전경골근은 근막으로 연결되어 세로 방향의 근-건-근막 슬링 메커니즘을 형성한다. 이 슬링 메커니즘의 신장에 의해 축적된 탄성에너지는 다음 단계에서 방출된다.
- 한다리 지지기(single limb support)의 후반에는 천장관절 주변 인대에 대한 신장력이 감소하고 반대

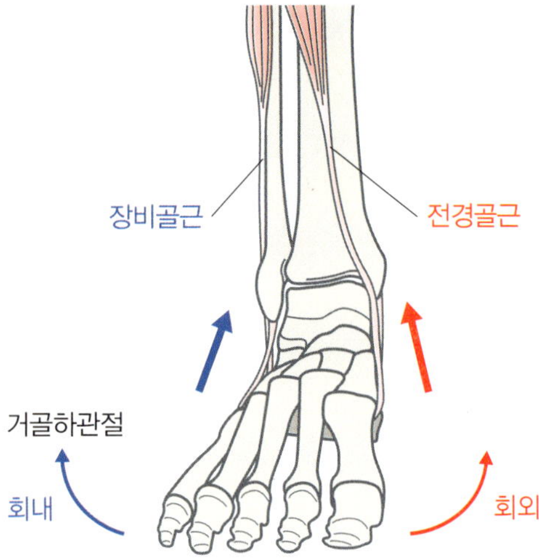

그림 1-12 하퇴 · 족부의 근건을 통한 에너지 전파

전경골근, 장비골근으로 구성된 해부학적 슬링은 족부의 회내외를 제어하는 데 주된 역할을 한다.

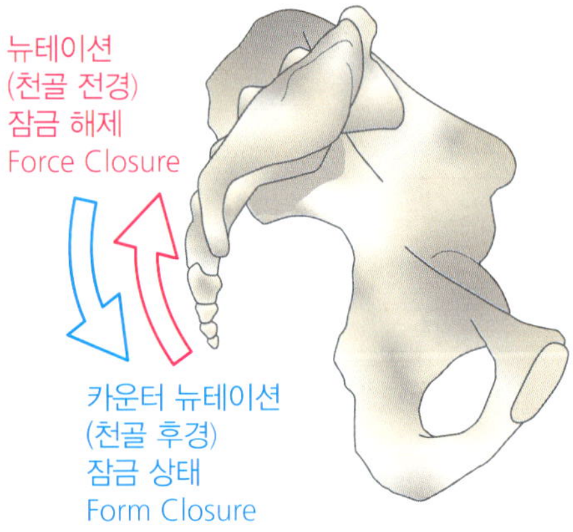

그림 1-13 천골의 전후경에 따른 인대성의 안정 상태

뉴테이션에 의해 천장관절의 잠금이 해제되어 주변 근육, 건, 인대로 지지하는 상태 : force closure

쪽 장골이 전진하기 때문에 대퇴이두근의 긴장도 감소한다.

- 우측 발뒤꿈치 접지 시 좌측 상지는 전방으로 내밀고, 우측 대둔근이 수축하여 천장관절을 압박하고 안정시킨다. 흉요근막에 의해 연결된 대둔근과 반대쪽 광배근의 동시 수축은 골반에 대한 체간의 역회전을 보조한다 그림 1-10. 체간에 있어서의 기울기의 근-건-근막 슬링 메커니즘은 보행주기 중 다음 단계에서 활용되는 탄성에너지를 축적한다.
- 대둔근과 광배근이 동시에 흉요근막을 긴장시켜 천장관절의 폐쇄력 메커니즘(해부학적 잠금 메커니즘)을 촉진한다.[9] 이 메커니즘은 force closure로 기능하며, 천장관절에서 뉴테이션(nutation, 천골이 장골에 대해 전경됨)에 의해 관절의 안정성이 떨어지지만, 주변 근육, 건, 인대의 장력으로 안정성을 회복시키는 역할을 한다 그림 1-13. 정상 보행에서는 천장관절의 해부학적 잠금 메커니즘이 해제된다. 그 결과, 가동성이 약간 증가하고 요천 접합부(lumbosacral junction)로의 회전력은 골반 내에서 점차 감소된다. 대둔근의 장력 중 일부는 장경인대(iliotibial tract)를 통해 하지로 전달된다. 하중 반응기부터 중기 입각기 전반에 걸쳐 장경인대의 긴장은 수축된 외측광근의 근복에 밀려 증가하며 슬관절 전방으로부터의 전단력에 대항한다.[8] 전유각기 중 천장관절에 대한 하중이 감소하고 대둔근은 휴지기에 들어간다. 초기 유각기에 하지는 전방으로 내딛게 되고, 천장관절에서는 다시 장골이 천골에 대해 후경(posterior tilt)한다.
- 보행주기 중 다관절에 걸친 여러 근수축의 동기성이 있으며, 인대를 포함하여 슬링 메커니즘을 구성하고 에너지의 축적과 방출을 반복한다. 근-건-근막 슬링 메커니즘의 일부에 단축, 제한이 발생하더라도 다른 구성 요소에 의한 보상이 가능하다 그림 1-11.

ii) 신체 지지에 작용하는 근건 복합체의 기능장애

정상 보행에서 무게중심의 궤적은 수직 방향, 좌우 방향 모두 매끄러운 사인곡선(sine curve)을 그린다. 무게중심의 변위는 수직 방향, 좌우 방향 모두 5cm 이하이다.[10] 골반대(pelvic girdle)가 하중을 제대로 전달하지 못하는 경우, 즉 천장관절의 폐쇄력 메커니즘(force closure) 및 폐쇄 위치 메커니즘(form closure)에 장애가 있는 경우, 이 변위는 비정상적으로 증가한다.[11] 환자는 골반대를 통해 신체에 가해지는 힘을 감쇠하고 보상한다. 극단적인 예에서, 환자는 환측 하지를 넘어 바깥쪽으로 체중을 이동시키고(pelvic sway), 천장관절에 가해지는 수직 방향의 전단력을 감쇠시킨다.

사슬운동은 말초에서 중추로 또는 중추에서 말초로 어느 방향으로든 발생할 수 있다. 연부조직 손상, 근력 저하, 통증으로 인한 기능장애가 기점이 되어 천장관절의 불안정성을 유발할 수 있다. 중둔근, 소둔근, 광배근, 대퇴근막장근, 비복근, 가자미근, 전경골근, 장비골근 등은 보행 중 요부, 골반, 하지의 기능과 안정성에 광범위하게 영향을 미친다.

앞서 언급했듯이 천장관절의 안정성 저하를 보상하기 위해 햄스트링의 과사용(over use)이 발생할 수 있다. 그러나 대둔근과 달리 햄스트링은 천장관절의 폐쇄력 메커니즘에 이상적인 위치가 아니기 때문에 결과적으로 천장관절의 안정성을 개선할 수 없다. 반대로 햄스트링의 지속적인 고긴장은 근육 자체에 통증을 유발한다.[12] 비슷한 메커니즘으로 요방형근(quadratus lumborum)에 통증을 유발하는 예도 있다. 여기서 중요한 점은 고긴장과 통증의 원인이 무엇인지 살펴보는 것이다. 왜냐하면 고긴장과 통증은 어디까지나 결과이기 때문이다. 즉, 단순히 치료로 근긴장을 감소시켜도 그 결과 천장관절의 불안정성이 증가하여 선 자세에서의 보행으로 인해 다시 고긴장과 통증이 증가될 가능성을 고려해야 한다.

② 보행 중 에너지 축적

Ralston이 제시한 근육 길이-장력 관계에 따르면, 근육은 원래의 길이를 기점으로 신장될수록 탄성력을 발휘한다 그림 1-14. 신장자세에서는 탄성에너지가 근건 복합체뿐만 아니라 인대, 관절낭에도 축적된다. 대표적인 예로 한 손가락을 적극적이고 힘차게 최대로 뻗었다가 떼는 이른바 '딱밤'을 들 수 있다. 이 탈력 상태에서도 발생하는 힘을 정지 장력이라고 한다. 탄성력은 조직의 경도, 즉 콜라겐의 함량과 단면적에 따라 달라진다. 또한, 탄성력의 발휘 패턴은 근육 길이의 영향도 받는다. 조직의 신축성은 대체로 인대가 10~20%, 건이 5~20%, 관절낭이 약 20%의 신장을 나타낸다. 발생 장력은 대체로 인대가 5~50MPa, 건이 50~20MPa, 관절낭이 5MPa 이하이며, 각 근건 복합체마다 고유한 탄성력, 발휘 패턴이 있다고 생각해야 한다. 일례로 하퇴삼두근에서 가자미근과 비복근의 근육 길이-장력 관계를 비교해보면, 공동건을 가진 근육이라도 탄성력의 발휘 패턴이 다르다는 것을 알 수 있다 그림 1-15.[13]

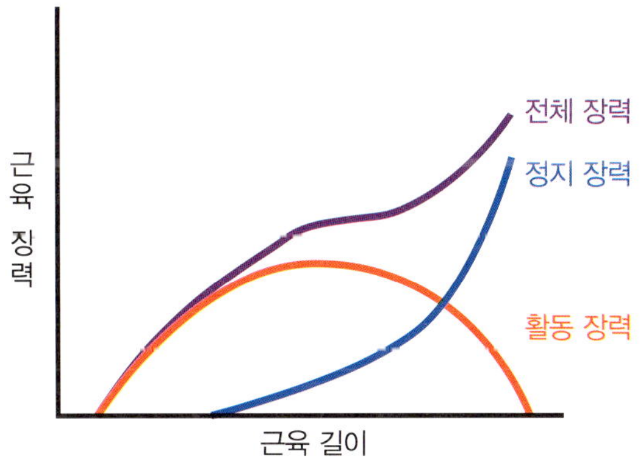

그림 1-14 근육 길이-장력 관계(Ralston)

근육은 원래의 길이를 기점으로 신장될수록 탄성력을 발휘한다.

관절 모멘트의 힘은 에너지의 방출, 축적을 나타낸다. 관절 모멘트의 힘은 관절 모멘트와 관절 각속도의 곱으로 운동과 힘의 방향이 같으면 양수, 반대면 음수가 된다. 관절 모멘트의 힘이 양수인 경우 에너

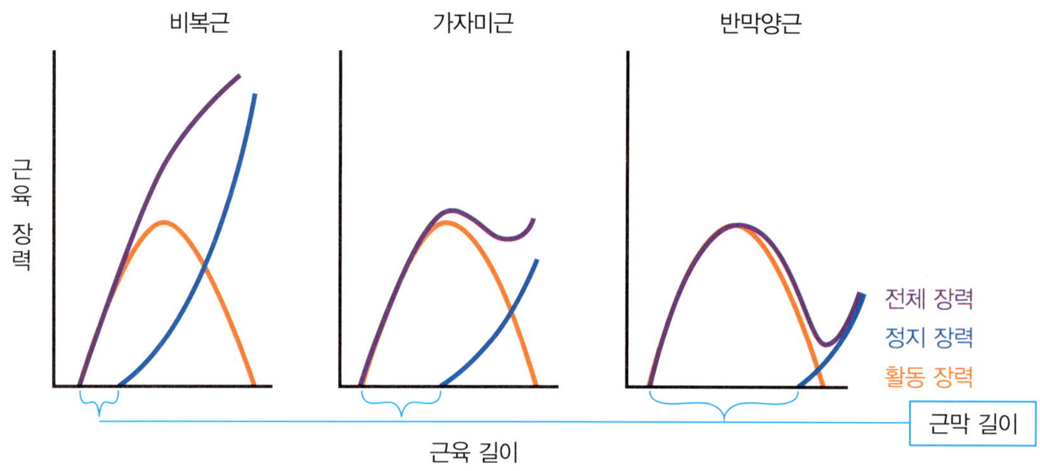

그림 1-15 가자미근, 비복근, 반막양근의 근육 길이-장력 관계(문헌 13에서 인용)

근막 길이에 따라 전체 장력이 달라진다.

지의 방출, 즉, 근육의 단축성(구심성) 수축을 나타내고, 관절 모멘트의 힘이 음수인 경우 에너지의 축적(흡수), 즉, 근육의 신장성(원심성) 수축을 나타낸다 그림 1-16. 보행 중 내측광근(vastus medialis), 외측광근(vastus lateralis), 중간광근(vastus intermedius)의 광근군은 하중 반응기, 슬개건에 가해지는 힘을 탄성에너지로 축적하고 그림 1-16a, 마찬가지로 하퇴삼두근은 중기 후반부터 말기 입각기까지 아킬레스 건에 가해지는 힘을 탄성에너지로 축적한다 그림 1-16c. 양쪽은 각각 다음 단계에서 이 탄성에너지를 무게중심의 상승과 추진에 이용한다(elastic recoil). '짧고 단단한' 건이 스프링처럼 작용하는 반면, '길고 약간 단단한' 근막은 고무밴드와 같은 역할을 한다 그림 1-15. 그림 1-10, 그림 1-11의 세로 및 대각선 방향 슬링(대퇴이두근, 장비골근, 전경골근, 광배근~흉요근막~대둔근) 등의 근막은 연결되어 있다. 천장관절의 안정화는 적은 근육 활동으로 효율적인 보행을 가능하게 한다.[8] 그림 1-16을 살펴보면, 힘의 출입은 양다리 지지기(double limb support)에서만 두드러지며, 또한, 고관절, 슬관절, 족관절 관절 모멘트의 힘을 합산하면 거의 상쇄되는 것을 알 수 있다. 즉, 체간으로부터의 힘의 출입은 적고, 체간은 승객(위에 올라타고 있는)의 상태이다.

③ 근건 복합체와 스트레치 쇼트닝 사이클(stretch shortening cycle, SSC)

보행으로 대표되는 연속 동작은 주기운동이기도 하다. 주기운동 중에 근수축의 동태는 특별한 경우를 제외하고는 신장성(원심성) 수축에 이은 단축성(구심성) 수축이다. 이를 Norman과 Komi는 SSC로 정의했다[14]. 훈련에서도 플라이오메트릭 트레이닝은 유사한 근수축 형태를 취하는데, SSC는 단축성(구심성) 수축에 비해 더 큰 장력을 발생시킨다. 이는 신장성(원심성) 수축에서 축적된 탄성에너지가 근장력에 더해지기 때문이다. 또한, 신장반사(stretch reflex)가 더 강한 수축력과 관련이 있다. 하중 반응기에 슬관절의 힘은 마이너스, 이어지는 중기 입각기에서는 플러스이다. 즉, 슬관절 신전근의 신장성(원심성) 수축에 이어 단축성(구심성) 수축을 나타낸다 그림 1-16a. 말기 입각기에서 고관절, 족관절의 힘은 마이너스, 이어지는 전유각기에서는 플러스이다 그림 1-16b, c. 즉, 고관절 굴곡근, 족관절 저굴근의 신장성

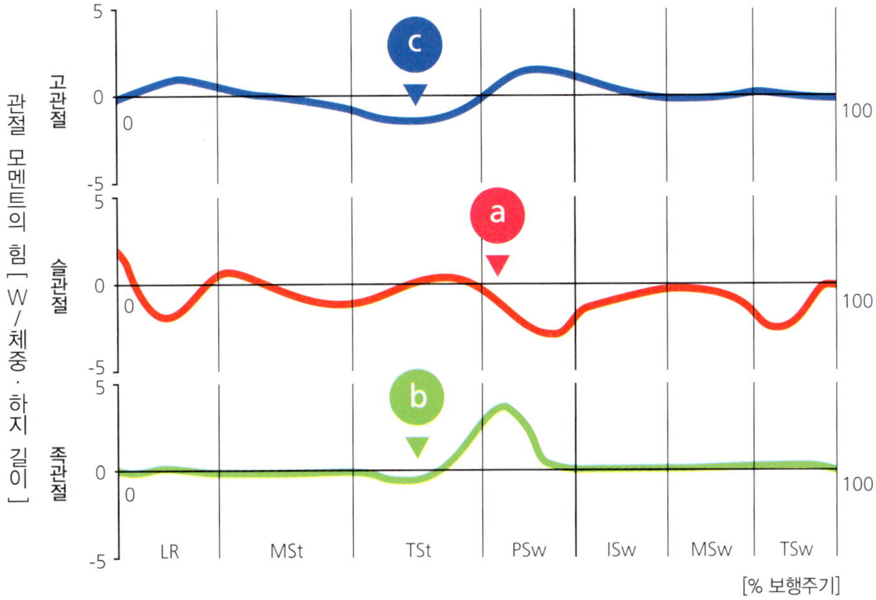

그림 1-16 관절 모멘트의 힘

a : 대퇴직근의 신장성 수축
b : 고관절 전방의 연부조직 신장
c : 하퇴삼두근의 신장성 수축

(원심성) 수축에 이어 단축성(구심성) 수축을 나타낸다 **그림 1-16b, c**.

④ 보행 중 에너지 전파 모델

보행 중 힘·에너지의 흐름은 체간, 대퇴, 하퇴, 족부 체절의 역학적 힘·에너지의 증감에 의해 설명된다 **그림 1-17**. 힘·에너지의 전파는 근육을 통한 능동적 흐름(active power flow)과 관절축을 통한 수동적 흐름(passive power flow)의 합으로 표현된다. 초기 접지기 시 중추에서 말초로 갈수록 힘이 증가한다(a). 이 힘의 흐름은 말기 입각기, 족부에서 역류가 시작된다(b). 반대쪽의 초기 접지기 시, 힘은 말초에서 중추로 향한다(c). 이 시기에는 중추로 향할수록 하퇴, 대퇴에서 감쇠하고 대퇴에서 체간으로 향하는 힘은 감소한다. 전유각기에 힘의 흐름은 다시 중추에서 말초로 향한다(d). 중기 유각기까지 힘의 흐름은 다시 말초에서 중추로 향하고(e), 다음 초기 접지기를 맞이한다(f).[15)]

항중력근(대둔근, 대퇴사두근, 하퇴삼두근)의 근수축으로 발생한 운동에너지는 한다리 지지기의 위치에너지로 변환되며 이는 다음 보행주기의 발뒤꿈치 접지 시 충격으로 변환된다. 충격 에너지는 슬관절 및 천장관절의 인대 구조에 의해 일부는 감쇠되면서 위쪽으로 전파된다 **그림 1-18**. 이 에너지는 각 척추관절에 분산되어 골반의 회전에 대해 체간을 역회전시켜 두부를 정중자세로 유지하게 한다[15)].

⑤ 보행 중의 체절 간 침투력

체절 간 침투력은 인접한 체절에 관절축을 통해 전파되는 힘으로 passive power flow의 속도 성분을 제외한 것으로 간주된다. 예를 들어, 선 자세에서의 족관절의 체절 간 침투력은 지면 반발력에서 족부

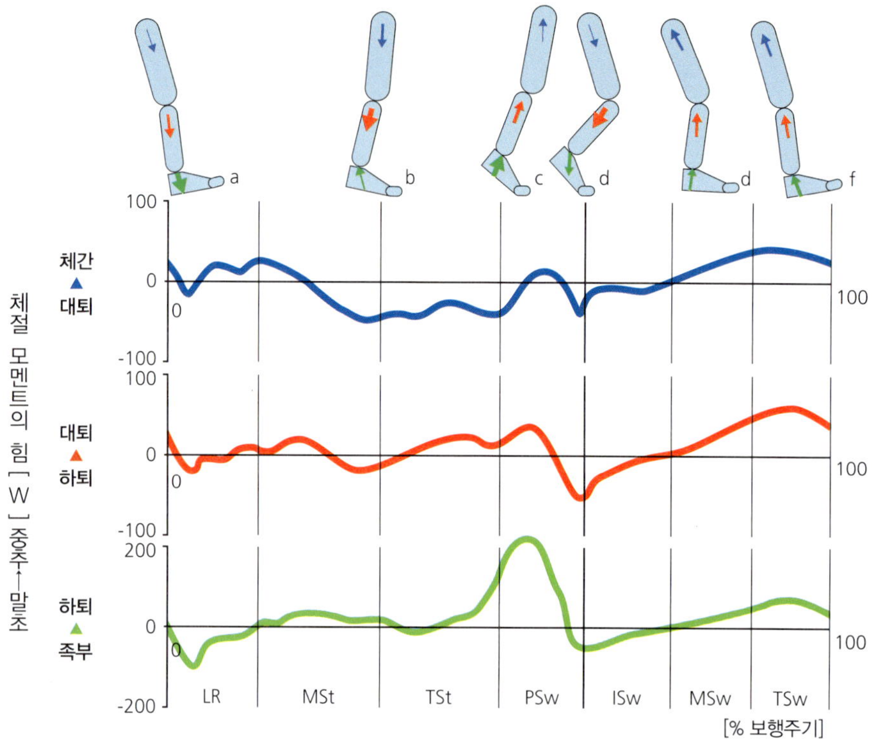

그림 1-17 **보행 중 에너지 전파**(문헌 15에서 인용)

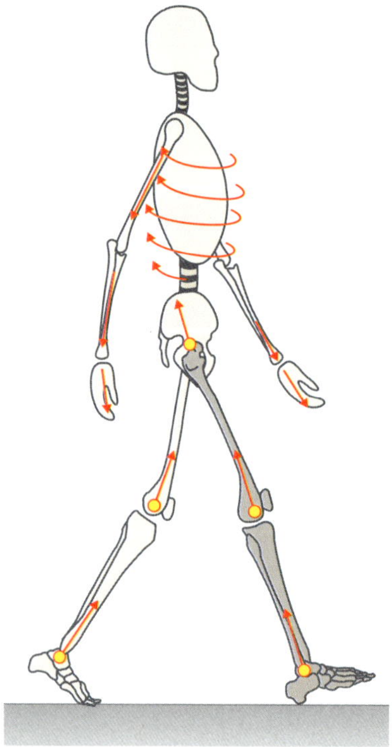

그림 1-18 **초기 접지기에서의 에너지 전파**

발뒤꿈치에서 발생한 충격 에너지는 상부로 전파된다.

질량을 뺀 값이 된다. 발뒤꿈치 접지 시 체절 간 침투력은 척추를 통해 분산되어 각 관절에서 일부를 흡수하고 최종적으로 손의 운동을 발생시킨다 그림 1-18. 동시에 척추에는 대둔근~흉요근막~광배근의 근막을 통한 힘도 전파된다. 이 힘은 발뒤꿈치 접지 시 반대쪽 어깨관절을 후퇴시키기 때문에 체절 간 침투력과 충돌하게 되며, 그 결과 상지의 흔들림이 감소한다.[16)]

Question

Q

지면 반발력으로 투구 시 어깨관절에 가해지는 힘을 알 수 있나요?

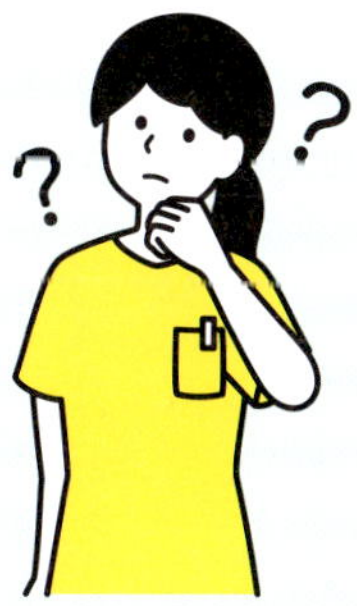

A

분석에는 체간의 근골격 모델을 포함한 보다 진보된 방법이 필요합니다.

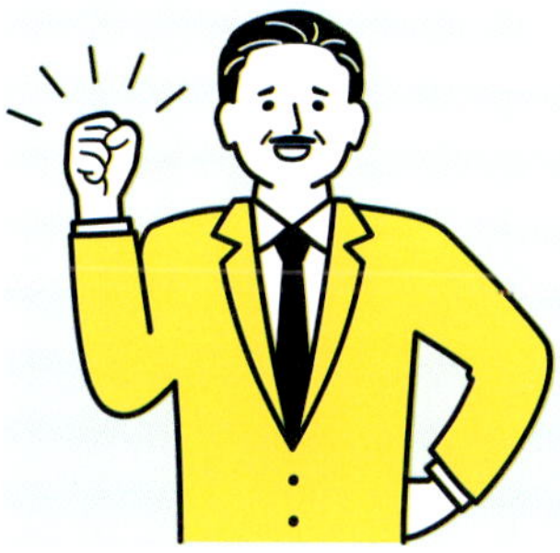

지면 반발력이 어깨관절에 미치는 힘은 알 수 없습니다. 힘은 관절(축)을 밀거나 당기는 힘과 관절을 움직이는 회전 모멘트로 나누어서 생각하는데, 양다리에서 전파된 힘이 체간을 통해 어깨관절까지 어떻게 전파되는지는 강체 링크 모델로는 분석할 수 없습니다. 체간의 근골격 모델을 포함한 보다 진보된 방법이 필요합니다.

3 보행 중 신체에 작용하는 힘

보행 중 신체에 작용하는 외력은 중력, 지면 반발력(관성)이다. '신체의 어디에, 어떤 힘이 작용하고 있는가'를 이해하는 데 필수적인 인자이다.

1) 중력(gravity)

무게중심이란 질량 분포의 중심, 회전의 중심(축) 두 가지 의미를 가진다. 질량 분포는 얼라인먼트(정렬, alignment)에 따라 달라진다. 선 자세에서 신체의 무게중심은 제2천골 전방 부근에 있는 것으로 잘 알려져 있다. 하지만 얼라인먼트가 바뀌면 무게중심의 위치가 변화한다는 것을 알아야 한다. 예를 들어, 그림 1-19는 장대높이뛰기에서 최고점에 도달했을 때의 위치를 보여준다. 이러한 위치에서는 무게중심이 신체 외부로 이동할 수 있다.

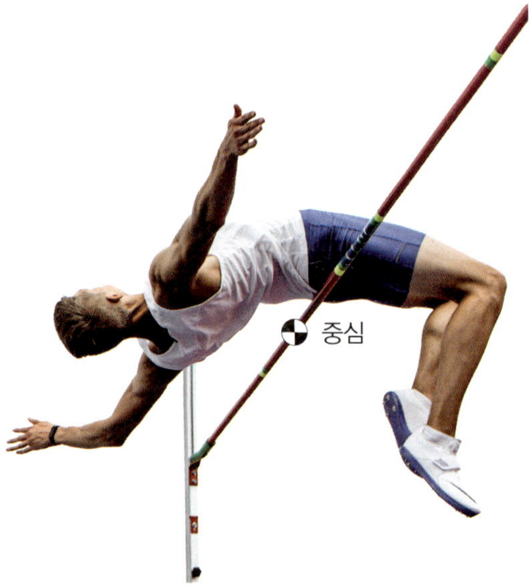

그림 1-19 얼라인먼트와 무게중심

무게중심은 얼라인먼트에 의해 신체 외부로 이동할 수 있다. 높이뛰기의 최고점에서도 무게중심은 바를 넘지 않는다.

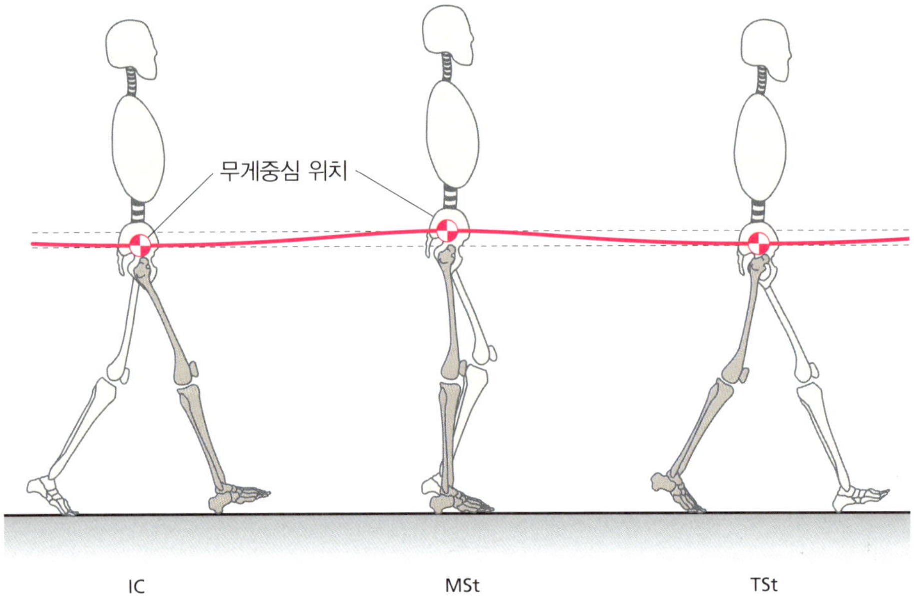

그림 1-20 보행 중의 무게중심 위치

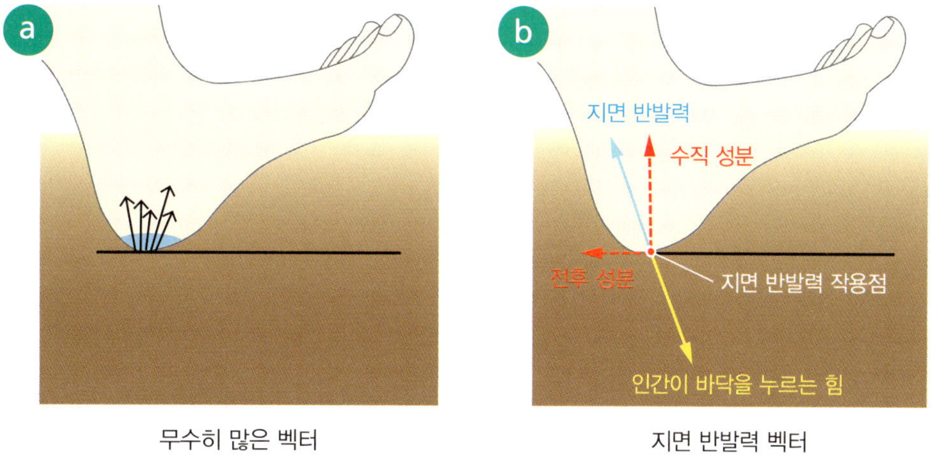

그림 1-21 지면 반발력 벡터

지면 반발력은 인간이 바닥을 누르는 힘의 반작용으로 전후, 좌우, 수직 성분으로 분해할 수 있다.

어떤 포즈라도 한 장의 정지 화면에서 무게중심의 계산이 가능하다. '질량'은 물질의 양을 나타내는 반면, '무게'는 힘이다. 중력은 우리가 일상적으로 떠올리는 무게와 같은 뜻이며, 체중×중력 가속도로 표현된다.

두부+경부+체간은 신체 질량의 절반을 차지하며, 보행 중 직립자세를 유지하므로 무게중심은 골반 내에 머물러 있다. 즉, 골반의 움직임이 무게중심의 움직임을 나타낸다. 시상면상에서 다리를 앞뒤로 벌린 초기 접지기, 전유각기에 무게중심은 가장 많이 하강하고, 다리를 닫은 중기 입각기(전기), 초기 유각기에 가장 많이 상승한다 그림 1-20. 관상면(전액면)상에서 골반이 가장 외측으로 이동하는 중기 입각기(전기), 무게중심도 가장 입각기 다리 외측으로 이동한다. '4. 관찰을 통한 보행분석 3) 관절 각도 ① 골반'(p36)의 무게중심의 움직임을 최소화하는 '보행의 결정 요인'도 참고하길 바란다.

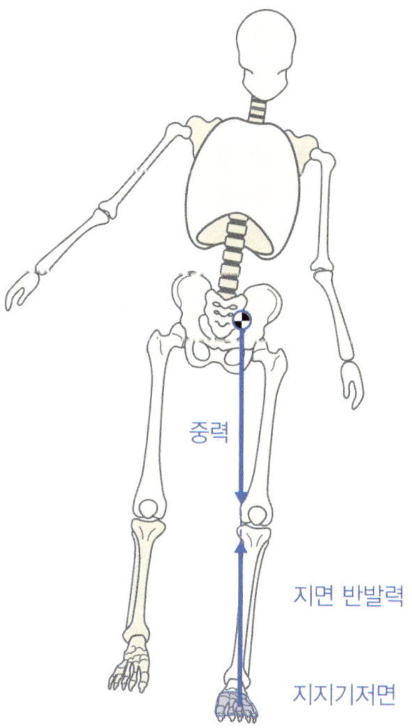

그림 1-22 한다리로 선 자세

정적 균형 상태에서는 중력, 지면 반발력의 작용선이 일치한다.

2) 지면 반발력(ground reaction force)

선 자세(입위) 상태의 보행에서 바닥과의 접촉면은 발바닥(족저)이며, 하중이 가해지는 방식, 힘이 들어가는 방식에 따라 분포가 달라진다. 무수한 힘의 분포 그림 1-21a가 아닌 지면 반발력 벡터로서 하나로 합성하면 관절 주변에 가해지는 힘을 이해하기 쉽다. 이 벡터의 방향과 크기, 시작점 즉, 지면 반발력 작용점의 3요소는 하중이 가해지는 방식, 힘이 들어가는 방식을 나타내고 있다 그림 1-21b. 지면 반발력 작용점은 압력 분포의 중심이며, 약칭 COP(Center of Pressure)라고도 한다.[17)]

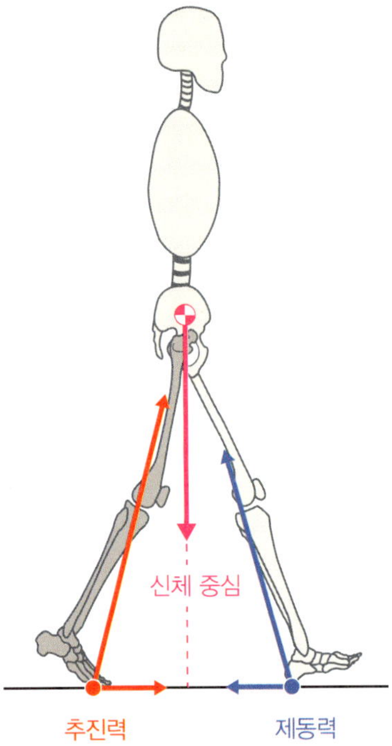

그림 1-23 COP와 무게중심의 관계

한다리로 선 자세를 예로 들어 중력, 지면 반발력과 근육 활동의 관계를 설명한다. 좌측 한다리로 선 자세에서 지지기저면은 좌측 발바닥이며, COP는 발바닥 중에서도 외측에 위치한다. 지면 반발력 벡터는 대체로 무게중심을 향한다. 반면, 그림 1-22의 얼라인먼트에서 무게중심은 제2천추 전방에서 상방, 좌측으로 이동한다. 중력은 중심에서 수직 하향으로 가해진다. 즉, 지면 반발력과 중력의 작용선은 일치한다. 이를 정적 평형 상태(equilibrium)라고 한다. 선 자세에서 한다리로 선 자세가 되는 과정으로 우측 다리를 들어올리는 것 자체가 얼라인먼트, 무게중심 위치의 변화이다. 인간은 이에 맞춰 지면 반발력을 변화시키지 않는다. 우선 우측 다리에 하중을 가한 상태에서는 다리가 들어올려지지가 않는다. 먼저 좌측 다리의 지지(지면 반발력)를 줄여 몸을 좌측으로 기울인다. 지지를 너무 줄이면 무게중심은 지지기저면을 넘어 외측으로 이동한다. 즉, 넘어진다. 실제로 무게중심은 COP를 넘지 않는다. 지면 반발력 벡터는 수직 상향 또는 또는 내측을 향한다. 이는 보행에 대해서도 마찬가지이다. 장치를 사용한 평형기능검사에서 측정하는 것도 이 COP의 위치 변화이다.

초기 접지기 시 COP는 종골 아래에 있으며, 말기 입각기를 향해 후족부에서 중족부를 거쳐 무지구까지 전진한다. 족부의 내측 종아치(medial longitudinal arch)는 바닥에서 떨어져 있기 때문에 직진하지 않고, 그 궤적은 원호를 그린다(2장 그림 2-13). 전유각기는 양다리 지지기이며, COP는 좌우 발바닥 사이에 위치한다. 지면 반발력은 신체를 누르는 외력이므로 COP가 무게중심보다 전방에 위치하는 하중 반응기에는 제동력이 되고, COP가 무게중심보다 후방에 위치하는 말기 입각기에는 추진력이 된다 그림 1-23. 정상 보행에서는 관상면에서 무게중심이 COP를 넘어 외측으로 이동하지 않는다.

3) 관성(inertia)

관성이란 외력이 작용하지 않으면 물체는 그 운동 상태를 유지한다는 성질로, 관성은 움직임이 적은

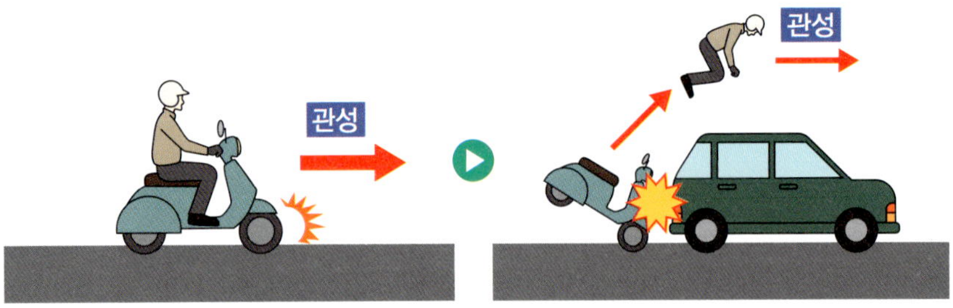

그림 1-24 움직이는 물체에 가해지는 관성

움직이는 물체에는 관성이 작용하고 있기 때문에 정지하는 지점이 생기면 그 부위를 작용점으로 관성이 가해진다.

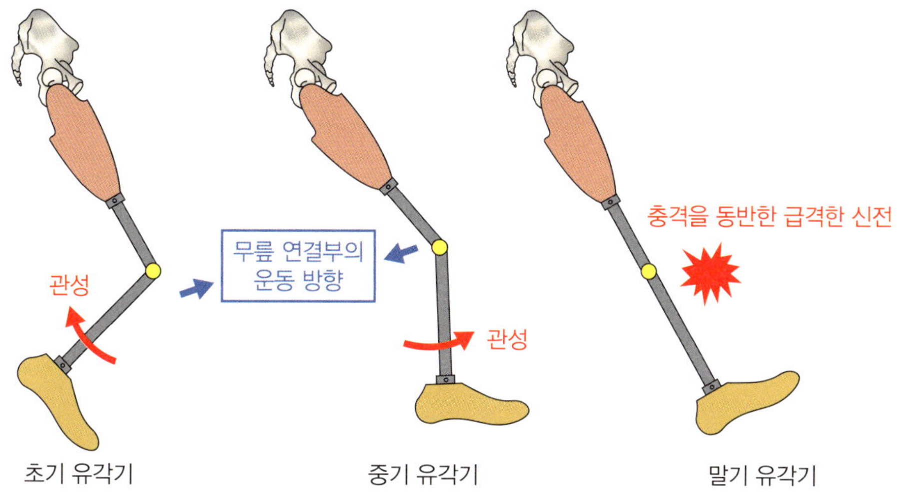

그림 1-25 **유각기의 하퇴 흔들기**

하퇴는 관성력에 의해 수동적으로 흔들린다.

입각기에서는 중력과 지면 반발력에 비해 작다. 투구, 주행 등 가속도가 큰 움직임에서 관성의 영향이 커진다 **그림 1-24**.[18]

대퇴 의족의 마찰과 제동 메커니즘이 없는 무릎 연결부 즉, 관성을 제어하지 않는 상태를 예로 들어 설명한다 **그림 1-25**. 초기 유각기에는 고관절의 굴곡에 의해 무릎 연결부가 전진한다. 이때 하퇴에 관성이 작용하기 때문에 무릎 연결부가 과도하게 굴곡된다. 다음으로 말기 유각기의 무릎 연결부는 전진 위치에서 정지하지만 관성에 의해 신전을 계속하여 대퇴부와 하퇴부가 충돌하게 된다. 이 관성과 길항하는 것이 근장력, 근건의 점탄성(viscoelasticity)에 의한 관절 모멘트이다.

Question

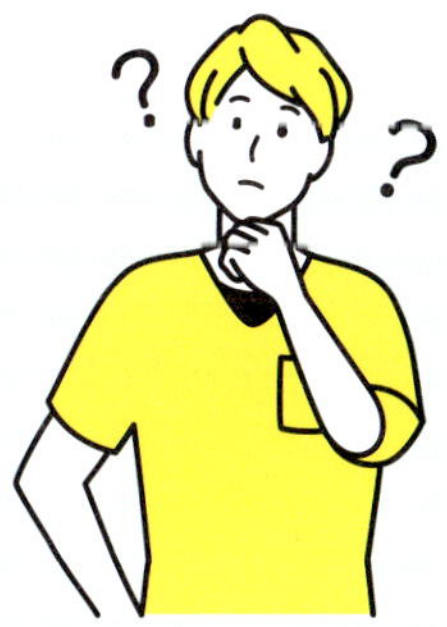

Q 그림 1-21a와 같이 발바닥의 어느 부분에 힘이 가해지고 있는지 알 수 있습니까?

A 압력 분포계를 사용하면 힘의 분포를 알 수 있습니다.

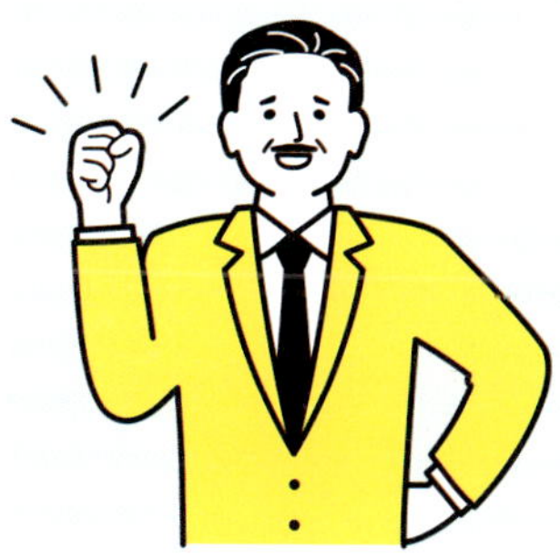

지면 반발력계는 신체에 가해지는 힘을 하나의 벡터로 표현하기 위한 장치입니다. 힘의 분포를 알기 위해서는 압력 분포계를 사용합니다. 이 장치에는 수 mm 사방의 힘 센서가 나란히 놓여 있어 힘이 어떻게 작용하는지 알 수 있습니다. 단, 측정할 수 있는 것은 센서에 대한 수직 방향뿐입니다.

4 관찰을 통한 보행분석

보행 유형(gait pattern)은 비정상 보행의 개요를 나타내기에 편리한 용어이다. 예를 들어, ○○보행이라고 하면 보행 유형을 떠올리기 쉽다. 하지만 치료 방법에 이르는 분석으로서 필요한 정보가 부족하다. '○○보행에 대한 물리치료'는 너무 획일적이고, 중증도나 환자의 개별성을 무시하고 있다. 따라서 치료사에게는 필요에 따라 세밀한 관찰, 분석 능력이 요구된다.

보행 관찰 능력을 키우기 위해서는 미리 템플릿처럼 정상 보행 패턴을 기억하고 있어야 한다. 왜냐하면 정상 보행주기에서는 약 1.2초 동안 발뒤꿈치 접지, 발바닥 접지, 발뒤꿈치 떼기, 발끝 떼기 등의 현상이 발생하여 각 시점에서 대퇴, 무릎, 족관절, 두부, 체간 및 상지의 거동을 관찰하는 등의 번거로운 작업이 요구되기 때문이다.

1) 보행 관찰의 방법과 포인트

① 관찰해야 할 항목은 고관절, 슬관절, 족관절 각도, 체간 및 골반의 경사 각도, 거리 인자(보폭, 중복 보행 거리, 보행 간격) 총 8개 항목이다.

② 시간 인자(보행 속도, 보행률)도 함께 측정한다. 시간 인자, 거리 인자는 10m 보행의 평균을 계산한다.

③ 보행뿐만 아니라 동작은 한 자세(시작 자세)에서 다른 자세(최종 자세)로의 변화이다. 보행 관찰에서는 먼저 선 자세를 관찰, 설명한다.

④ 예를 들어, 시상면상에서의 슬관절 각도와 같이 관찰할 방향, 관절, 부위를 정하여 주시한다. 이때, 막연하게 바라보는 것이 아니라 '초기 접지기 시 거의 신전, 하중 반응기에 약간 굴곡하고 발뒤꿈치 떼기 시 다시 신전, 다음 초기 유각기까지 굴곡하고 다시 다음 초기 접지기에서 신전'과 같은 움직임을 포착해 꺾은 선 그래프를 그린다 그림 1-26.

⑤ 위에서 내려다보면 정확한 각도를 알 수 없으므로 시점을 관절 높이에 맞춘다. 회전 각도는 특히 가시화하기 어려우므로 슬개골, 경골능, 제2지 발톱 위에 표시하는 것이 좋다.

⑥ 완성된 고관절, 슬관절, 족관절의 각도 변화를 정상 보행 패턴과 비교하여 그래프를 수정한다.

⑦ ⑥을 바탕으로 환자의 보행을 직접 따라해보고, 필요에 따라 그래프를 수정한다.

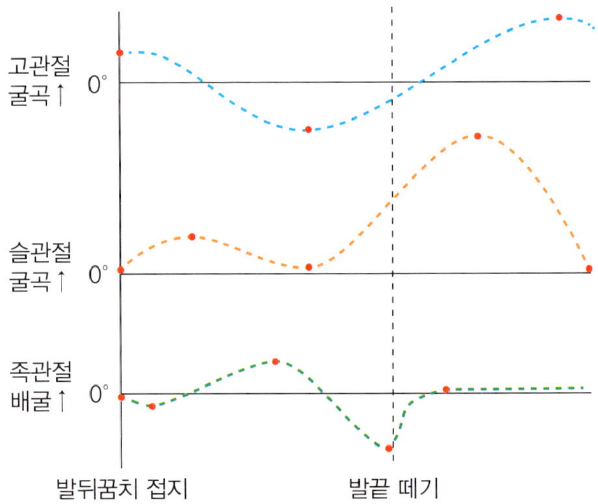

그림 1-26 관찰 기록 그래프

관찰하면서 적색점을 표시하고 관찰 후 곡선으로 연결한다.

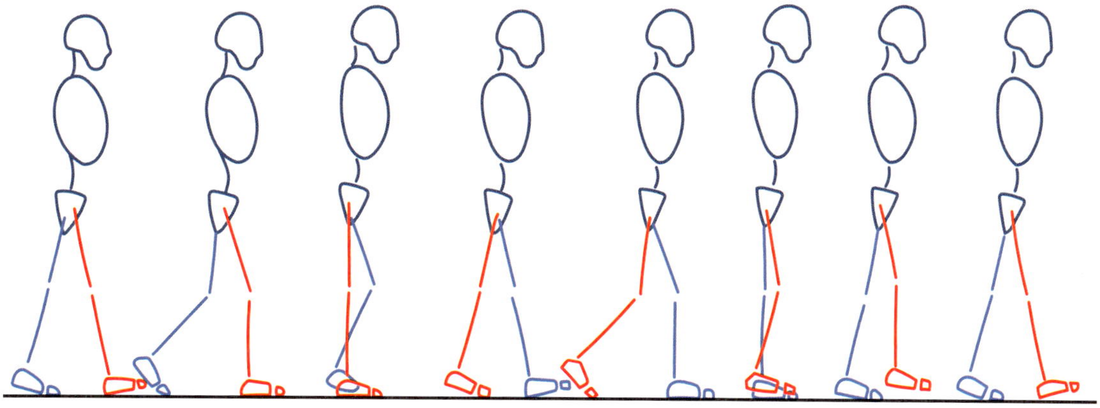

그림 1-27 스틱 피규어를 그리는 방법

관찰 다리와 반대쪽 다리는 색을 달리하면 알기 쉽다. 가능한 한 간결하게 그리고, 체간과 상지는 필요에 따라 상세히 기입한다.

이 과정을 반복함으로써 관찰 기술은 확실히 향상된다. 관찰에 이은 설명에서는 문장 이외에 스틱 피규어를 추가하는 것도 효과적인 설명 방법이다 그림 1-27. 스틱 피규어는 보행주기 중 특징적인 시점을 잘라내어 나타낸 것이다. 문장에서도 마찬가지로 시간순으로 설명하는 방법이 이해하기 쉽다.

2) 보행주기(gait cycle)

란초로스아미고스 국립재활센터(Rancho Los Amigos National Rehabilitation Center)의 정의에 따라 보행주기를 8단계로 나눈다 그림 1-28.

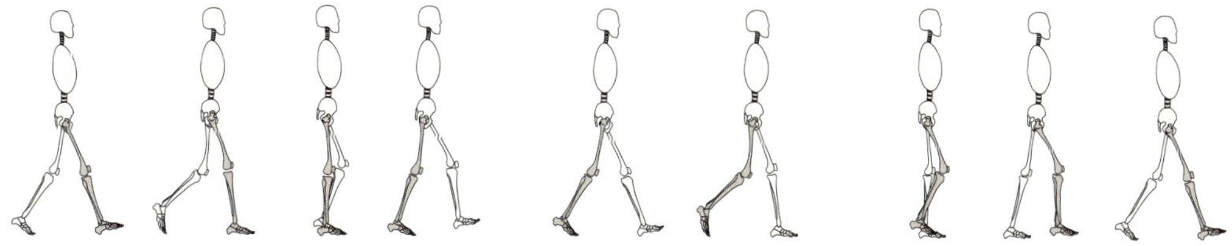

입각기(stance phase)					유각기(swing phase)		
하중 반응기	중기 입각기		말기 입각기	전유각기	초기 유각기	중기 유각기	말기 유각기
	전기	후기					
제1 양다리 지지기	한다리 지지기			제2 양다리 지지기	한다리 지지기		

0 10 50 60 100

[% 보행주기]

그림 1-28 보행주기(란초로스아미고스 국립재활센터 정의)

① 하중 반응기(loading response, LR)(보행주기의 0~12%) 그림 1-29

[초기 접지기(initial contact, IC)부터 반대쪽 발끝 떼기까지]

초기 접지기란 발뒤꿈치가 바닥면에 충돌하는 순간의 약 0.02초를 말한다. 이 충격 후 입각기 다리에 가해지는 하중은 다음 한다리 지지기에 대비하여 체중 레벨을 초과한다. 이 하중을 받아들이는 즉, 에너지 흡수가 슬관절 신전근, 족관절 배굴근에서 이루어진다.

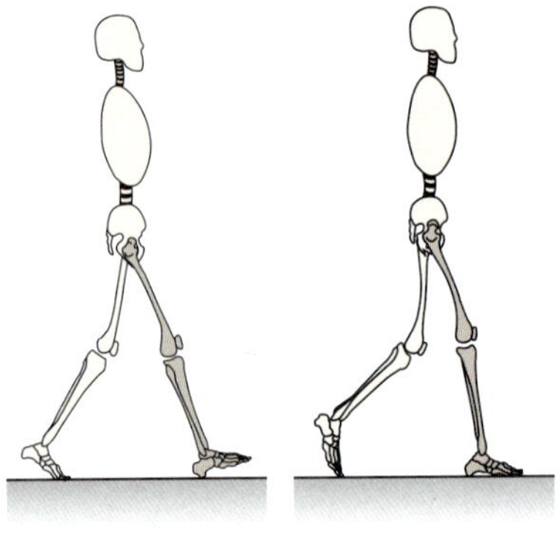

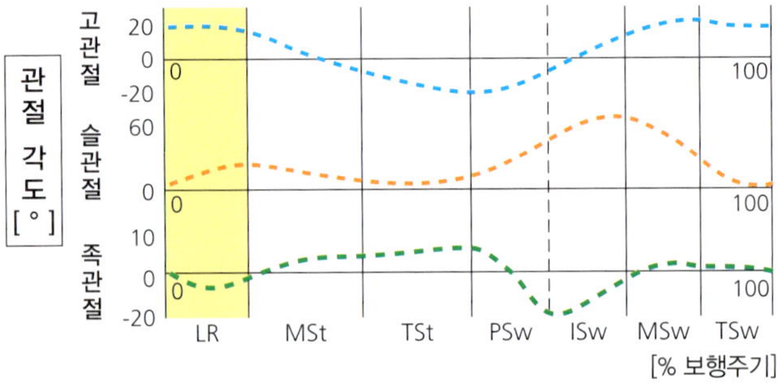

고관절	20° 굴곡	▶	20° 굴곡
슬관절	0~5° 굴곡		15° 굴곡
족관절	0°		5° 저굴
MTP 관절	0~15° 배굴		0°

그림 1-29 하중 반응기

② 중기 입각기(전기)(mid stance(early), MSt)(보행주기의 12~22%) 그림 1-30

[반대쪽 발끝 떼기부터 양쪽 하퇴가 교차할 때까지]

중기 입각기의 전반은 체간, 골반, 대퇴, 하퇴의 순으로 전진하면서 상승한다. 이 단계가 끝나면 무게 중심은최고점에 도달한다.

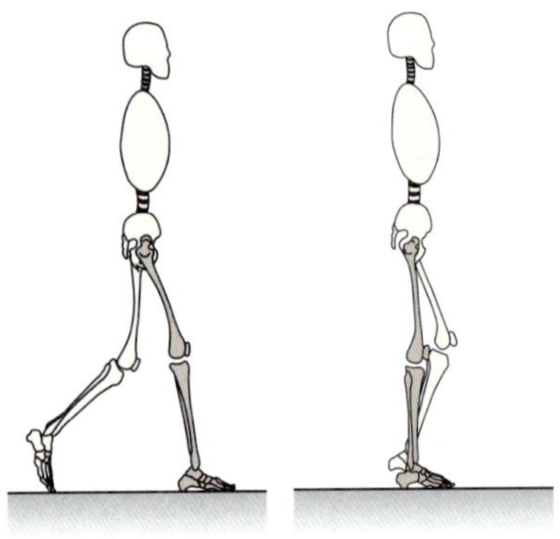

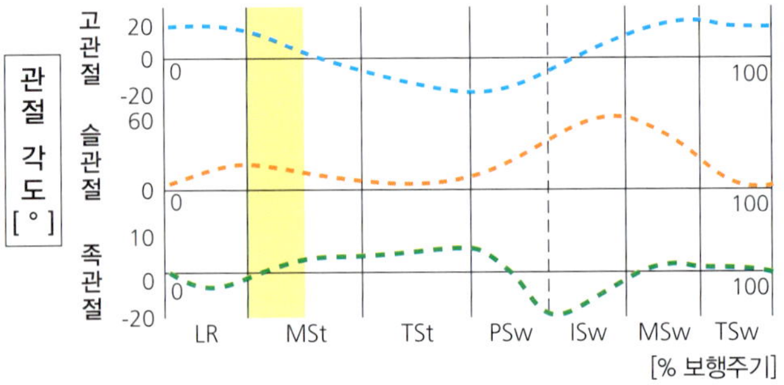

고관절	20° 굴곡	▶	0°
슬관절	15° 굴곡		5° 굴곡
족관절	5° 저굴		5° 배굴
MTP 관절	0°		0°

그림 1-30 중기 입각기(전기)

③ 중기 입각기(후기)(mid stance(late), MSt)(보행주기의 22~31%) 그림 1-31

[양쪽 하퇴의 교차부터 발뒤꿈치 떼기까지]

중기 입각기 후반은 족관절을 축으로 입각기 다리가 전경한다. 중기 입각기의 족관절 운동이 족관절 로커이다. 하퇴삼두근은 종골을 통해 족저건막을 신장하고, COP는 무지 MTP 관절까지 전진한다. 무게중심의 전진과 함께 무지 MTP 관절을 축으로 발뒤꿈치가 바닥에서 떨어진다.

④ 말기 입각기(terminal stance, TSt)(보행주기의 31~50%) 그림 1-32

[발뒤꿈치 떼기부터 반대쪽 초기 접지기까지]

말기 입각기 중, 무지 MTP 관절의 배굴에 의해 몸이 전진한다. 이 현상이 전족부 로커(forefoot rocker)이다. 이 단계에서 무게중심은 전진과 동시에 낙하하며, 반대쪽 슬관절 신전도 관성력에 의한 것으로 모두 수동적인 움직임이 주를 이룬다.

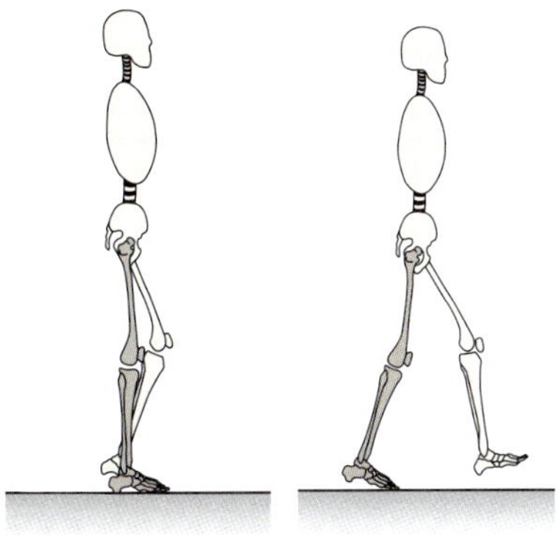

MSt(late)

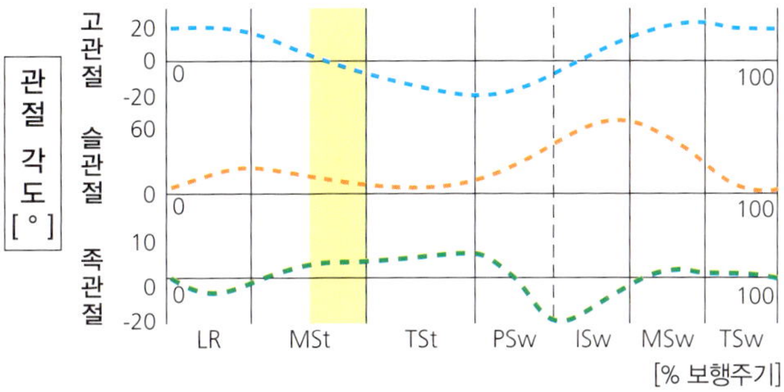

고관절	0°		10° 신전
슬관절	5° 굴곡		5° 굴곡
족관절	5° 배굴		0~5° 배굴
MTP 관절	0°		0°

그림 1-31 중기 입각기(후기)

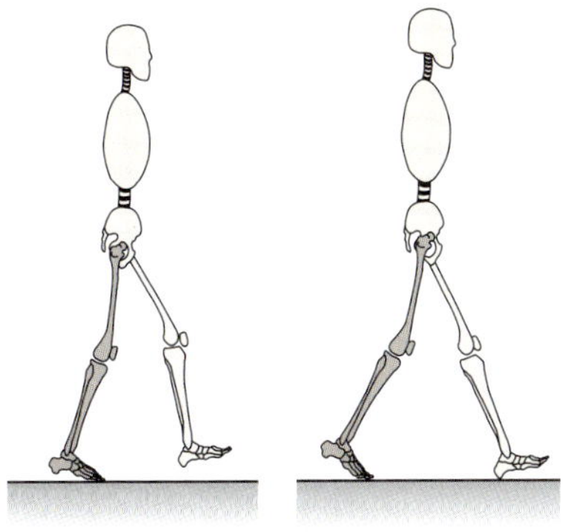

TSt

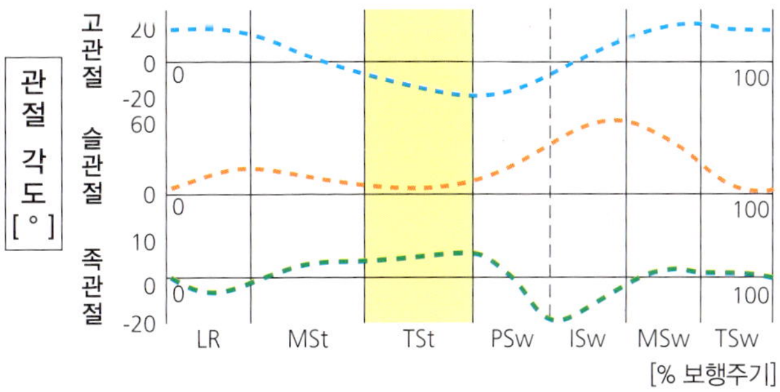

고관절	10° 신전		20° 신전
슬관절	5° 굴곡		0~5° 굴곡
족관절	0~5° 배굴		10° 배굴
MTP 관절	0°		30° 배굴

그림 1-32 말기 입각기

⑤ 전유각기(pre swing, PSw)(보행주기의 50 ~ 62%) 그림 1-33

[반대쪽 초기 접지기부터 발끝 떼기까지]

전유각기 중, 반대쪽 하지는 하중 반응기를 맞이하여 하중이 전달된다. 이 단계에서도 수동적인 움직임이 주를 이루며, 근육 활동이 가장 작은 단계이다. 유각기의 준비로 고관절, 슬관절이 굴곡되는 단계이기도 하다.

⑥ 초기 유각기(initial swing, ISw)(보행주기의 62~75%) 그림 1-34

[발끝 떼기부터 양쪽 하퇴가 교차할 때까지]

초기 유각기에서는 골반의 경사와 고관절의 굴곡이 약 30° 정도로 결합되며 하지의 내딛기(스윙)는 거의 종료된다. 이 급격한 내딛기에 대응하여 발가락 끝이 바닥과 접촉(toe drag)하지 않도록 족관절이 저굴 20°에서 5°까지 빠르게 배굴한다.

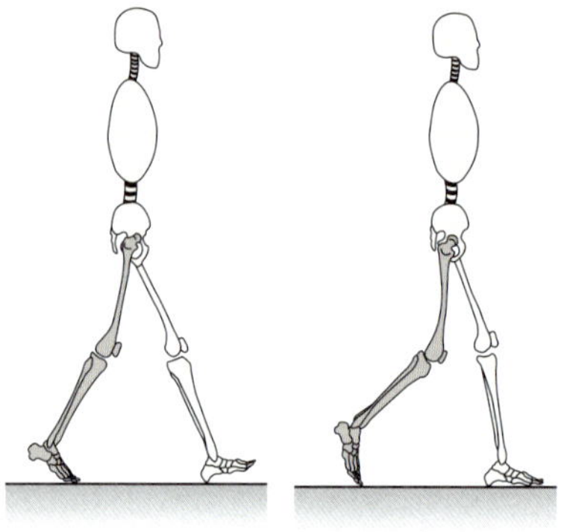

PSw

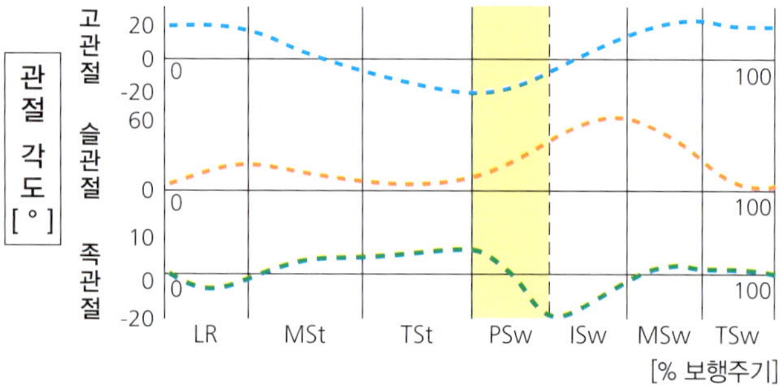

고관절	20° 신전	▶	10° 신전
슬관절	0~5° 굴곡		40° 굴곡
족관절	10° 배굴		20° 저굴
MTP 관절	30° 배굴		60° 배굴

그림 1-33 전유각기

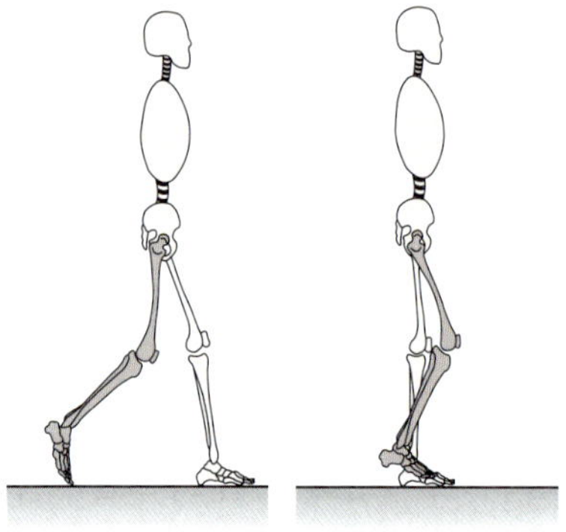

ISw

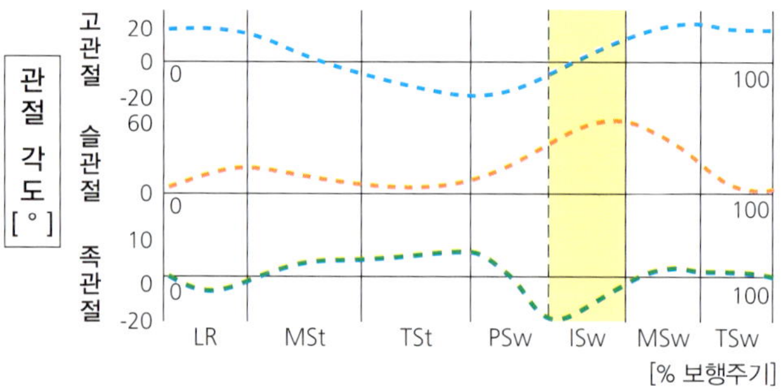

고관절	10° 신전	▶	15° 굴곡
슬관절	40° 굴곡		60° 굴곡
족관절	20° 저굴		5° 저굴
MTP 관절	60° 배굴		0°

그림 1-34 초기 유각기

⑦ 중기 유각기(mid swing, MSw)(보행주기의 75 ~ 87%) 그림 1-35

[양쪽 하퇴의 교차부터 하퇴 하수(drop)자세까지]

중기 유각기, 고관절은 25°의 최대 굴곡자세를 나타낸다. 슬관절은 60°에서 25°까지 신전하고, 하퇴는 하수자세가 된다. 족관절은 0°, MTP 관절은 다음 말기 유각기까지 배굴자세를 유지한다.

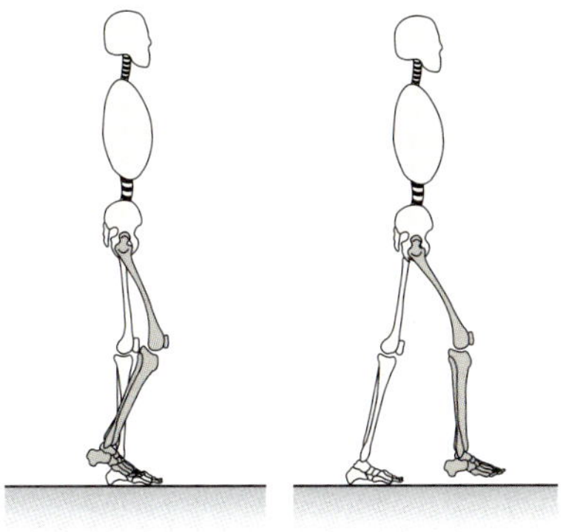

MSw

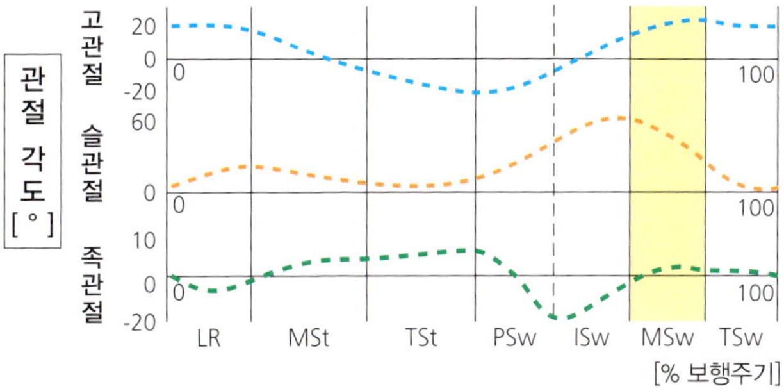

고관절	15° 굴곡	▶	25° 굴곡
슬관절	60° 굴곡		25° 굴곡
족관절	5° 저굴		0°
MTP 관절	0°		0°

그림 1-35 중기 유각기

⑧ 말기 유각기(terminal swing, TSw)(보행주기의 87~100%) 그림 1-36

[하퇴 하수자세부터 초기 접지기까지]

말기 유각기, 고관절은 25° 굴곡자세에서 5° 신전되고, 20° 굴곡자세에서 발뒤꿈치로 접지한다. 슬관절은 25° 굴곡자세에서 더욱 신전되어 5° 굴곡자세가 되지만, 관찰 시에는 많은 정상인에서 거의 0°로 보인다.

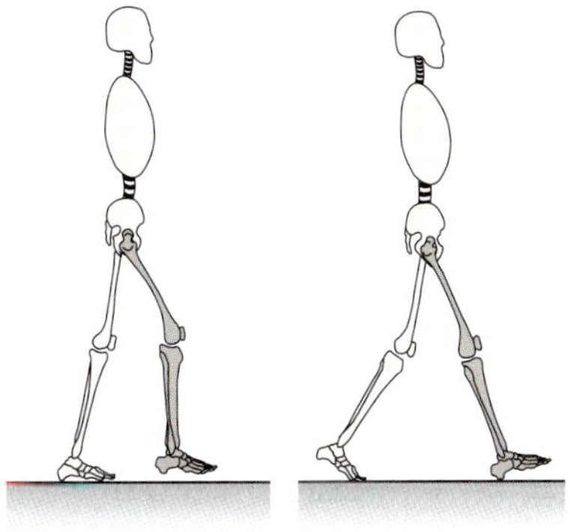

TSw

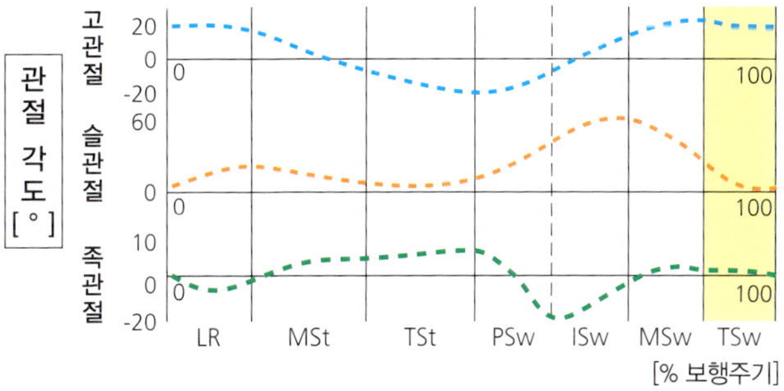

고관절	25° 굴곡	▶	20° 굴곡
슬관절	25° 굴곡		0~5° 굴곡
족관절	0°		0°
MTP 관절	0°		0~15° 배굴

그림 1-36 말기 유각기

3) 관절 각도(시상면, 관상면, 수평면)

① 골반

보행 중 골반이 3차원적인 움직임을 보인다는 것은 오래전부터 알려져 있다. 시상면(sagittal plane)상에서의 전경(anterior tilt)과 후경(posterior tilt), 관상면(frontal plane)상에서의 거상(elevation)과 하제(depression)는 해부학적 정의와 일치하지만, 수평면(horizontal plane)상에서의 회전은 양다리 지지기와 한다리 지지기에서는 회전축과 근육 활동이 다르다 그림 1-37. 또한, 고관절, 슬관절, 족관절에 비해 가동범위가 좁은 점이 특징이다.

Saunders(1953)는 무게중심과 에너지 소비를 최소화하는 6가지 '보행의 결정 요인'을 골반과 하지의 움직임으로 나타내었다.[19] 이들 결정 요인 중 첫 번째 결정 요인은 수평면상에서의 골반 회전으로 양다리 지지기 중 무게중심 저하의 크기를 감소시켰다. 두 번째 결정 요인은 관상면에서의 골반 거상-하제이며, 한다리 지지기 중 골반의 하제는 무게중심 위치를 저하시킨다.[8)]

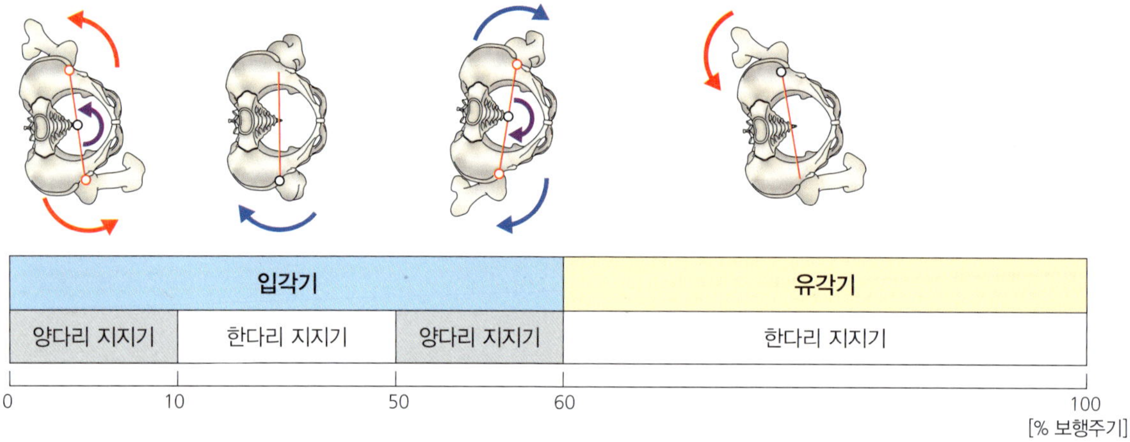

그림 1-37 보행 중의 골반 회전

골반의 회전은 양다리 지지기와 한다리 지지기에서 회전축이 다르다.

i) 시상면 그림 1-38

골반은 보통 전경자세가 유지된다.[20] 보행주기 중 2회의 후경-전경을 반복한다 그림 1-38. 초기 접지기 시 전경 각도는 15° 미만이다. 양다리 지지기 중 후경하고, 중기 입각기 전반에는 가장 전경이 작아져 약 14° 전경자세가 된다. 한다리 지지기 중 무게중심이 최고점에 도달하면 전경으로 바뀌고, 말기 입각기에 가장 전경이 커져 약 16° 전경자세가 된다. 양다리 지지기 중 후경하다가 전유각기 14° 전경자세가 되었다가 다시 전경으로 바뀌고 초기 유각기에 약 15° 전경자세, 중기 유각기 16° 전경자세가 된 후 후경하고, 말기 유각기에 약 15° 전경자세로 돌아간다. 이 움직임의 총 가동범위는 비교적 작으며, 약 2~5°이다.[21-25] 또한 보행 속도, 보폭에 따라 가동범위가 변화한다.[26-28]

골반의 전후경은 고관절 굴곡근, 신전근의 근육 활동 및 고관절의 관절낭, 인대의 신장으로 인해 발생한다. 이들 근육, 연부조직의 단축으로 인해 보행 중, 특히 말기 입각기에 과도한 골반 전경이 발생한다.

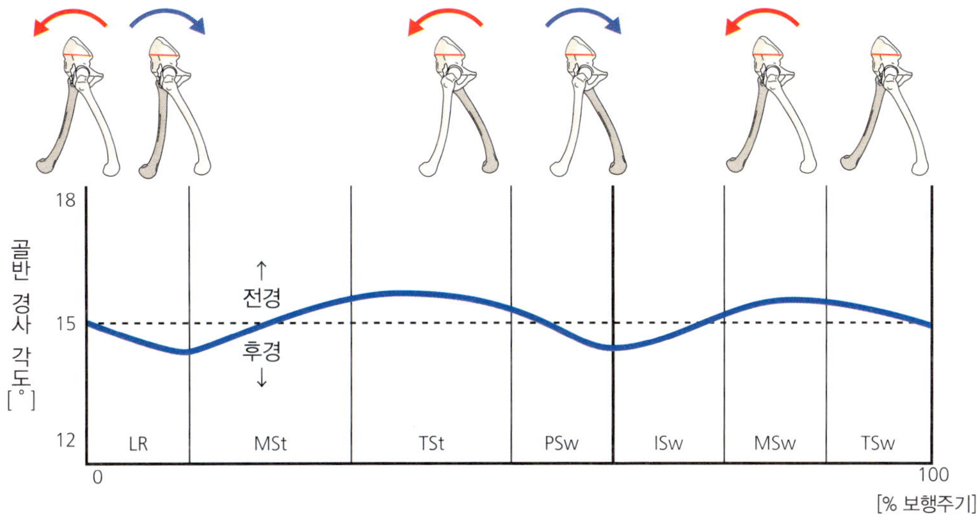

그림 1-38 보행 중의 골반 전후경(문헌 31에서 인용)

보행주기 중의 총가동범위는 약 2~5°이다.

ii) **관상면** **그림 1-39**

골반은 보행주기 중 각 1회의 하제와 거상을 나타낸다. 초기 접지기 시 골반은 거의 수평자세이며, 중기 입각기 전반까지 약 3° 유각기 측의 골반이 하제자세가 된다. 여기서부터 서서히 거상되어 말기 입각기에 다시 수평자세가 되고, 초기 유각기에 약 3° 거상자세가 된 후 말기 유각기에 수평자세로 돌아온다. 이 골반의 총 가동범위는 최적 속도로 약 6~11°이다.[22), 25), 27-28)] 골반과 대퇴골의 상대 각도, 즉 내외전 각도는 10~15°로 다소 크다. 골반 중심의 상하운동에 대해 중기 입각기 전반에는 약 15mm 하락하고, 초기 유각기에는 약 15mm 상승한다. 양다리 지지기 중 거의 수평자세가 된다.

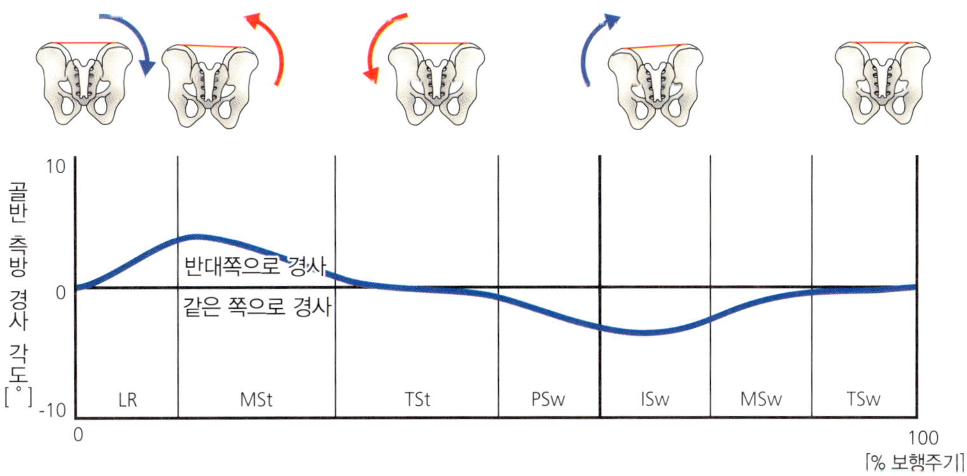

그림 1-39 보행 중의 골반 측방 경사(문헌 31에서 인용)

보행주기 중의 총가동범위는 약 6~11°이다.

iii) 수평면 그림 1-40

골반은 보행주기 중 각 1회의 전방과 후방으로의 회전을 나타낸다 그림 1-28. 초기 접지기 시, 같은 쪽 골반은 전진하여 약 4° 전방 회전자세가 된다. 양다리 지지기 중 즉, 하중 반응기의 각도 변화는 거의 없으며, 다음 중기 입각기부터 말기 입각기까지 반대쪽 골반이 전진하여 약 4° 후방 회전자세가 된다. 전유각기의 각도 변화는 거의 없으며, 다음 유각기 중 같은 쪽 골반이 전진하여 약 4° 전방 회전자세로 돌아간다.[22), 27), 29)]

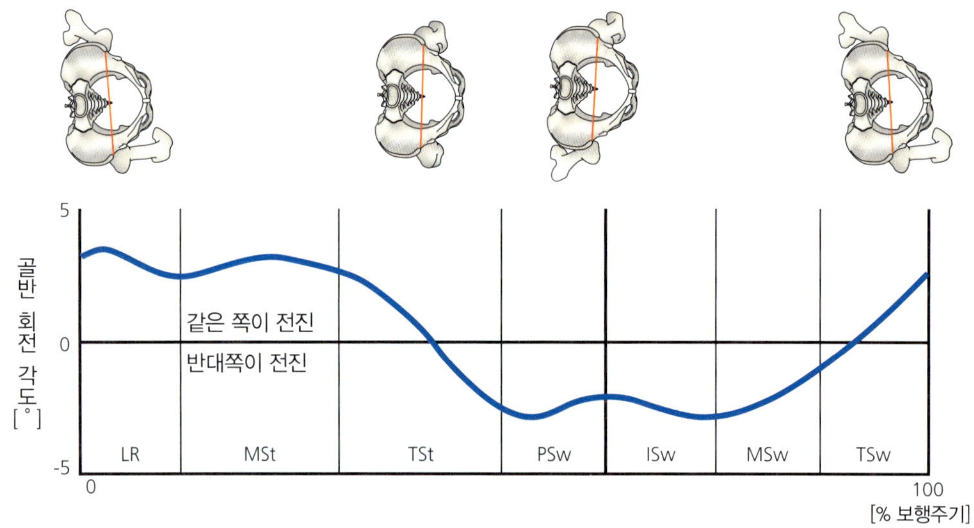

그림 1-40 보행 중의 골반 회전 각도(문헌 31에서 인용)

보행주기 중의 총가동범위는 전방 회전 4°~후방 회전 4°이다.

② 고관절

보행주기 중 고관절 굴곡과 신전의 가동범위에 대해 굴곡 20°에서 신전 20°까지로 설명한 서적과 굴곡 30°에서 신전 10°까지라고 설명한 서적이 있다. 임상에서는 대퇴의 경사 각도를 고관절 각도로 관찰하고 있다. 그러나 선 자세에서 대퇴는 수직이 아니라 약 10° 전경, 즉 신전되어 있다. 반면, 모션 캡쳐를 통한 3차원 측정에서는 관절 중심을 추정 계산하여 관절 중심을 운동축으로 정의하고 있다. 따라서 실제로는 '굴곡 30°에서 신전 10°까지'가 맞다. 그러나 '굴곡 20°에서 신전 20°까지'로서 외관상 굴곡과 신전의 가동범위로 나타내는 것이 직관적으로 이해하기 쉬워, 임상에서는 널리 알려져 있다. 이를 바탕으로 이후에 설명할 시상면의 움직임은 외관상 굴곡과 신전의 움직임으로서 설명한다.

i) 시상면 그림 1-41

정상 보행에서 고관절은 굴곡자세에서 입각기로 신전되고, 보행주기의 50%에서 가장 많이 신전된 후 굴곡되어 굴곡자세로 돌아간다.

초기 접지기 시 고관절은 20° 굴곡되어 있으며, 하중 반응기 중 20°를 유지한다.* 중기 입각기 및 말기 입각기를 통해 신전하며 반대쪽 초기 접지기 시에는 20° 신전자세가 된다. 전유각기, 초기 유각기, 중기 유각기를 통해 굴곡하고, 반대쪽 발뒤꿈치 떼기 시에는 25° 굴곡자세가 된다. 말기 유각기, 발뒤꿈치 접지에 대비하여 슬관절의 신전과 동시에 고관절은 신전하여 20° 굴곡자세가 된다.

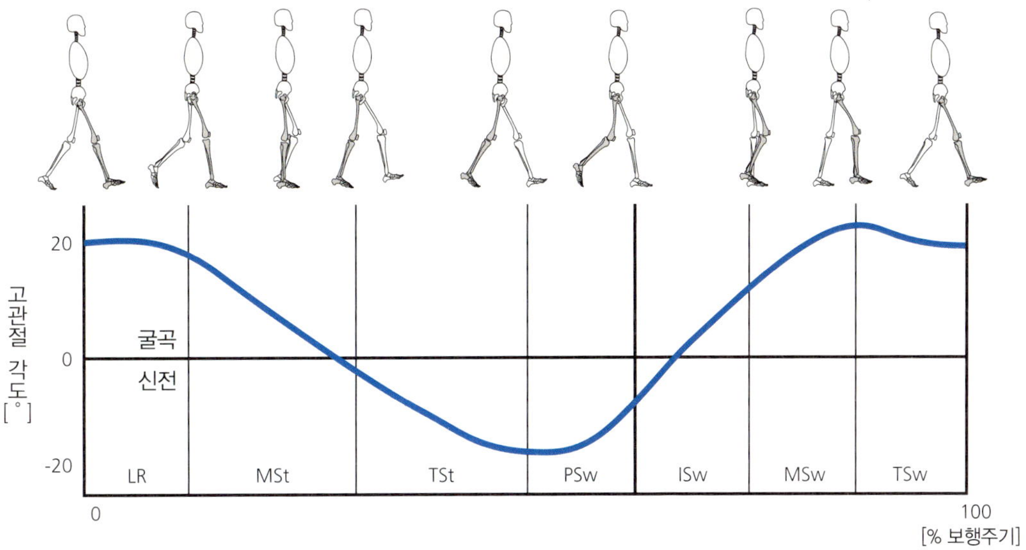

그림 1-41 **보행 중의 고관절 굴곡/신전 각도**(문헌 31에서 인용)

보행주기의 0%에서 굴곡 20°, 50%에서 신전 20°이다.

ii) 관상면 그림 1-42

보행주기 중 고관절 내전과 외전 가동범위는 내전 5°에서 외전 5°까지로 범위가 좁다. 따라서 트렌델렌버그 보행(Trendelenburg gait)과 같은 비정상은 쉽게 관찰할 수 있다.

초기 접지기 시 고관절 외전 각도는 거의 0°이다. 하중 반응기부터 중기 입각기(전기)까지 내전되어 최대 5° 내전자세가 된다. 중기 입각기(후기), 말기 입각기, 전유각기, 초기 유각기를 통해 외전하며 최대 5° 외전자세가 된다. 중기 유각기, 말기 유각기에는 다시 내전하여 초기 접지기 시 거의 0°가 된다. 특히, 하중 반응기에서의 급속한 내전 및 반대쪽 하중 반응기에서의 급속한 외전이 특징으로 관찰 시 포인트가 된다.

iii) 수평면 그림 1-43

고관절의 회전 즉, 수평면상의 골반과 대퇴골의 상대 각도는 관찰하기 어렵고, 옷 위에서는 거의 제로에 가깝게 보인다. 따라서 자세한 관찰을 위해서는 바디 슈트나 센서 마커를 부착해야 한다.

초기 접지기 시 고관절은 약 5° 외회전되어 있다. 하중 반응기부터 중기 유각기까지 내회전하여 최대 5° 내회전자세가 되는 것이 반대쪽의 발뒤꿈치 떼기 직전이다. 반대쪽 발뒤꿈치 떼기와 동시에 급격하게 외회전하고, 말기 유각기에는 다시 5° 외회전자세가 되어 다음 발뒤꿈치 집지를 준비한다.

※실제로는 이 시기에 골반은 후경되어 있기 때문에 그에 따라 고관절은 신전되고 있지만 임상에서는 대퇴골의 경사 각도를 고관절 신전 각도로 하고 있기 때문에 20°의 굴곡자세를 유지하고 있다.

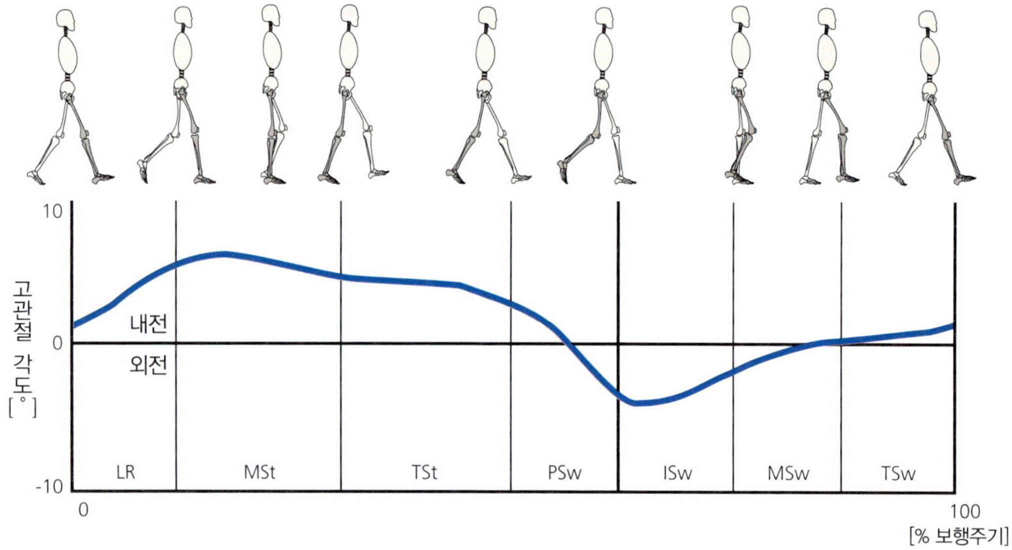

그림 1-42 **보행 중의 고관절 내전/외전 각도**(문헌 31에서 인용)

보행주기 중의 총가동범위는 내전 5°~외전 5°이다.

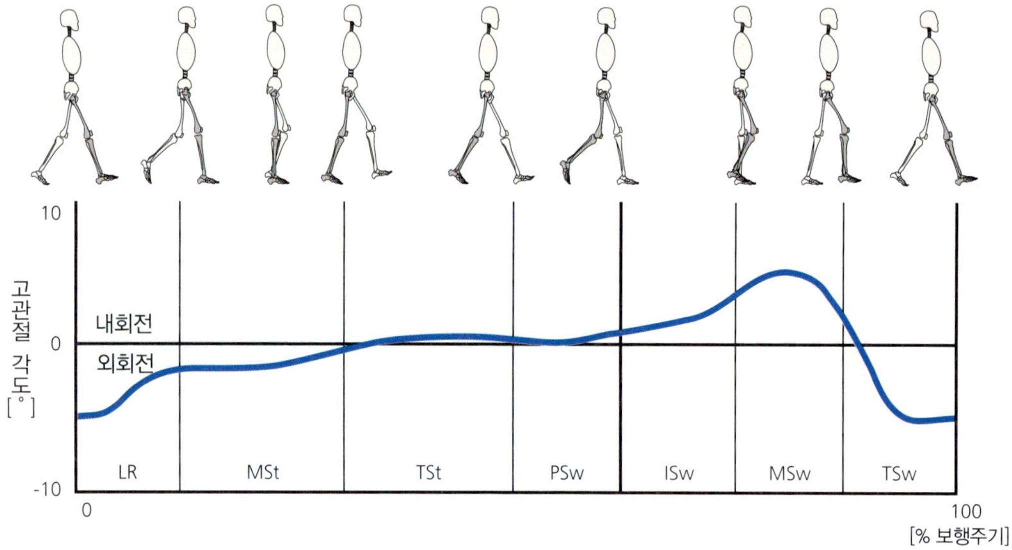

그림 1-43 **보행 중의 고관절 회전 각도**(문헌 31에서 인용)

보행주기 중의 총가동범위는 내전 5°~외회전 5°이다.

③ 슬관절

i) 시상면 그림 1-44

초기 접지기 시 슬관절은 0~5° 굴곡자세이다. 발뒤꿈치 접지에 의한 충격 흡수를 위해 굴곡해도 관찰에서는 거의 0°로 보인다. 하중 반응기에는 굴곡하고, 반대쪽의 발끝 떼기 시 15° 굴곡한다. 이후 신전으로 전환하여 말기 입각기까지 신전하고, 반대쪽 초기 접지기 직전에는 거의 0°가 되며, 이 시기가 보행

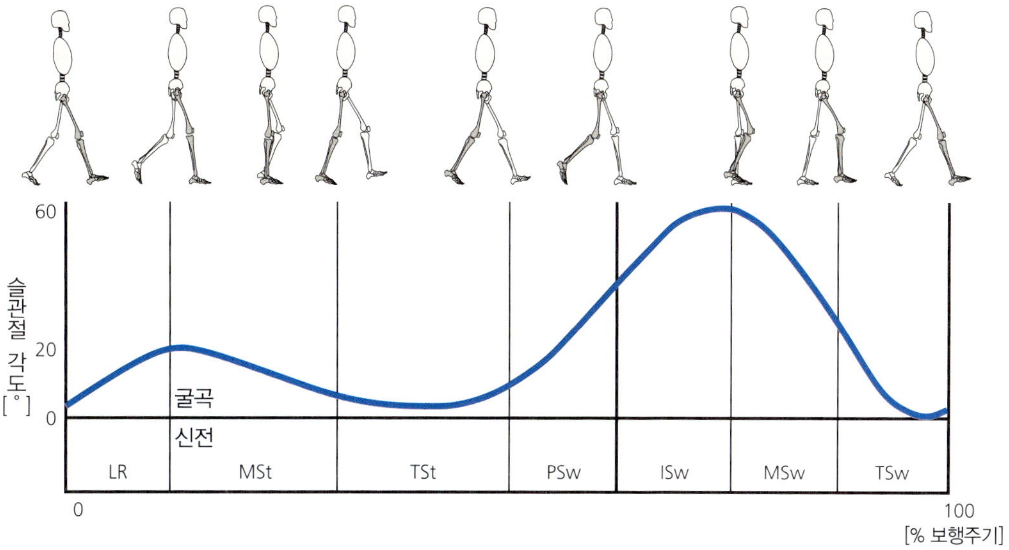

그림 1-44 보행 중의 슬관절 굴곡/신전 각도(문헌 31에서 인용)

보행주기 중의 총가동범위는 약 0°~60°이다.

중 슬관절이 가장 많이 신전된다. 많은 치료사들은 무게중심이 최고점에 도달하는 중기 입각기(전기)에 슬관절이 가장 많이 신전되어 있다고 생각한다. 하지만 실제로 중기 입각기(전기)는 아직 슬관절이 약간 굴곡되어 있고, 말기 입각기에 가장 신전자세가 된다는 것을 알아두어야 한다. 전유각기에 발뒤꿈치 떼기가 발생하면 굴곡으로 전환되고, 발끝 떼기 시 약 40° 굴곡자세가 된다. 초기 유각기에 더욱 굴곡되어 최대 60° 굴곡자세가 된다. 중기 유각기부터 말기 유각기까지 신전하고, 초기 접지 직전에는 0~5° 굴곡자세가 된다.

보행주기 중 두 번 굴곡과 신전하기 때문에 이중무릎작용(double knee action)이라고 한다. 관찰의 포인트는 굴곡과 신전의 횟수가 아니라 비정상이 나타난 시점에서의 인접 관설의 동삭, 얼라인먼트도 간과하지 않는 것이다. 슬관절 입각기에서의 굴곡은 하중을 이어받고, 유각기에서의 굴곡은 바닥으로부터의 클리어런스(clearance : 유각기 중 발의 높이)가 목적이다.

ii) 관상면 그림 1-45

슬관절에는 구조적으로는 나선관절(spiral joint), 기능적으로는 경첩관절(hinge joint)과 같은 특징이 있다. 즉, 굴곡자세에서만 생리적 이완(laxity)이 있다. 따라서 하중 반응기에는 약간 외반자세(valgus), 중기 입각기부터 전유각기까지 약간 내반자세(varus)가 된다. 초기 유각기부터 중기 유각기까지 내반하고, 반대쪽 발뒤꿈치 떼기 직전, 최대 약 10° 내반자세가 된다. 말기 유각기, 다시 5° 외반하여 초기 접지기 시 0°가 된다.

iii) 수평면 그림 1-46

슬관절 신전자세에서는 rocking mechanism에 의해 회전 가능범위가 거의 없나. 초기 집지기 시 약긴 외회전하고 있으며, 하중 반응기에 약 5° 내회전한다. 중기 입각기부터 말기 입각기까지 외회전하고, 전유각기부터 초기 유각기까지 0°를 유지한다. 중기 유각기, 다시 외회전하여 최대 5° 외회전자세가 된다.

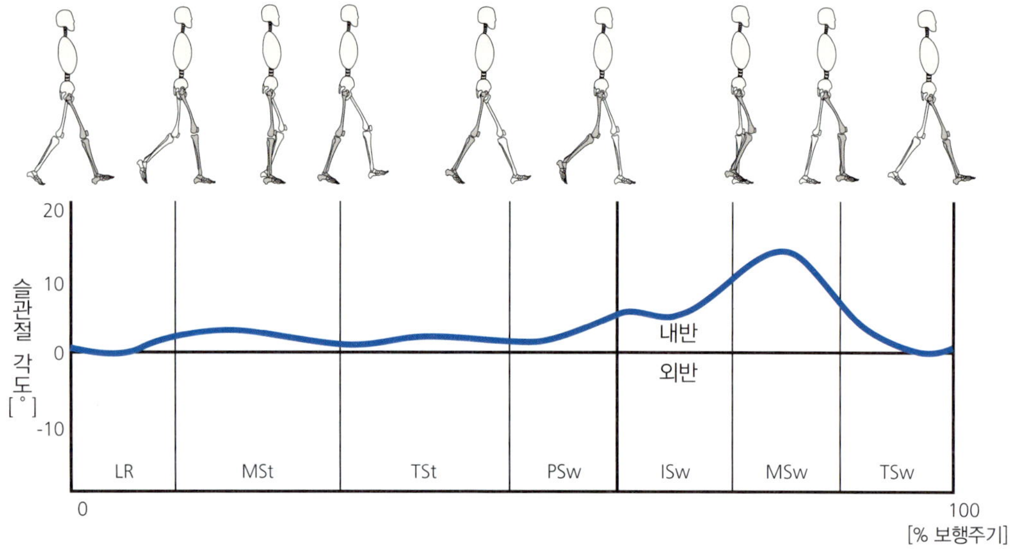

그림 1-45 **보행 중의 슬관절 내반/외반 각도**(문헌 31에서 인용)

보행주기 중 총가동범위는 내반 10°~외반 5°이다.

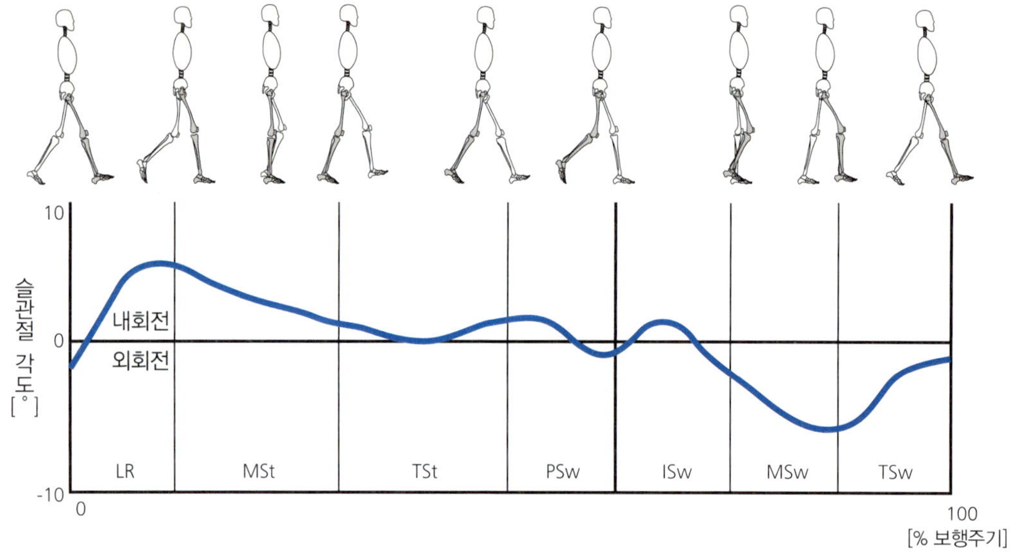

그림 1-46 **보행 중의 슬관절 회전 각도**(문헌 31에서 인용)

보행주기 중의 총가동범위는 내회전 5°~외회전 5°이다.

말기 유각기, 내회전하여 초기 접지기 시 약간 외회전자세가 된다.

④ 족관절(거퇴관절)

해부학적으로 거퇴관절(talocrural joint)에서의 운동은 저배굴 방향(시상면)이며, 내외전(수평면), 회내외(관상면)에 대해서는 거골하관절에서의 운동으로서 설명한다.

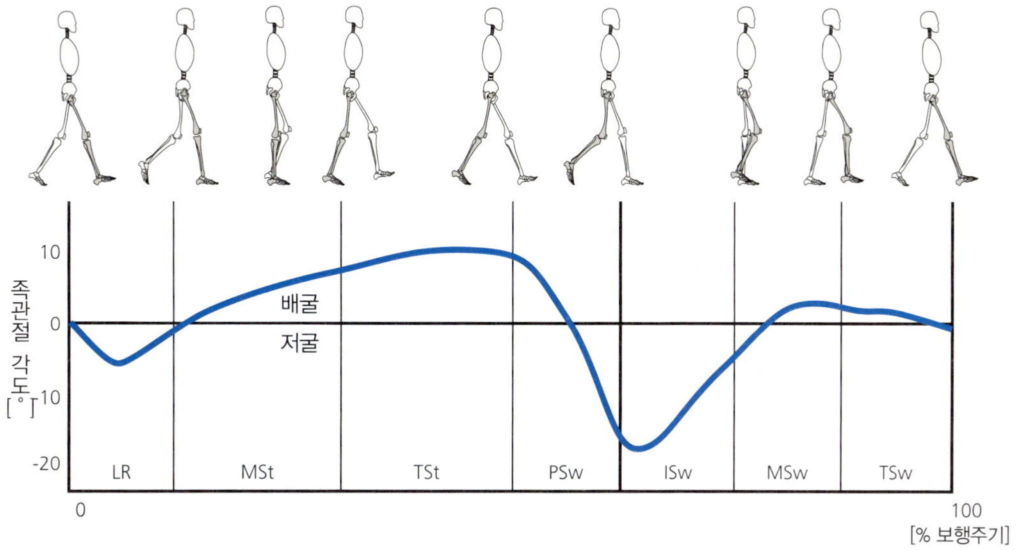

그림 1-47 보행 중의 족관절 저굴/배굴(문헌 31에서 인용)

보행주기 중의 총가동범위는 저굴 20°~배굴 10°이다.

i) 시상면 그림 1-47

초기 접지기 시, 족관절은 0°의 저배굴을 나타낸다. 직후의 발바닥 접지 시, 5° 저굴자세가 된다. 반대쪽 발끝 떼기 시 이미 배굴을 시작하여 말기 입각기, 최대 10°까지 배굴한다. 반대쪽 초기 접지기와 동시에 저굴하여 발끝 떼기 시 최대 15~20°의 저굴자세가 된다. 초기 유각기, 다시 0°까지 배굴하여 바닥과의 클리어런스를 확보한다. 중기 유각기부터 말기 유각기까지 0°를 유지한다.

⑤ 거골하관절(subtalar joint), 후족부

i) 관상면 그림 1-48

초기 접지기 시 종골은 2° 회외자세이다. 하중 반응기부터 중기 입각기(전기)까지 종골은 최대 7° 회내(pronation)한다. 중기 입각기(후기)부터 말기 입각기까지 종골은 5° 회외(supination)한다. 전유각기에 종골은 최대 6° 회외한다. 초기 유각기에 종골은 회내하고, 중기와 말기 유각기는 0°를 유지한다.

ii) 수평면

초기 접지기 시 거골하관절은 약간 회외자세이다. 하중 반응기부터 중기 입각기(전기)까지 거골하관절은 회내한다. 그 결과, 중족부와 후족부 사이의 rocking이 풀리고, Chopart 관절의 가동성은 증가한다. 중기 입각기(후기)부터 말기 입각기까지 거골하관절은 회외한다. 그 결과 중족부와 후족부 사이에 rocking이 걸려 족부의 내외측 종아치 강성이 높아진다. 전유각기 이후 거골하관절은 회외자세를 유지한다.

⑥ MTP 관절(metatarsophalangeal joint)

i) 시상면 그림 1-49

초기 접지기 시 MTP 관절은 0~15° 배굴자세이다. 하중 반응기부터 중기 입각기(전기)까지 저굴하여

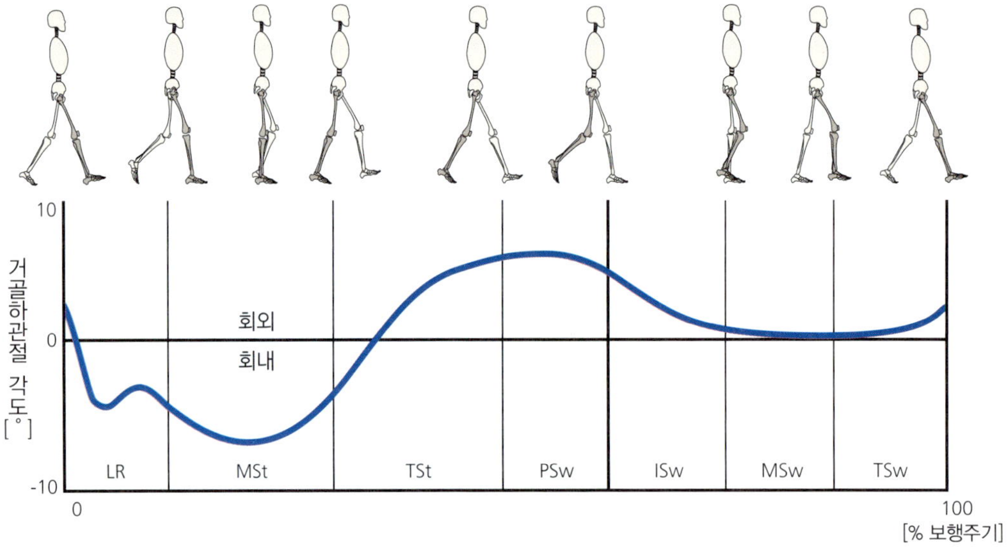

그림 1-48 보행 중의 거골하관절 회내/회외 각도(문헌 31에서 인용)

보행주기 중의 총가동범위는 회외 6°~회내 7°이다.

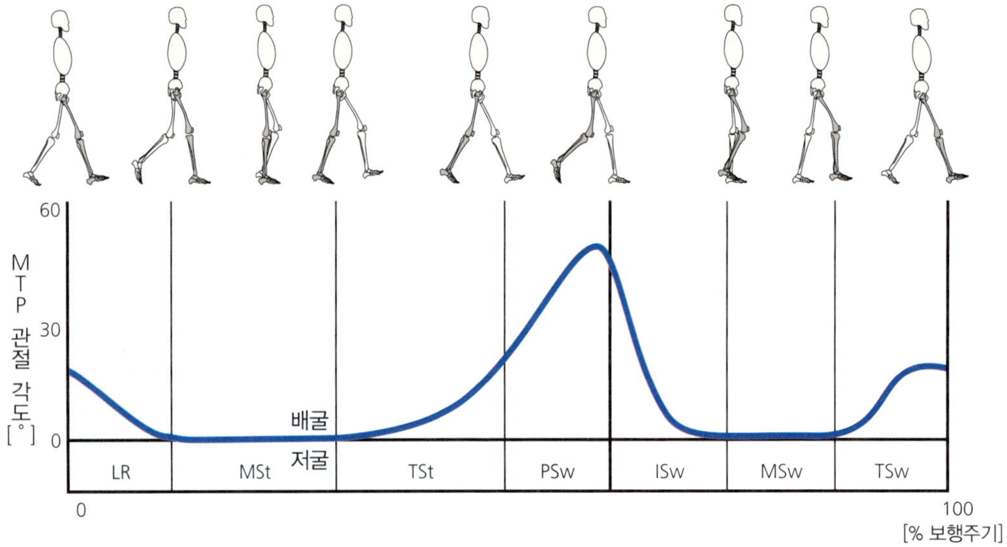

그림 1-49 보행 중의 MTP 관절 저굴/배굴 각도(문헌 31에서 인용)

보행주기 중의 총가동범위는 0°~배굴 50°이다.

0°가 된다. 중기 입각기(후기)는 0°를 유지한다. 말기 입각기에 발뒤꿈치 떼기가 발생하면 배굴로 전환되고, 전유각기까지 배굴한다. 반대쪽 초기 접지기 시에는 15~20° 배굴자세, 발끝 떼기 직전에는 최대 50° 배굴한다. 초기 유각기에 0°까지 저굴하고, 중기 유각기는 0°를 유지한다. 말기 유각기, 다시 0~15°까지 배굴한다.

4) 족부의 로커(rocker) 기능

로커라는 용어는 직역하면 '흔들림 지렛대'가 된다. 바닥과의 접촉점 즉, 회전축이 전방으로 이동한다는 의미가 있다. 보행에서는 바닥면에 대해 어느 부위가 지점이 되어 몸을 전방으로 회전시키고 있다. 이 지점의 부위가 바로 로커라고 할 수 있다. 로커에는 발뒤꿈치 로커, 족관절 로커, 전족부 로커, 발끝 로커 4가지가 있다.

발뒤꿈치 로커, 전족부 로커에 대해서는 직감적으로 이해할 수 있을 것이다. 하지만 족관절 로커, 발끝 로커의 경우 엄밀히 말하면 구르면서 회전하는 것이 아니다. '흔들림 지렛대'라기보다는 '피봇(pivot) 운동'이 직감적으로 더 가깝다.

입각기에서 하지의 동작은 도립진자운동이지만 단순한 회전운동은 아니다. 발뒤꿈치 접지로부터의 입각기 전반 단계에서는 하중을 이어받아 에너지를 흡수하는 역할을 하면서 회전운동이 이루어진다. 이어지는 말기 입각기부터의 입각기 후반 단계에서는 발뒤꿈치 들어올리기와 추진운동을 실시하고 에너지를 방출하면서 회전운동이 이루어지고 있다. 로커의 기능은 이 회전운동에 따른 진자운동을 원활하게 수행하게 하여 에너지 소비를 최소화하는 데 중요한 역할을 한다 그림 1-50.[30-31)]

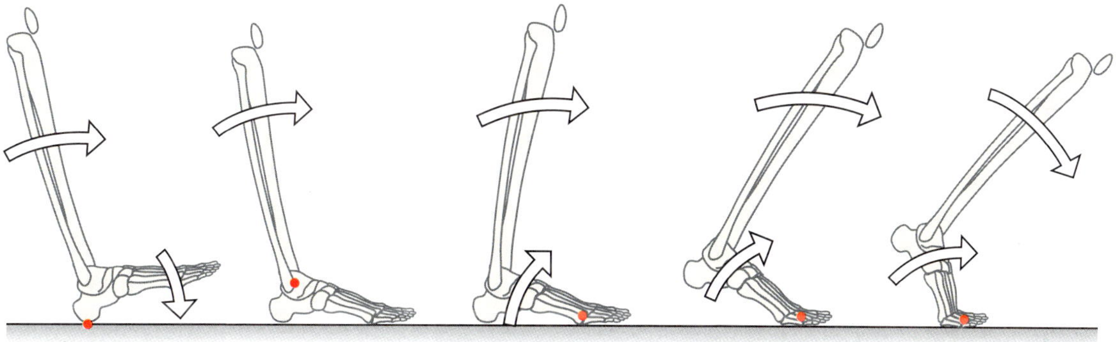

하중 반응기	중기 입각기	말기 입각기	전유각기
발뒤꿈치 로커	족관절 로커	전족부 로커	발끝 로커

0 10 30 50 60

[% 보행수기]

그림 1-50 족부의 로커 기능

① 발뒤꿈치 로커(제1로커, heel rocker) : 하중 반응기

하중 반응기 중 COP는 종골 아래에 위치한다. 이 부위는 지방체가 많이 존재하며, 더 심부에는 종골하 활액낭이 있으며 충격의 일부는 여기에 흡수, 압력은 분산된다.[20)] 지면 반발력 벡터는 족관절 후방을 통과하기 때문에 족관절에는 저굴 방향의 외력이 발생한다 그림 1-51. 외력에 길항해서 전경골근이 수축하여 급격한 족관절 저굴(foot slap)을 방지한다 그림 1-52. 전경골근이 수축함에 따라 기시부인 경골이 전방으로 견인된다.

이 시기의 족관절 저굴 각도는 약 5°이고, 고관절 굴곡 각도는 20°로 변하지 않는다. 따라서 슬관절은 약 15° 굴곡된다. 이때 대퇴사두근이 수축하여 무릎 골절이나 무릎 붕괴(giving way)를 방지한다. 동시에 전경골근의 신장성 수축은 장비골근을 부착부에서 신장시키고, 나아가 장비골근의 기시부인 비골을 통해 대퇴이두근을 신장시키는 것도 슬관절의 굴곡과 관련이 있다 그림 1-53.[32)]

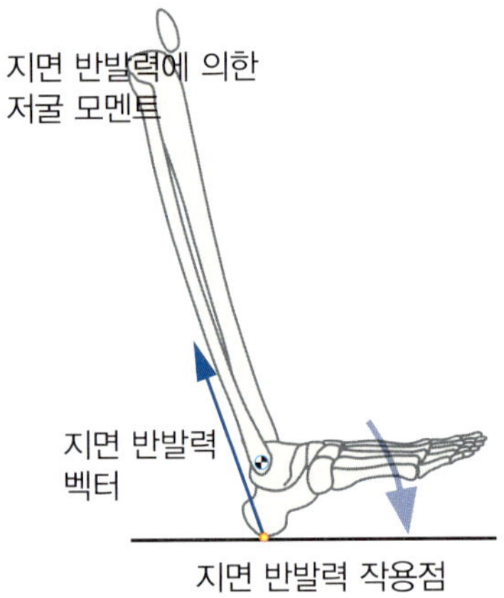

그림 1-51 **발뒤꿈치 로커와 외력**

지면 반발력 벡터는 족관절 후방을 통과하여 족관절에는 저굴 방향의 외력이 발생한다.

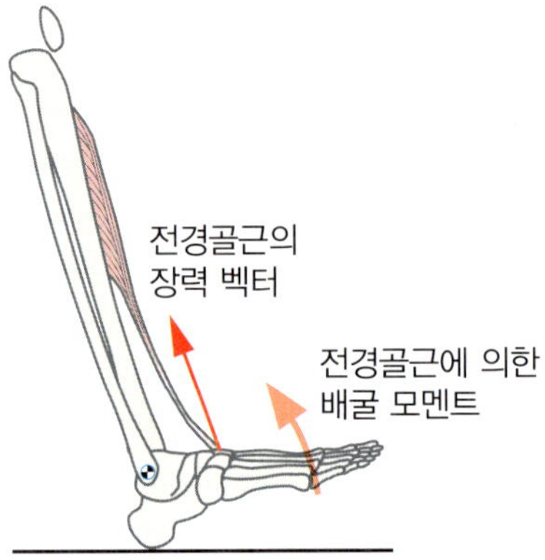

그림 1-52 **발뒤꿈치 로커와 내력**

외력에 길항하여 전경골근이 수축한다.

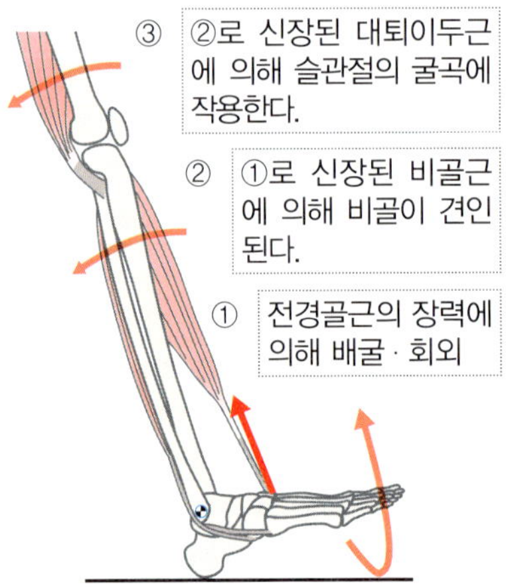

그림 1-53 **발뒤꿈치 로커와 사슬운동**

전경골근에서 시작되는 사슬운동

② 족관절 로커(제2로커, ankle rocker) : 중기 입각기

발바닥 접지 순간 이후, 회전축은 발뒤꿈치에서 거퇴관절로 이동한다. 중기 입각기에 몸의 전진에 따라 하퇴는 전경한다. 이 하퇴의 전경은 가자미근의 신장성 수축에 의해 제어된다 그림 1-54.

중기 입각기 후반에 슬관절이 신전자세에 가까워지면 비복근도 신장되어 하퇴의 전경에 길항한다. 발뒤꿈치 떼기 시 족관절은 배굴자세이지만 COP는 전진하고, 외력인 지면 반발력에 의한 배굴 방향으로의 힘은 더욱 증가한다 그림 1-55.

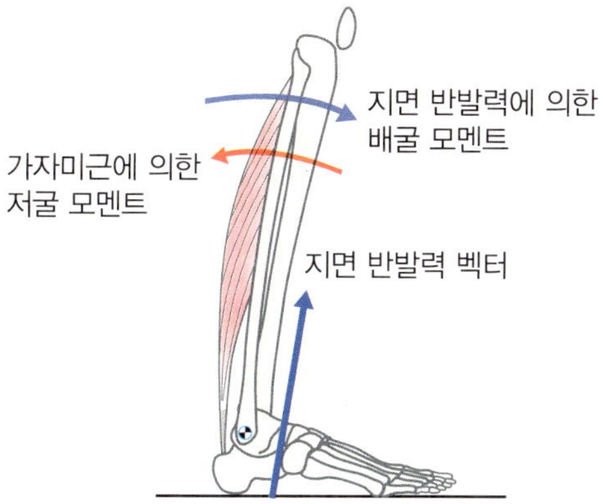

그림 1-54 족관절 로커와 힘의 균형

하퇴의 전경을 가자미근이 제어한다.

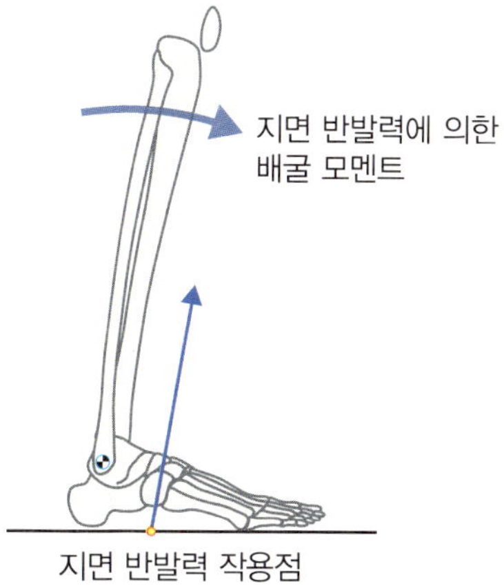

그림 1-55 족관절 로커와 외력

중기 입각기 후반에 지면 반발력 작용점이 족관절보다 전진하여 지면 반발력에 의한 배굴 모멘트가 발생한다.

③ 전족부 로커(제3로커, forefoot rocker) : 말기 입각기

COP가 MTP 관절에 도달하면 회전축은 거퇴관절에서 MTP 관절로 이동한다. 말기 입각기 중 몸의 무게중심은 COP를 추월하여 전진하기 때문에 신체에 가해지는 중력은 도립진자운동을 가속화한다 그림 1-56. 이 하퇴의 전경을 하퇴삼두근이 제어하는데, 말기 입각기에서의 족관절은 약 10° 배굴자세에서 큰 근육의 길이 변화가 없다. 즉, 등척성 수축에 가까운 상태이다.

하퇴삼두근의 부착부인 종골은 족저건막에 의해 중족골두와 연결되어 있다. 족관절 배굴의 외력에 의해 종골은 전경 방향으로 견인되고, 족저건막은 신장된다. 동시에 MTP 관절은 배굴하기 때문에 장지굴근, 장무지굴근도 신장된다. 그 결과, windlass mechanism이라고 불리는 발바닥의 종아치(longitudinal arch) 융기가 일어난다 그림 1-57.[33] Windlass mechanism은 도립진자의 길이를 늘리면서 보폭을 확대하는 동시에 이어지는 발끝 로커의 반발로 인해 말 그대로 나사를 감는 기능을 가진다.

말기 입각기의 운동은 중력, 지면 반발력이라는 외력에 의해 일어나므로 기존의 push-off라는 용어는 적합하지 않으며, Perry는 COP가 중족골두의 구형 표면을 구르는 roll-off라는 표현을 사용했다.[30] 한편, 구르는 것만으로 입각기 후반의 추진력을 얻을 수 있는가 하는 물음에 대해 다음 단계인 발끝 로커의 작용에 의해 발생하는 반대쪽 하지로의 하중 전달도 추진에 기여하고 있다.[31]

④ 발끝 로커(제4로커, toe rocker) : 전유각기

전족부 로커의 회전축은 말기 입각기 중 전진한다. 이후 반대쪽의 발뒤꿈치 접지가 일어나 전유각이 되면 전족부는 바닥에서 떨어져 발끝만 접지한 상태가 된다.

발끝 로커의 회전축은 무지기절골 아래에 있다. 전족부 로커와 발끝 로커는 근접해 있으며, 족부의 아치 모양, 수평면상에서 외전 각도의 영향을 받기 때문에 이 로커 기능의 개인차가 크다.

전족부 로커의 windlass mechanism에 의해 신장된 장지굴근, 장무지굴근, 족저건막의 탄성에너지는 발끝 로커에서 방출된다. 이는 기존에 push-off라고 불리던 현상을 말하며, 탄성 반동(elastic recoil) 또는 투석기 메커니즘(catapult mechanism)[34]이라고도 한다. 투석기 메커니즘은 근건 복합체의 탄성력에 의해 신체를 전진시키는 메커니즘을 의미한다.[35] 캥거루는 자신의 근장력을 훨씬 뛰어넘는 도약력을 가지고 있는데, 이는 투석기 메커니즘에 기인한 바가 크다. 이후 연구에서 인간의 근건 복합체도 비슷한 수준의 탄성력을 가지고 있어 도약뿐만 아니라 보행에도 활용되고 있다.[36] 전유각기에 이 투석기 메커니즘에 의해 경골이 전상방으로 밀려나면서 고관절, 슬관절이 굴곡된다 그림 1-58.[30]

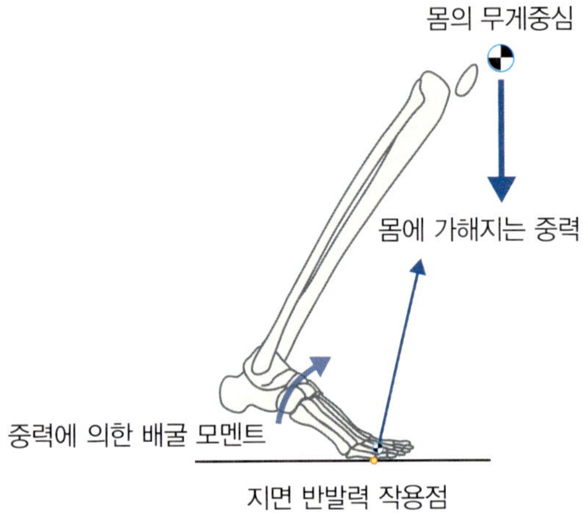

그림 1-56 전족부 로커와 외력

COP가 MTP 관절에 도달하면 회전축은 거퇴관절에서 MTP 관절로 이동한다. 말기 입각기 중 몸의 무게중심은 COP보다 전방에 위치하기 때문에 MTP 관절에 배굴 방향의 외력이 발생한다.

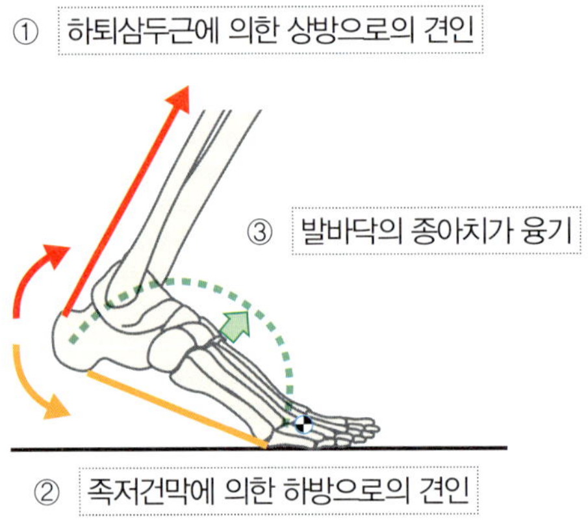

그림 1-57 Windlass mechanism

족저건막을 신장하고, 종골을 통해 하퇴삼두근을 신장한다.

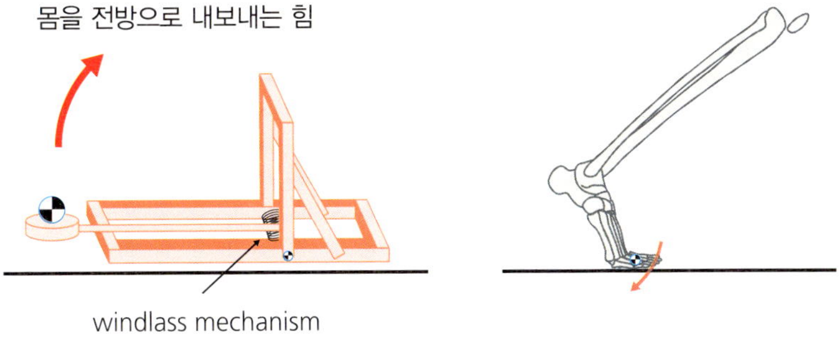

그림 1-58 발끝 로커

탄성 반동(투석기 메커니즘) : windlass mechanism에서 축적된 탄성에너지를 방출한다.

5 관찰에서 분석, 가설과 검증으로 한다

비정상 보행의 원인은 무엇일까? 우리는 무엇을 치료의 목적으로 삼아야 하는가? 보행 유형의 개선이 최종 목표가 아닌 것은 분명하다. 다양한 곳에서 비정상 보행을 보이는 고령자들을 많이 볼 수 있다. 스핑크스의 수수께끼에 나오는 것처럼 저녁(고령자)이 되면 세 다리(지팡이 보행)가 되는 것이 생리적 변화라고 생각하는 고령자들에게 의료서비스의 필요성은 이해되지 않는다. 그러나 안전성, 내구성 등 실용적인 측면의 니즈와 장애로 인해 어려워진 동작을 다시 얻고자 하는 희망을 실현하기 위해 효과와 효율성이 높은 치료 방법을 선택하는 기술이 우리에게 요구되고 있다. 보행을 포함한 동작분석은 그 기술의 중심에 위치할 것으로 생각된다.

1) 관찰 내용은 정확하게 설명되어 있는가

시간 · 거리 인자(보행 속도, 보폭, 보행률, 보행 간격, 발 각도), 시상면상에서 관절 각도의 특징을 통해 대략적으로 보행 패턴을 이해할 수 있다. 또한, 체간 및 관상면, 수평면상의 특징적인 동작을 설명한다. 초보자에게 흔히 있는 경향으로 비정상적으로 큰 동작에 주목하기 쉬운 점이 있다. 반대로 비정상으로 다루어야 할 동작이 없다는 점도 중요한 특징이다.

다음으로 정확하게 설명되었는지 확인하는 방법으로 설명 내용을 따라 환자의 보행 패턴을 모방해 보는 것이 근육 활동의 이해를 포함하여 유용하다 그림 1-59. 설명이 복잡해지는 부분은 추가한 삽화로 보완할 수 있다 그림 1-60.

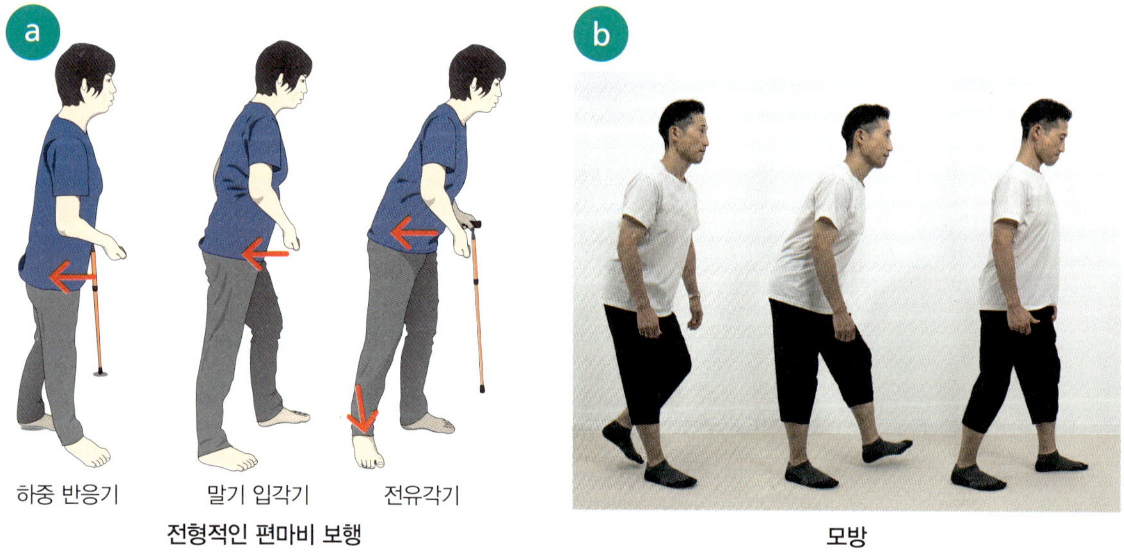

그림 1-59 관찰에 대한 이해를 높이는 방법 ①

환자의 특징을 모방하는 것은 이해를 깊게 한다. 반대로 이해하지 못하면 모방할 수 없다.

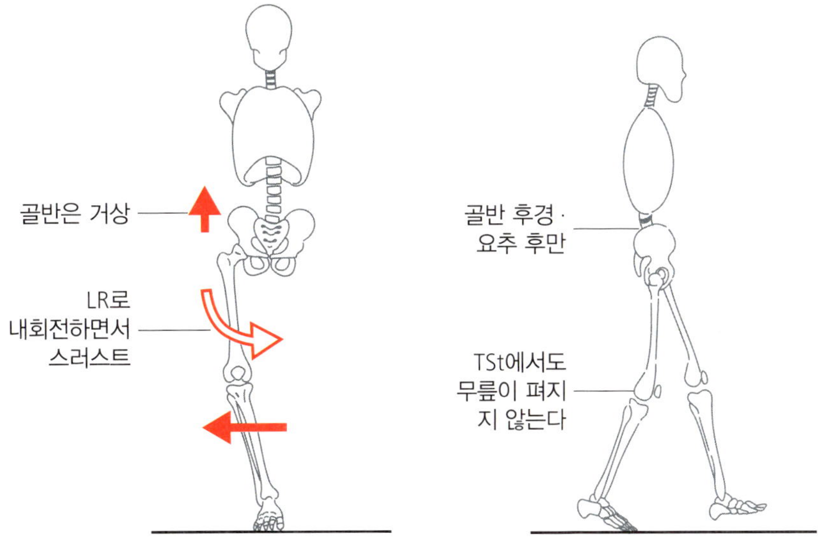

그림 1-60 관찰에 대한 이해를 높이는 방법 ②

설명이 복잡해지는 부분은 추가한 삽화로 보완할 수 있다.

2) 비정상적인 움직임의 원인을 분석한다

1)에서 비정상적인 움직임에 밑줄을 긋고, 가능한 원인을 기입한다. 이 시점의 분석은 근거가 명확하지 않아도 괜찮다. 반대로 경험적으로 가능한 원인을 한정하는 것이 중요한 문제를 간과할 위험이 있다.

예를 들어, 비정상적인 동작으로 중기 입각기에 둔부 후방자세를 보이는 경우 '족관절 배굴 제한 **그림 1-61a**', '대퇴사두근의 근력 저하 **그림 1-61b**', '서혜부 통증 **그림 1-61c**' 등 다양한 원인을 생각할 수 있다 **그림 1-61**. 따라서 기능 평가와 비교하여 비정상적인 동작에 대한 해당 증례의 원인을 가설하는 것이 중요하다.

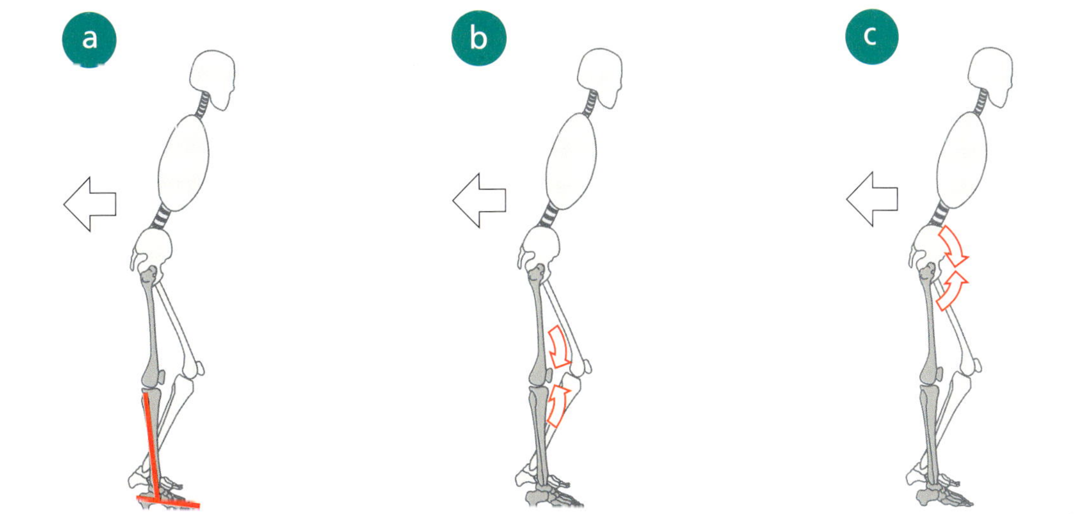

그림 1-61 둔부 후방자세의 하중 동작

3) 가설 : 분석 결과 내용의 인과관계, 주요 문제점에 대해 관찰

2)에서 원인의 종류가 많을 경우, 일부 전신질환을 제외하고는 그 분석이 잘못되었을 가능성이 높다. 시간의 흐름으로 분석하기 때문에 관성은 무시할 수 없다. 따라서 원인이 이전 단계에 있는 경우도 고려한다. 또한, 같은 시기 반대쪽 하지의 동작에 원인이 있는 경우도 있다.

Critical point는 임계점을 의미하는 용어이다. 보행에 있어서의 critical point는 하중 반응기와 말기 입각기이다. 하중 반응기에는 고관절, 슬관절, 족관절 모두 많은 근육이 수축한다. 말기 입각기에는 반대쪽의 초기 접지기를 향해 몸이 전하방으로 향한다. 한다리 지지기 시간을 체중 지지 능력으로 생각하기 쉽지만, 한다리 지지기 중 비정상의 대부분은 그 전의 하중 반응기에 원인이 있다. 또한, 비정상적인 움직임 자체가 문제(원인)인지, 보상(결과)인지에 대해서도 살펴본다.

4) 검증 : 가설에 근거한 조작, 개입 및 재관찰

주요 문제점이 근력 약화에 기인하는 경우, 그 근육의 작용을 보조하도록 케어(조작)해 본다. 케어의 양과 부위가 적절하다면 비정상적인 동작은 감소하고 가설은 증명된다. 이처럼 보행분석에서는 관찰에서 현상을 가설하는데 그쳐서는 안 된다. 현상에 대한 가설까지 세웠다면, 항상 다양한 방법을 검증하고 가설을 증명하는 작업이 필요하다. 동작분석의 능력은 이러한 가설 검증 작업의 반복을 통해 습득된다.

또한, 주요 문제점이 통증인 경우 사전에 상세한 통증의 평가(부위, 시간, 종류 등)가 필요하다. 하중 통증과 그 도피성 파행은 특징적이며, 통증과 동작의 관계는 쉽게 이해할 수 있다. 가설이 증명된 시점에서 치료를 시작할 수 있다. 단, 즉시 효과를 기대하는지, 단기 효과를 기대하는지를 명확히 한 후 환자에게 설명해야 한다. 반대로 훈련의 장기 효과는 범용성의 높이 즉, 다양한 ADL(activities of daily living, 일상생활 동작)의 경우에 반영되어야 하며, 특이적인 효과는 아니다. 가설 검증 없이 모호한 평가에 근거한 주먹구구식 치료는 효과를 기대할 수 없다.

가설을 증명할 수 없었던 경우 케어량(힘, 시간)이 부족했는지, 케어하는 부위가 부적절했는지 재검증해야 한다. 가설이 틀렸다고 판단하는 것은 성급한 일이다.

참고문헌

1. Wright, RW, Paletta GA :Prevalence of the Bennett lesion of the shoulder in major league pitchers. The American journal of sports medicine. 32.1: 121-124. 2004.
2. Karandikar N, Vargas OO: Kinetic chains: a review of the concept and its clinical applications. PM and R. 3(8):739-745. 2011.
3. Ellenbecker TS, Davies GJ: Closed kinetic chain exercise: a comprehensive guide to multiple joint exercises. Human Kinetics. 2001.
4. Rivera JE: Open versus closed kinetic chain rehabilitation of the lower extremity: a functional and biomechanical analysis. JSR. 3(2). 2010.
5. Curran SA, Dananberg HJ: Future of gait analysis: a podiatric medical perspective. J Am Podiatr Med Assoc. 95(2):130-42.

2005.
6. Hale R, Dorman D, Gonzalez RV: Individual muscle force parameters and fiber operating ranges for elbow flexion-extension and forearm pronation-supination. J Biomech. 44(4):650-6. 2011.
7. Greenman PE: Clinical aspects of sacroiliac function in walking. Back Pain. 186-194. 1996.
8. Vleeming A, Stoeckart R: Movement, Stability & Lumbopelvic Pain Integration of research and therapy. 2nd Ed. Elsevier. 2007.
9. Wingerden JP, Vleeming A: Stabilization of the sacroiliac joint in vivo: verification of muscular contribution to force closure of the pelvis. European Spine Journal 13. 199-205. 2004.
10. Inman VT, Ralston HJ, Todd F: Human walking. Williams & Wilkins Baltimore. 1981.
11. Alison V, Lee M, Roger A: Posteroanterior Stiffness in the Lumbosacral Spine The Correlation Between Adjacent Vertebral Levels. Spine. 22 (23): 2724-2729. 1997.
12. Lee L, Kerrigan D, Croce U: Dynamic Implications of Hip Flexion Contractures. Am J Phys Med Rehab. 76(6): 502-508. 1997.
13. Rassier DE, MacIntosh BR, Herzog W: Length dependence of active force production in skeletal muscle. Journal of applied physiology. 86.5: 1445-1457. 1999.
14. Norman RW & Komi PV : Electromechanical delay in skeletal muscle under normal movement conditions. Acta Physiologica Scandinavica. 106. 241-248. 1979.
15. Kirtley C: Clinical gait analysis Theory and practice. Churchill Livingstone. 175-198. 2006.
16. Wallden M: The neutral spine principle. J Bodyw Mov Ther. 13(4):350-361. 2009.
17. Kirtley C: Clinical gait analysis Theory and practice. Churchill Livingstone. 83-96. 2006.
18. Neumann DA: Kinesiology of the Musculoskeletal System Foundations for Rehabilitation 3rd ed. Elsevier. 77-106. 2017.
19. Saunders JB, Inman VT, Eberhart HD. The major determinants in normal and pathological gait. J Bone Joint Surg Am. 35-A:543-558. 1953.
20. O'Neill MC, Lee L, Demes B, Thompson NE, Larson SG, Stern JT,Umberger BR: Three-dimensional kinematics of the pelvis and hind limbs in chimpanzee (pan troglodytes) and human bipedal walking. J Hum Evol. 86:32-42. 2015.
21. Murray MP, Drought AB, Kory RC: Walking patterns of normal men. J Bone Joint Surg Am. 46:335-360. 1964.
22. Kadaba MP, Ramakrishnan HK, Wootten ME: Measurement of lower extremity kinematics during level walking. J Orthop Res. 8: 383-392. 1990.
23. Crosbie J, Vachalathiti R, Smith R: Age, gender and speed effects on spinal kinematics during walking. Gait Posture. 5:13-20. 1997.
24. Smith LK, Lelas JL, Kerrigan DC: Gender differences in pelvic motions and center of mass displacement during walking: Stereotypes quantified. J Womens Health Gend Based. 11:453-458. 2002.
25. Bruening DA, Frimenko RE, Goodyear CD, Bowden DR, Fullenkamp AM: Sex differences in whole body gait kinematics at preferred speeds. Gait Posture. 41:540-545. 2015.
26. Murray MP, Kory RC, Sepic SB: Walking patterns of normal women. Arch Phys Med Rehabil. 51:637-650. 1970.
27. Stokes V, Andersson C, Forssberg H: Rotational and translational movement features of the pelvis and thorax during adult human locomotion. J Biomech. 22:43-50. 1989.
28. Crosbie J, Vachalathiti R, Smith R: Age, gender and speed effects on spinal kinematics during walking. Gait Posture. 5:13-20. 1997.
29. Kerrigan DC, Riley PO, Lelas JL, Della Croce U: Quantification of pelvic rotation as a determinant of gait. Arch Phys Med Rehabil. 82:217-220. 2001.
30. Perry J, Burnfield JM: Gait Analysis: Normal and Pathological Function. second ed. SLACK Thorofare. 2010.
31. Adams JM, Cerny K: Observational Gait Analysis: A Visual Guide. SLACK Thorofare. 2018.
32. Michaud TC: Human Locomotion: The conservative Management of Gait-Related Disorders. Newton Biomechanics Newton. 2011.
33. HICKS JH: The mechanics of the foot. II. The plantar aponeurosis and the arch. J Anat. 88(1):25-30. 1954.
34. Fukunaga T, Kawakami Y, Kubo K, Kanehisa H: Muscle and tendon interaction during human movements. Exerc Sport Sci Rev. 30(3):106-110. 2002.
35. Kram R, Dawson TJ: Energetics and biomechanics of locomotion by red kangaroos (Macropus rufus). Comparative Biochemistry and Physiology Part B: Biochemistry and Molecular Biology. 120(1): 41-49. 1998.
36. Sawicki G, Lewis C, Ferris DP: It pays to have a spring in your step. Exerc Sport Sci Rev. 37(3): 130. 2009.

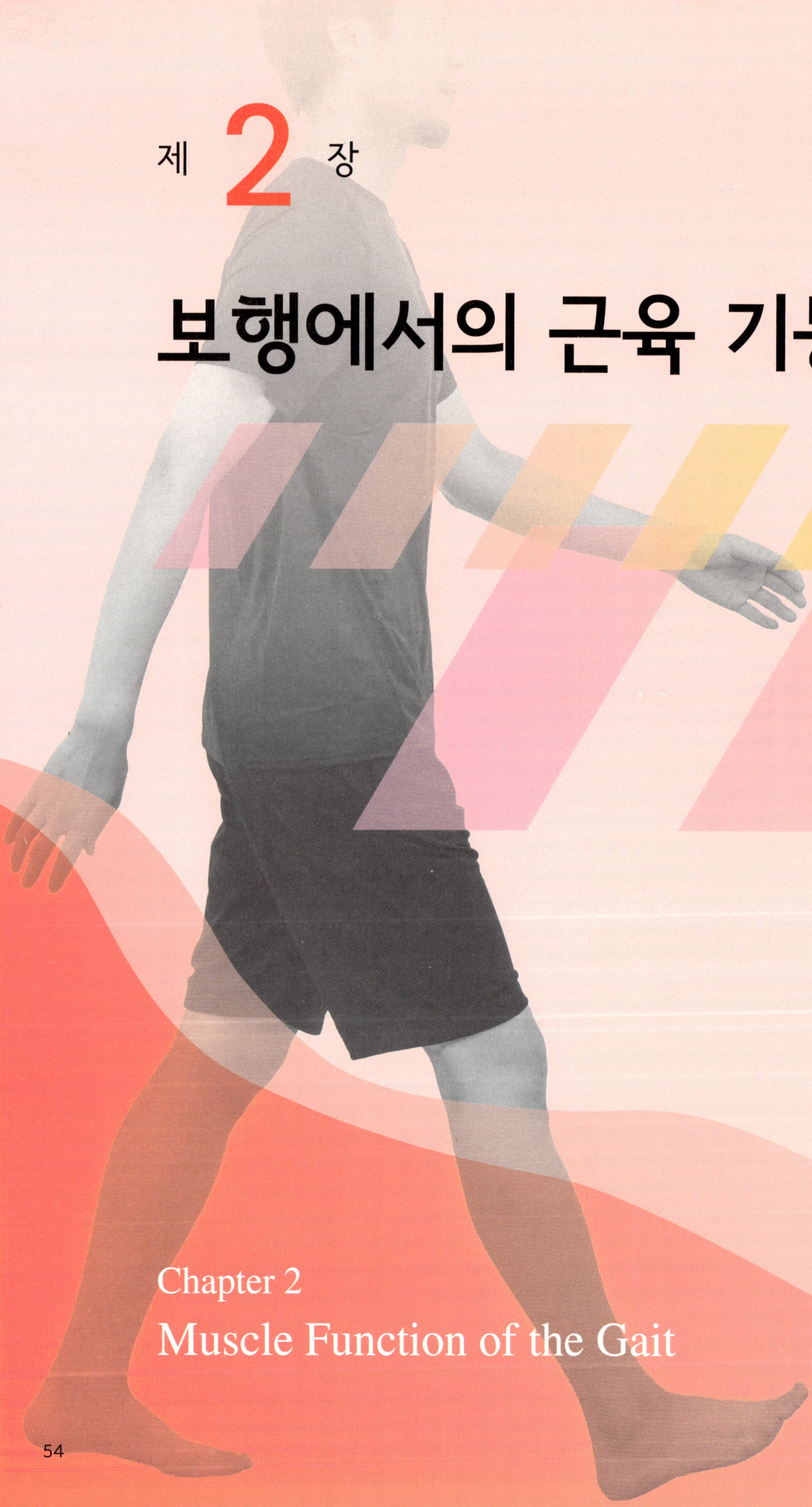

제 2 장

보행에서의 근육 기능

Chapter 2

Muscle Function of the Gait

Reader's GUIDE

입문자가 가장 먼저 이해해야 할 내용을 기초편으로 제시했다. 용어의 정의, 분석 절차가 여기에 포함되며 권장하는 순서도 기재했다. 각 항목에서 내용은 완결되어 있기 때문에 응용편은 필요에 따라 목차의 키워드에서 선택하면 된다. 이 역시 필요한 사전 지식이 적은 항목의 순서를 기재했다.

기초편

이 장에서 보행 중 신체가 발생하는 힘과 신체가 받는 힘을 이해하는 것을 전제로서

- 제1장 4.2) 보행주기 ▶ p31
- 제1장 4.3) 관절 각도(시상면, 관상면, 수평면) ▶ p36

를 이미지화할 필요가 있다.

인간의 관절운동은 대부분 회전운동이기 때문에 내력은 관절 모멘트로 생각한다.
먼저 보행 중 고관절, 슬관절, 족관절 모멘트를 시상면, 관상면, 수평면의 3면으로 나누어 이해한다.

- 2. 관절 모멘트와 근육 활동의 관계(시상면, 관상면, 수평면) ▶ p58

다음으로, 관절의 각도 변화와 관절 모멘트의 관계에서 근육의 수축 동태를 이해한다.

- 1.1) 근육의 수축 방식 ▶ p56
- 2. 관절 모멘트와 근육 활동의 관계(시상면, 관상면, 수평면) ▶ p58

응용편

근수축에 의존하지 않는 관절 모멘트에 대해 이해한다.

- 1.2) 관절의 강성 ▶ p56
- 1.3) 수동적 요소의 작용 ▶ p57

또한, 관절 모멘트를 발생시키는 근육의 세부 사항을 시상면, 관상면, 수평면의 3면으로 나누어 이해한다.

- 3. 보행주기 중 근육 기능 ▶ p74

1 동작과 근육 활동의 관계

표면 근전도나 모션 캡쳐의 역사는 19세기 후반에 시작되었다. 인간의 근육은 로봇에서는 모터에 비유된다. 하지만 인간의 보행 근전도 정보를 로봇에 입력해도 걷게 할 수는 없다. 또한, 전원 공급 없이 2시간 만에 마라톤 풀코스를 달리는 로봇도 존재하지 않는다. 이는 인간의 근육이 단순한 모터가 아님을 보여주는 것이며, 임상에서도 근막, 건 등의 수동적 요소가 통증을 유발하는 사례로 흔히 보인다는 것은 수동적 요소가 동작에 필요한 기능을 담당하고 있다는 것을 시사한다.

1) 근육의 수축 방식

생리학적으로는 단축성(구심성) 수축과 신장성(원심성) 수축, 등장성 수축(isotonic contraction), 등척성 수축(isometric contraction)으로 분류하는 경우가 많다. 그러나 자연계에서는 엄밀히 말해 전체 가동범위에 걸친 등장성 수축은 존재하지 않는다. 또한, 교호운동을 제외하고 단축성(구심성) 수축에 이은 신장성(원심성) 수축(예 : 턱걸이) 또는 신장성(원심성) 수축에 이은 단축성(구심성) 수축(예 : 투구)이 대부분을 차지한다. 보행은 신장성(원심성) 수축에 이은 단축성(구심성) 수축이 많은 동작이다.

Abbott 등이 보고한 단축성(구심성) 및 신장성(원심성) 수축에서의 수축 속도와 근장력의 관계[1]를 보면, 속도 0의 등척성 수축에 의해 발생하는 최대 장력을 초과하는 힘은 모두 수동적 요소에 의한 것임을 알 수 있다 그림 2-1. 그러나 최대 장력 발생 시를 제외하고, 신장성(원심성) 수축에서 항상 근육이 가장 많이 수축하는 것은 아니다. 반대로 수동적 요소를 최대한 활용하여 '편안하게' 동작을 수행하려고 한다.

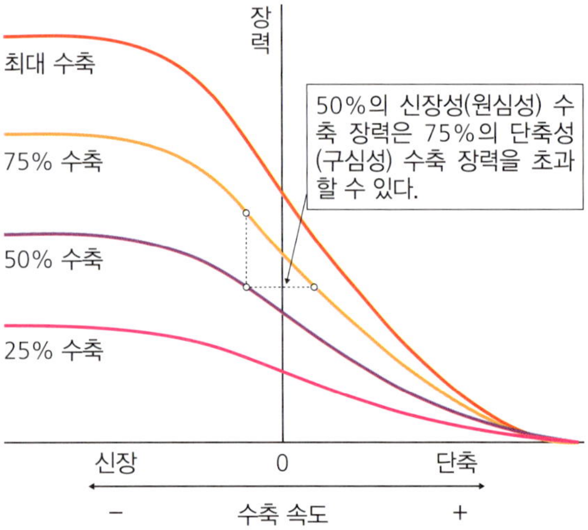

그림 2-1 근육의 수축 방식과 장력의 관계

Fukunaga 등은 보행 중 가자미근의 우상각(pennation angle)을 측정한 결과, 중기 입각기 및 말기 입각기에 외관상 신장성(원심성) 수축을 보이는 가자미근의 근건 복합체 길이는 변화하지 않았다고 보고했다.[2] 즉, 실제로 근육은 등척성으로 수축하고 있으며, 수동적 요소만 신장되고 있다고 언급하고 있다 그림 2-2.

2) 관절의 강성

강성은 관절의 굽힘, 비틀림에 대한 움직이기 어려움을 나타내는 공학 용어이다. 본서를 포함하여 생체역학에서의 역학 해석에서 모델을 단순화하기 위해 관절은 점, 마찰은 0으로 설정하는 경우가 많다. 관절 모멘트를 계산하는 데 큰 문제가 되지는 않지만, 통증 등 임상적 문제를 설명하는 데에는 무시할 수 없다. 관절에서의 접촉점을 통해 두 개의 체절이 서로 밀치는 힘의 벡터 크기를 관절간력(joint force, joint resultant force)이라고 한다. 관절간력이 클수록 관절의 강성이 높고, 마이너스일 경우 탈구 방향의 힘이 작용하여 관절 불안정성이 발생한다.

근육은 두 개 이상의 체절을 연결하고 있으므로 근수축에 의해 관절간력이 증가한다. 특히 신장성(원심성) 수축에서 수동적 요소의 신장이 관절간력의 증가에 작용한다. 또한, 동시 수축에서는 길항하는 근육이 관절의 양쪽에서 수축하기 때문에 관절간력이 증가한다 **그림 2-3**. 관절의 안정성은 증가하는 반면, 퇴행성 관절증 등의 염증에는 금기인 경우가 많다.

3) 수동적 요소의 작용

근육의 수동적 요소는 근막 등의 병렬 탄성 요소(parallel elastic component, PEC), 건 등의 직렬 탄성 요소(series elastic component, SEC), 근섬유분절(sarcomere)이 활주할 때 마찰 등의 점성 요소(viscous component) 3가지 성분으로 구성된다 **그림 2-4**. 이 중 가장 큰 힘을 발생시키는 것은 직렬 탄성 요소이다. 근건(musculotendinous)의 스포츠 손상 증례 중에는 부착부 부근의 근육 파열, 근건 이행부(musculotendinous junction)에서의 파열이 보인다. 수축 요소와 달리, 훈련으로 강화하는 것은 어렵다. 반면 한 번의 스트레칭으로 신장할수 있는 것은 근육 길이의 약 1%이다. 외상 예방 측면에서 가장 효과적인 방법은 워밍업이다. 즉, 근육의 온도를 높임으로써 신장성이 높아진다.

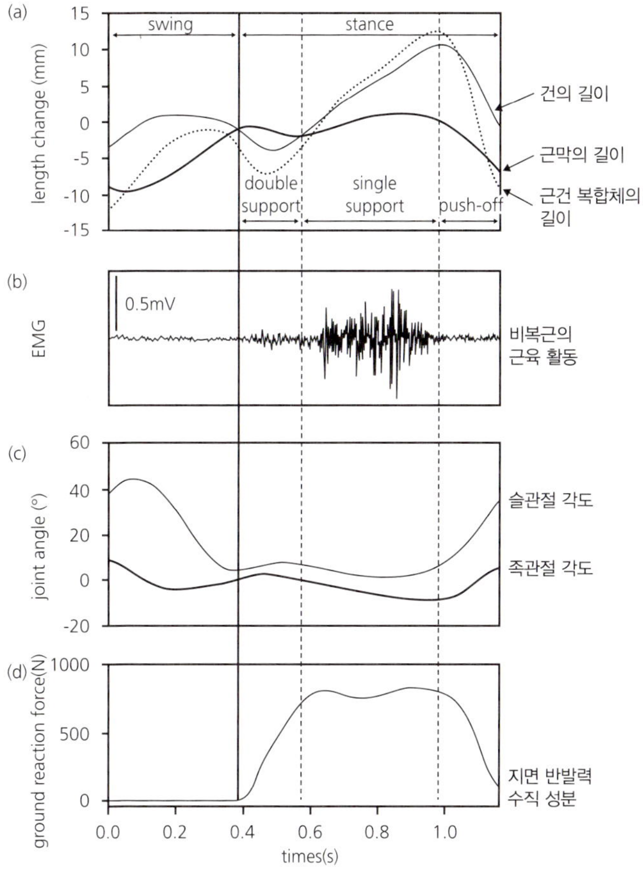

그림 2-2 보행 중 신장성(원심성) 수축에서 근육 길이 및 근건 복합체 길이의 관계(비복근)(문헌 2에서 인용)

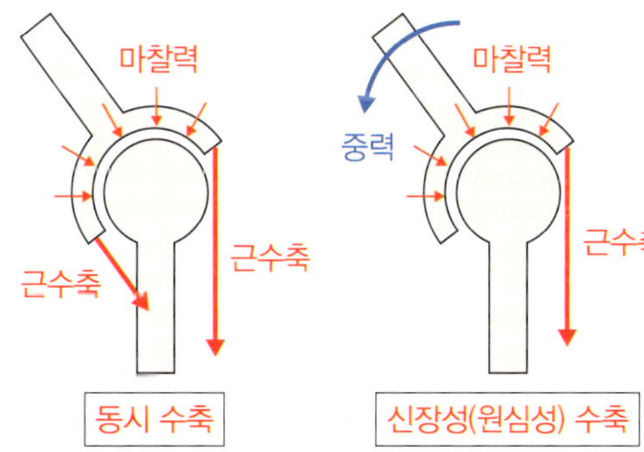

그림 2-3 근육의 수축 방식과 장력의 관계

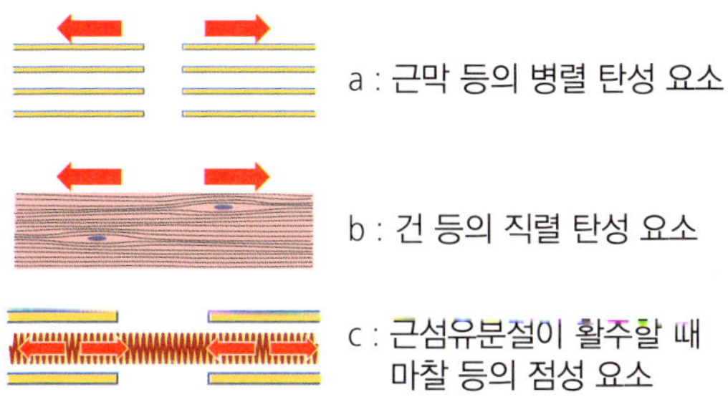

그림 2-4 근육의 수동적 요소

2 관절 모멘트와 근육 활동의 관계 (시상면, 관상면, 수평면)

관절 모멘트(joint moment, 관절을 움직이려는 힘의 모멘트)를 이해하기 위해서는 그 관절을 형성하는 체절과 힘, 그리고 회전 모멘트에 대한 이해가 필요하다. 해당 체절에는 중력, 지면 반발력, 관성력 외에 체절 중심 주위의 관성 모멘트, 체절의 양단, 예를 들면 상완에서는 어깨관절과 주관절 모두에서 관절을 움직이려는 힘의 모멘트가 작용한다.

이 상태를 이해하기에는 너무 복잡하기 때문에 보행주기 중, 입각기에서는 외력 중에서도 가장 영향이 큰 지면 반발력 벡터(각 그림의 주황색 화살표)와 관절의 위치(각 그림의 빨간색 점) 관계에서 관절 모멘트의 방향을 유추한다. 본서에서 관절 모멘트는 관절에 가해지는 외력에 길항하는 힘(내부 모멘트)으로 표기하지만, 관절 모멘트에는 근육의 장력 외에 근막이나 건의 수동적 요소와 같은 점탄성(visco-elasticity)이 관여한다. 특히 운동 방향과 근육의 수축 방향이 반대인 신장성(원심성) 수축에서 수동적 요소에 대한 의존도가 높아진다.

1) 하중 반응기 그림 2-5, 그림 2-6

① 고관절, 골반

시상면상 하중 반응기의 지면 반발력 벡터는 고관절의 전방을 통과한다. 따라서 고관절에 가해지는 외력 모멘트는 고관절 굴곡, 골반 전경 방향으로 작용한다. 이에 길항하기 위해 고관절 신전 모멘트가 작용하며, 주로 고관절 신전근의 장력이 신전 모멘트를 담당한다.

관상면상 초기 접지기의 순간, 지면 반발력 벡터는 고관절의 외측을 통과하지만 다음 순간 이후, 내측을 통과한다. 따라서 고관절에 가해지는 외력 모멘트는 고관절 내전, 골반을 반대쪽으로 경사지게 하는(pelvic drop) 방향으로 작용한다. 이에 길항하기 위해 고관절 외전 모멘트가 작용하며, 주로 고관절 외전근의 장력 및 대퇴근막이 외전 모멘트를 담당한다.

② 슬관절

시상면상 초기 접지기의 순간, 지면 반발력 벡터는 슬관절의 전방을 통과한다. 이는 말기 유각기 중, 고관절이 25° 굴곡자세에서 5° 신전하면서 슬관절도 신전되어 하지의 발뒤꿈치가 전체적으로 바닥과 충돌하는 충격(heel strike)을 슬관절 후방의 인대, 근건이 간섭하는 상태를 반영하고 있다. 그러나 다음 순간 이후 하중 반응기의 지면 반발력 벡터는 슬관절의 후방을 통과한다. 따라서 하중 반응기까지 슬관절에 가해지는 외력 모멘트는 슬관절 굴곡 방향으로 작용한다. 이에 길항하기 위해 슬관절 신전 모멘트가 작용하며, 주로 슬관절 신전근의 장력이 신전 모멘트를 담당한다.

관상면상 초기 접지기의 순간, 지면 반발력 벡터는 슬관절을 통과하지만 다음 순간 이후, 내측을 통과한다. 따라서 슬관절에 가해지는 외력 모멘트는 슬관절 내반 방향으로 작용한다. 이에 길항하기 위해 슬관절 외반 모멘트가 작용하며, 주로 근육의 장력이 아닌 반월판(semilunar valve), 인대 등에 의한

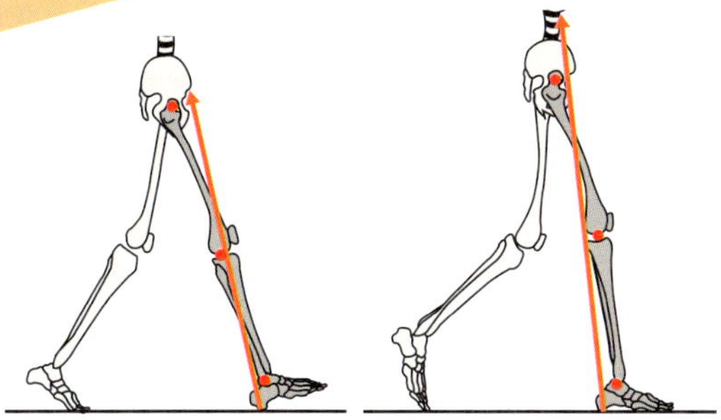

	지면 반발력 벡터	관절 모멘트
고관절	전방	신전
슬관절	전방 → 후방	굴곡 → 신전
족관절	후방	배굴

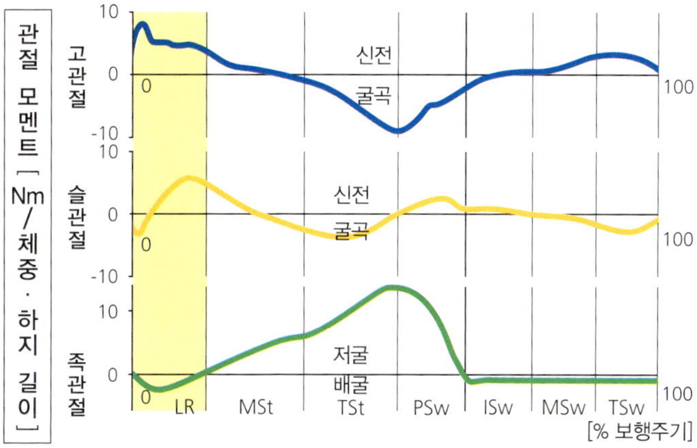

그림 2-5 하중 반응기의 지면 반발력 벡터, 관절 모멘트(시상면)

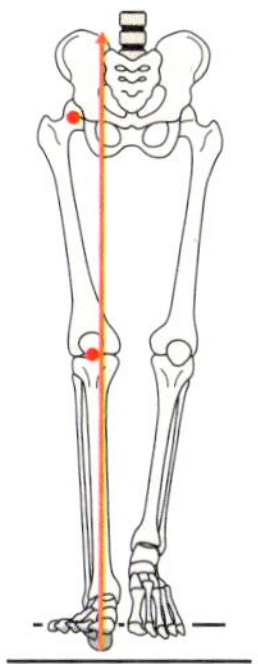

	지면 반발력 벡터	관절 모멘트
고관절	중간 → 내측	0 → 외전
슬관절	중간 → 내측	0 → 외반
거골하관절	외측	회내

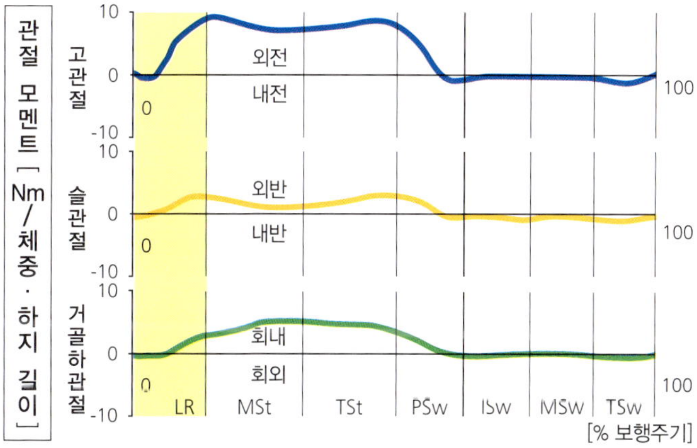

그림 2-6 하중 반응기의 지면 반발력 벡터, 관절 모멘트(관상면)

rocking mechanism이 외반 모멘트를 담당한다.

③ 족관절

시상면상 초기 접지기의 순간, 지면 반발력 벡터는 족관절의 후방을 통과한다. 따라서 족관절에 가해지는 외력 모멘트는 족관절 저굴 방향으로 작용한다. 이에 길항하기 위해 족관절 배굴 모멘트가 작용하고, 주로 족관절 배굴근의 장력이 배굴 모멘트를 담당한다.

하중 반응기에서 COP는 전진하며, 이 시기 도중부터 지면 반발력 벡터는 족관절을 통과한다. 이때, 족관절 저굴 방향 외력의 저굴 모멘트는 0이 된다.

④ 족부 그림 2-7

관상면상 초기 접지기의 순간, 지면 반발력 벡터는 거골하관절의 약간 외측을 통과한다. 따라서 족부에 가해지는 외력은 종골을 회내시키는 방향으로 작용한다. 또한, 거골하관절 및 중족부와 후족부 사이의 관절인 횡족근관절[transverse tarsal joint(Chopart 관절)]에는 하중 시 해부학적 특징이 있다. 거골하에서 외측이 종골과 입방골(cuboid bone)의 충돌로 인해 높은 강성을 가지는 반면, 내측에서는 충돌하는 뼈가 없고 저측종주인대(plantar calcaneonavicular ligament)의 신장으로 주상골이 가라앉는다(navicular drop). 그 결과 내측과 외측의 횡족근관절은 평행하게 되고, 전체적으로 배굴하기 쉬워진다. 중기 입각기 트러스 구조(truss structure)의 전 단계로 하중 분산과 내측으로의 지면 반발력 발생에 기여한다.

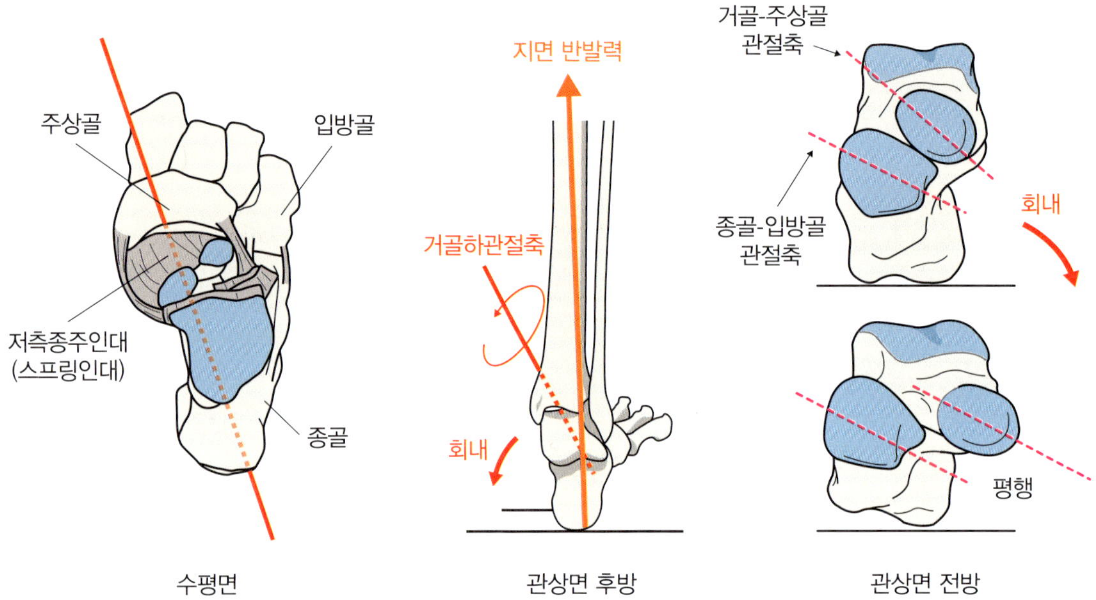

그림 2-7 거골하관절과 지면 반발력 벡터

2) 중기 입각기 그림 2-8, 그림 2-9, 그림 2-10, 그림 2-11

① 고관절, 골반

시상면상 반대쪽 발끝 떼기 시의 지면 반발력 벡터는 고관절의 전방을 통과한다.[3] 몸이 전진함에 따라 지면 반발력 벡터는 고관절과의 거리를 좁힌다. 몸의 무게중심이 고관절을 넘어 전진하는 순간, 지면 반발력 벡터는 고관절을 통과한다. 따라서 중기 입각기 전기의 고관절에 가해지는 고관절 굴곡, 골반 전경 방향으로의 외력은 감소한다.

관상면상 중기 입각기 전기의 지면 반발력 벡터는 고관절의 내측을 통과한다. 따라서 고관절에 가해지는 외력은 고관절 내전과 골반을 반대쪽으로 경사지게 하는 방향으로 작용한다. 이에 길항하기 위해 고관절 외전 모멘트가 작용하며, 주로 고관절 외전근 및 대퇴근막장근(tensor fasciae latae)의 장력이 외전 모멘트를 담당한다.

② 슬관절

시상면상 반대쪽 발끝 떼기 시의 지면 반발력 벡터는 슬관절의 후방을 통과한다.[3] 중기 입각기 후기에 몸의 무게중심이 슬관절을 넘어 전진하는 순간, 지면 반발력 벡터는 슬관절을 통과한다. 따라서 중기 입각기 후기, 슬관절에 가해지는 외력 모멘트는 굴곡에서 신전 방향으로 전환된다. 이에 길항하기 위해 슬관절 굴곡 모멘트가 작용하고, 주로 근장력이 아닌 햄스트링, 슬와근, 비복근 등 슬관절 후방의 근건 신장에 대한 항력이 굴곡 모멘트를 담당한다.

관상면상 중기 입각기의 지면 반발력 벡터는 슬관절의 약간 내측을 통과한다. 따라서 슬관절에 가해지는 외력 모멘트도 작으며, 하중 반응기와 마찬가지로 연부조직의 신장에 의해 길항된다.

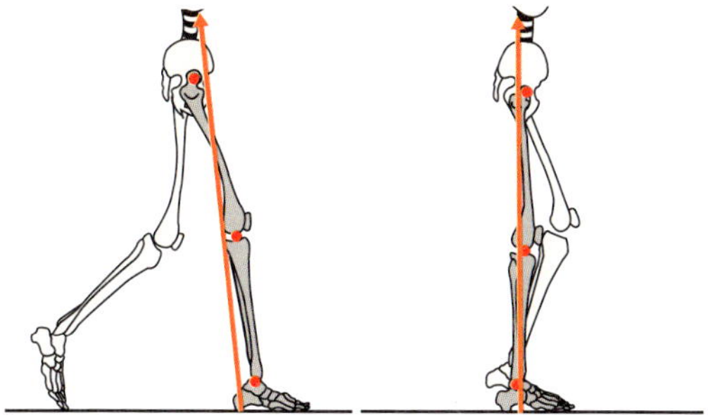

	지면 반발력 벡터	관절 모멘트
고관절	전방 → 중간	신전 → 0
슬관절	후방 → 중간	신전 → 0
족관절	중간 → 전방	저굴

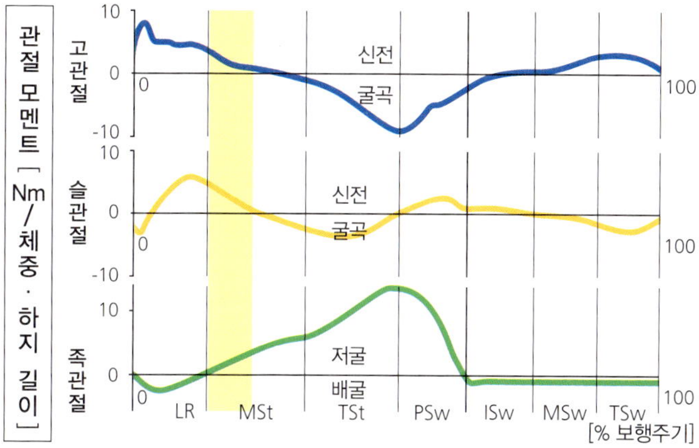

그림 2-8 중기 입각기 전기의 지면 반발력 벡터, 관절 모멘트(시상면)

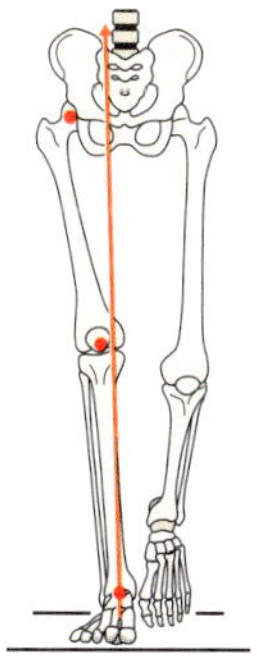

	지면 반발력 벡터	관절 모멘트
고관절	내측	외전
슬관절	내측	외반
거골하관절	내측	회내

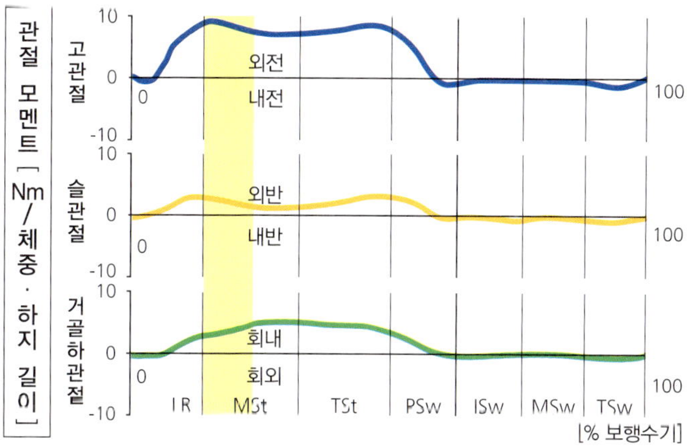

그림 2-9 중기 입각기 전기의 지면 반발력 벡터, 관절 모멘트(관상면)

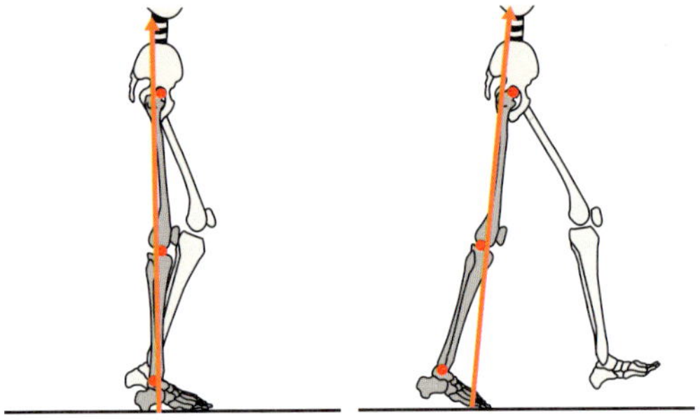

	지면 반발력 벡터	관절 모멘트
고관절	후방	신전
슬관절	전방	굴곡
족관절	전방	저굴

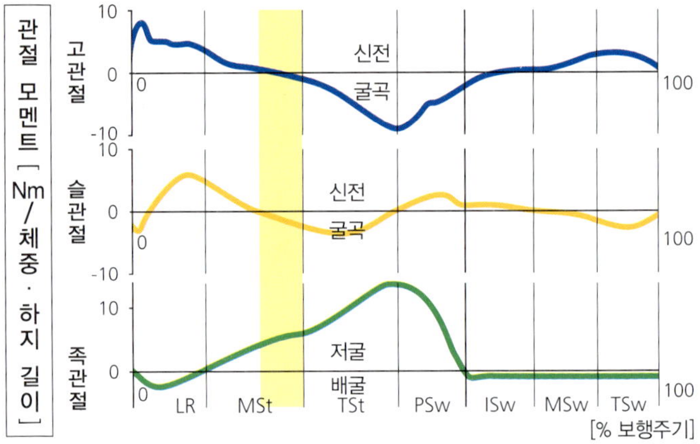

그림 2-10 중기 입각기 후기의 지면 반발력 벡터, 관절 모멘트(시상면)

③ 족관절

시상면상 중기 입각기의 지면 반발력 벡터는 족관절의 전방을 통과한다[3]. 따라서 족관절에 가해지는 외력은 족관절 배굴 방향으로 작용한다. 또한, 중기 입각기 후기에는 COP의 전진과 함께 배굴 방향으로의 방향으로의 외력은 증가한다. 이에 길항하기 위해 족관절 저굴 모멘트가 작용하며, 주로 비복근, 가자미근의 장력이 저굴 모멘트를 담당한다. 더불어 중기 입각기 후기의 슬관절 신전에 따라 이관절근인 비복근이 더욱 신장되고 족관절의 저굴 모멘트도 증가한다.

④ 족부

시상면상에서 중기 입각기의 COP는 트러스(truss) 구조의 정점인 주상골을 통과한다. 그 전방의 족

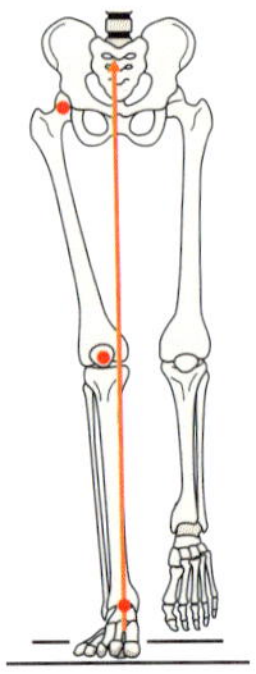

	지면 반발력 벡터	관절 모멘트
고관절	내측	외전
슬관절	내측	외반
거골하관절	내측	회내

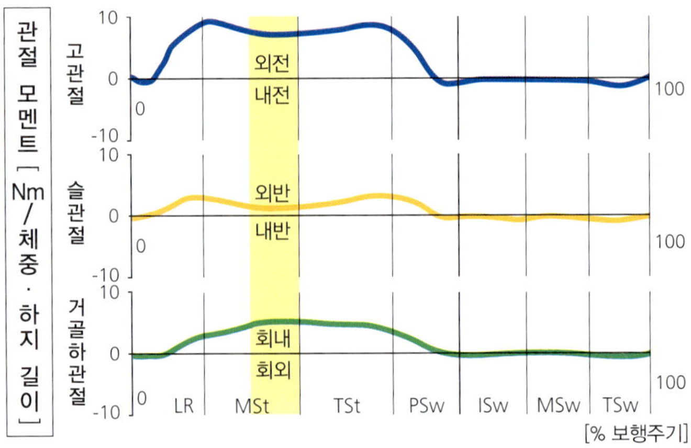

그림 2-11 중기 입각기 후기의 지면 반발력 벡터, 관절 모멘트(관상면)

근중족관절[tarsometatarsal joint(Lisfranc 관절)]은 구조상 하중으로 인해 조밀하게 접촉한다. 족부의 트러스 구조를 구성하는 세 변 중에 밑변은 족저건막뿐이며, 골성의 결합이 없다. 따라서 하중에 의해 신장된다 그림 2-12. 임상적으로 이 신장이 반복되는 장거리 선수에서는 족저건막염(plantar fasciitis)의 발생 빈도가 높다.

관상면상 중기 입각기의 COP는 외측으로 치우쳐 있다 그림 2-13. 이는 몸의 무게중심이 외측으로 기울어지는 것을 제어하기 위한 자세 전략 중 하나이다. 반대로 COP를 넘어 몸의 무게중심이 외측으로 기울어진 경우, 반대쪽 하지의 stepping 동작이 없으면 넘어지게 된다 그림 2-14.

중기 입각기 전기의 지면 반발력 벡터는 거골하관절의 외측을 통과하고, 중기 입각기 후기에는 거골하관절의 내측을 통과한다 그림 2-15. 따라서 족부에 가해지는 외력은 중기 입각기 전기에 회내(pronation), 중기 입각기 후기에 회외(supination) 방향으로 작용한다. 이에 길항하기 위해 중기 입각기 전기에는 회외 모멘트가 작용하며, 주로 중기 입각기에는 장·단비골근(peroneus longus & brevis)의 장력이 관절 모멘트를 담당한다.

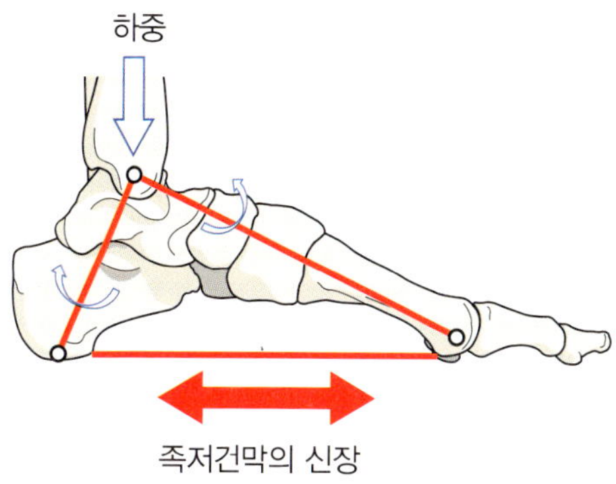

그림 2-12 중기 입각기의 트러스 구조

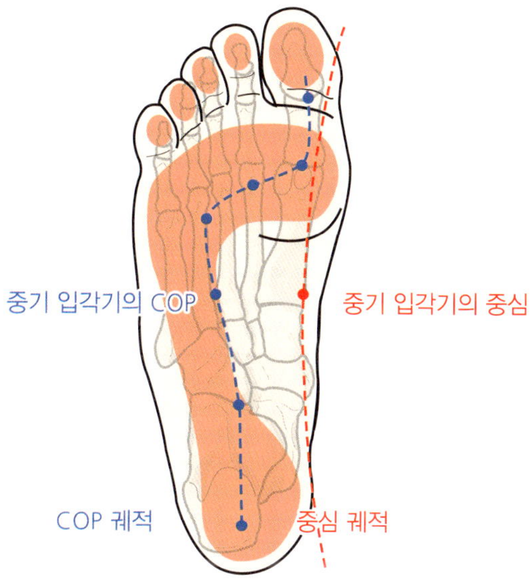

그림 2-13 중기 입각기의 무게중심과 COP의 위치

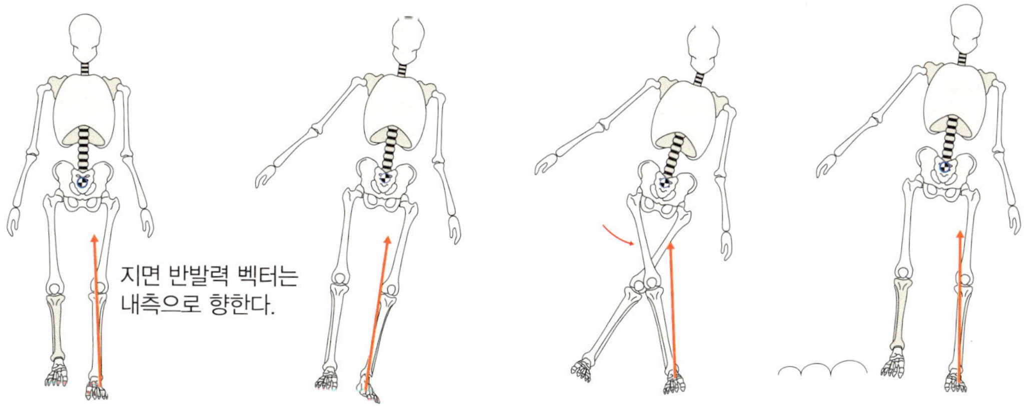

그림 2-14 무게중심과 COP의 위치, 균형 반응

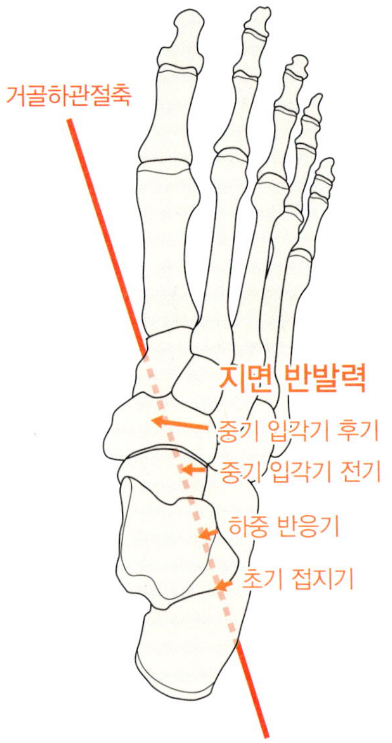

그림 2-15 거골하관절축과 지면 반발력 벡터의 위치(우측 족배)

3) 말기 입각기 그림 2-16, 그림 2-17

① 고관절, 골반

시상면상 말기 입각기의 지면 반발력 벡터는 고관절의 후방을 통과한다.[3)] 따라서 고관절에 가해지는 외력은 고관절의 신전, 골반의 후경 방향으로 작용한다. 이에 길항하기 위해 고관절 굴곡 모멘트가 작용한다. 고관절 전면에는 인체에서 가장 큰 인대인 장골대퇴인대(iliofemoral ligament)가 있는데, 이 인대가 신장됨으로써 외력에 길항하여 굴곡 모멘트를 발생시킨다. 또한, 고관절 굴곡근인 대요근(psoas major)의 기시는 요추, 장골근의 기시는 골반 내면이며, 이들 장요근(iliopsoas)의 근막, 건은 골반의 후경 방향으로 신장해 길항함으로써 굴곡 모멘트를 부분적으로 담당하고 있다.

관상면상 말기 입각기의 지면 반발력 벡터는 중기 입각기에 이어 고관절 내측을 통과한다. 따라서 고관절에 가해지는 외력은 고관절 내전, 골반을 반대쪽으로 경사지게 하는 방향으로 작용한다. 이에 길항하기 위해 고관절 외전근 및 대퇴근막장근의 장력에 의한 고관절 외전 모멘트가 발생한다.

② 슬관절

시상면상 말기 입각기의 지면 반발력 벡터는 슬관절의 전방을 통과한다.[3)] 따라서 말기 입각기, 슬관절에 가해지는 외력은 신전 방향으로 작용한다. 이에 길항하기 위해 슬관절 굴곡 모멘트가 작용한다. 이는 중기 입각기와 마찬가지로 근장력이 아니라 주로 햄스트링, 슬와근, 비복근 등 슬관절 후방의 근건 신장에 대한 항력에 의한 것이다. 신체의 전진에 따라 슬관절에서 지면 반발력 벡터까지의 거리는 길어지고, 반대쪽 초기 접지기에서 슬관절 신전 방향으로의 외력은 최대가 된다. 이것은 지면 반발력의 후방 성분 즉, 추진력을 반대쪽 하지로 전달하는 데 있어서 합리적인 메커니즘이다. 입각기는 족관절을 축으로 한 도립진자(inverted pendulum)에 비유할 수 있다. 만약 이 진자가 중간에 부러졌다면, 말기 입각기의 얼라인먼트와 지면 반발력 벡터는 그림 2-18b와 같이 변화하고 추진력은 반대쪽 하지로 잘 전달되지 않는다. 이 현상은 고령자에서 자주 발생하며, 보행 속도의 저하와 후방 낙상의 원인이 된다.

관상면상 말기 입각기의 지면 반발력 벡터는 중기 입각기에 이어 슬관절의 약간 내측을 통과한다. 따라서 슬관절에 가해지는 외력도 작으며, 중기 입각기와 마찬가지로 연부조직의 신장에 의해 길항된다.

③ 족관절

시상면상 말기 입각기의 COP는 무지구에 위치하며, 지면 반발력 벡터는 족관절의 전방을 통과한다.[3)]

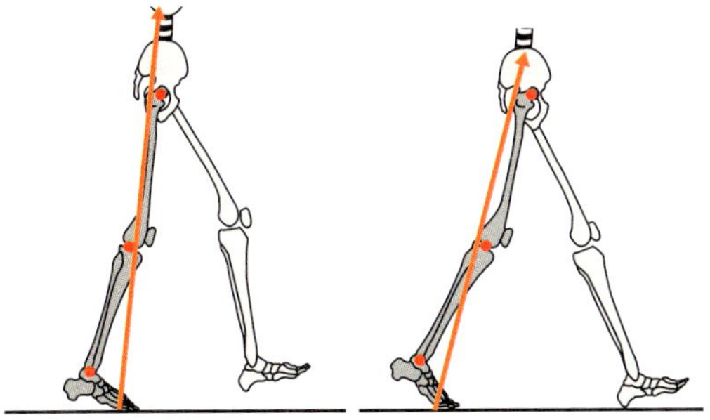

	지면 반발력 벡터	관절 모멘트
고관절	후방	굴곡
슬관절	전방	굴곡
족관절	전방	저굴

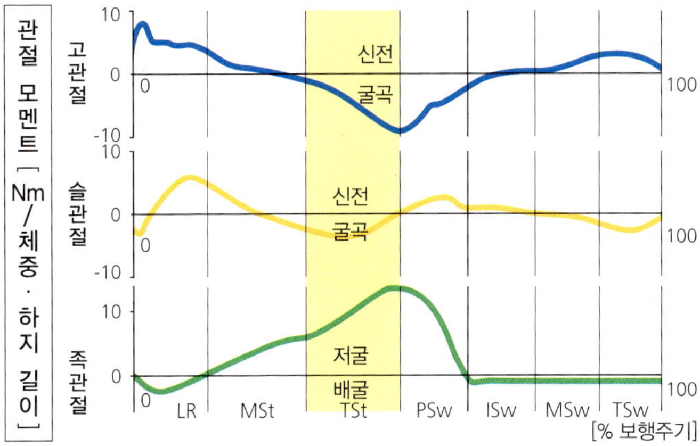

그림 2-16 말기 입각기의 지면 반발력 벡터, 관절 모멘트(시상면)

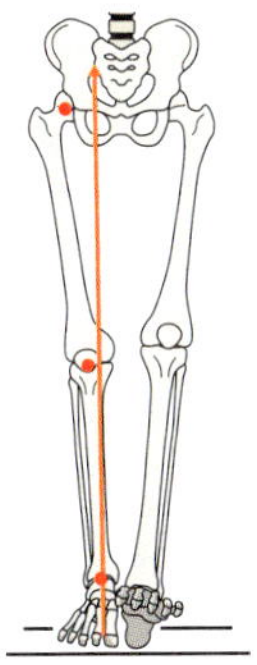

	지면 반발력 벡터	관절 모멘트
고관절	내측	외전
슬관절	내측	외반
거골하관절	내측	회내

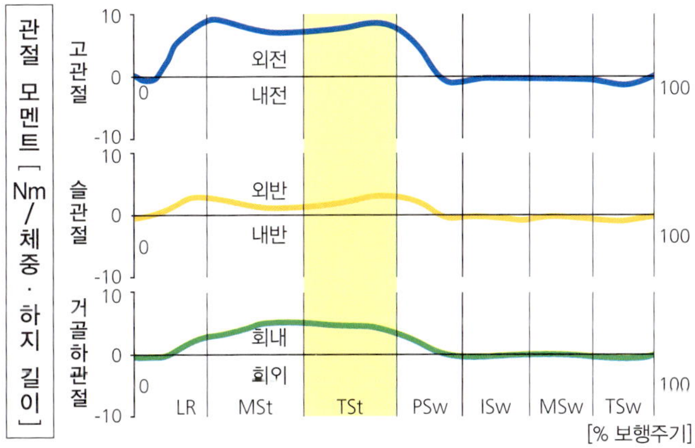

그림 2-17 말기 입각기의 지면 반발력 벡터, 관절 모멘트(관상면)

따라서 족관절에 가해지는 외력은 족관절 배굴 방향으로 작용하며, COP의 전진에 따라 배굴 방향으로의 외력은 증가한다. 이에 길항하기 위해 족관절 저굴 모멘트가 작용하며, 주로 비복근, 가자미근의 장력이 저굴 모멘트를 담당한다. 중기 입각기 후기, 슬관절의 신전에 따라 이관절근인 비복근이 더욱 신장되고 족관절의 저굴 모멘트도 증가한다.

④ 족부

시상면상 말기 입각기에 전족부 로커가 작용한다 그림 2-19. 하중에 의해 저하된 발의 종아치는 windlass mechanism에 의해 복원된다 그림 2-20. 족관절에 배굴 방향으로의 외력이 작용하여 하퇴삼두근이

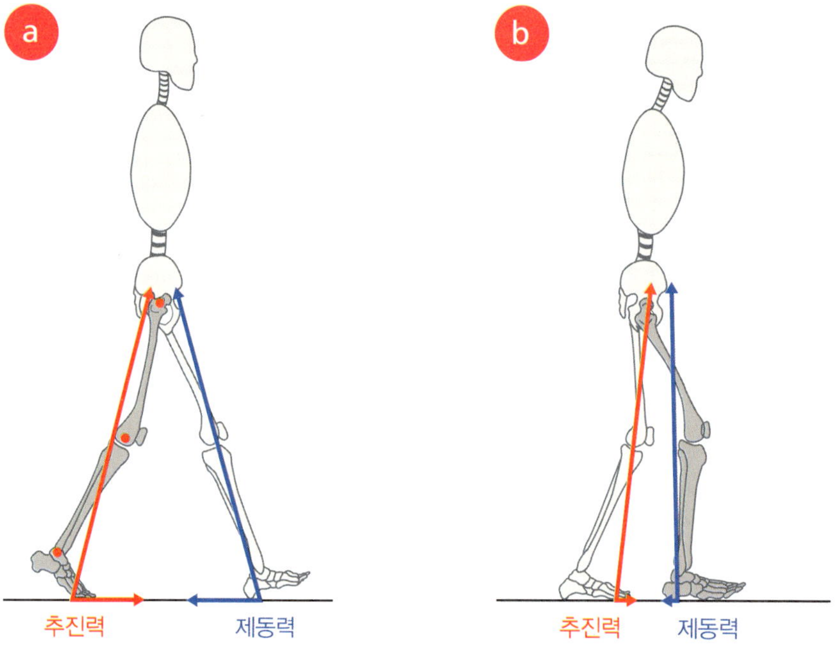

그림 2-18 말기 입각기, 슬관절의 굴곡으로 인해 추진력은 감소한다.

신장된다. 이 외력은 종골, 족저건막을 통해 MTP 관절의 배굴 방향으로 작용한다. 본서를 포함한 많은 교과서에서는 족관절 모멘트의 정의에 이 MTP 관절 모멘트가 포함되어 있다. 족관절 모멘트와 MTP 관절 모멘트를 분리한 연구에서 말기 입각기에서의 족관절 모멘트와 MTP 관절 모멘트의 비율은 1:1이

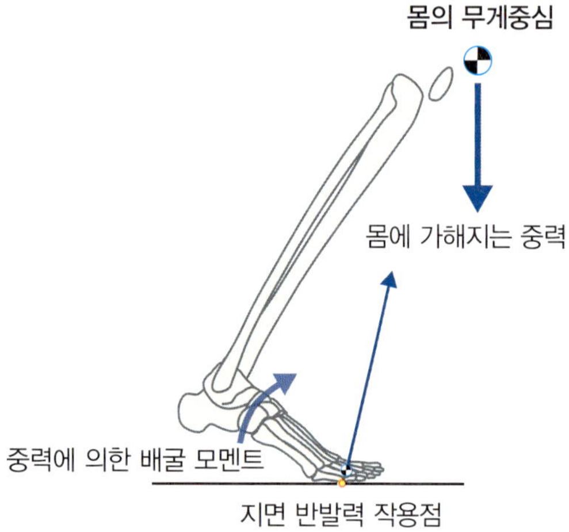

그림 2-19 전족부 로커

COP가 MTP 관절에 도달하면 회전축은 거퇴관절에서 MTP 관절로 이동한다. 말기 입각기 중 몸의 무게중심은 COP보다 전방에 위치하기 때문에 MTP 관절에 배굴 방향의 외력이 발생한다.

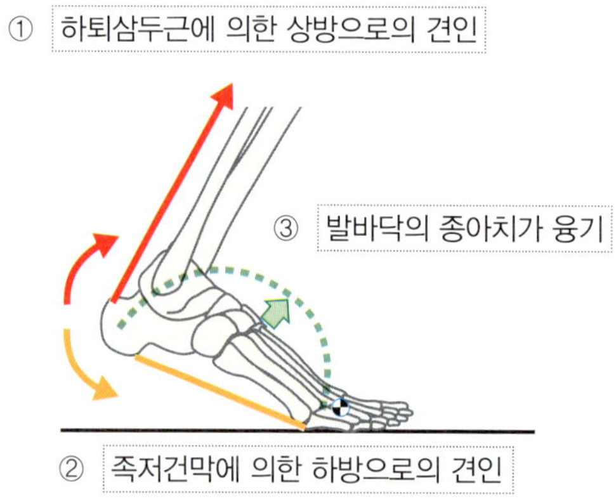

그림 2-20 Windlass mechanism

족저건막을 신장하고 종골을 통해 하퇴삼두근을 신장한다.

었다.

관상면상 말기 입각기의 지면 반발력 벡터는 거골하관절, 횡족근관절, 족근중족관절의 내측을 통과한다. 따라서 말기 입각기에 이 세 관절에 가해지는 외력은 회외 방향으로 작용한다. 이에 길항하기 위해 회내 모멘트가 작용하며 주로 장·단비골근의 장력이 회내 모멘트를 담당한다. 장비골근은 내측 설상골, 단비골근은 제5중족골에 정지하여 각각 회내, 외전 방향의 모멘트를 보다 강하게 발휘한다 **그림 2-21**.

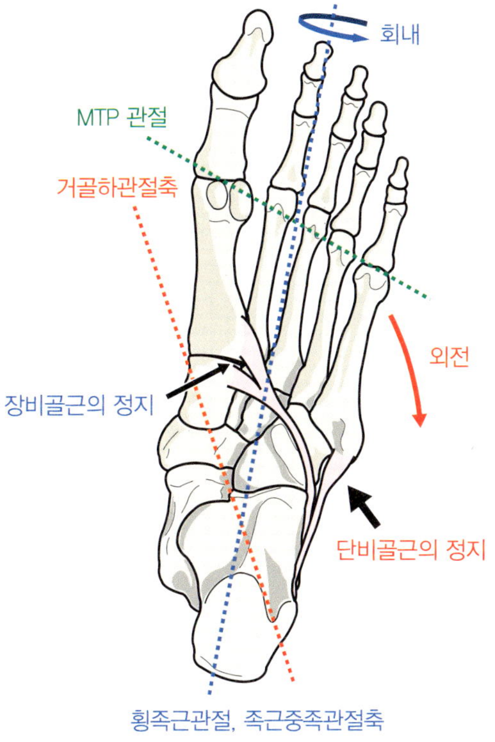

그림 2-21 장·단비골근과 거골하관절의 운동 방향(좌측 발바닥)

4) 전유각기 그림 2-22, 그림 2-23

① 고관절, 골반

시상면상 전유각기의 지면 반발력 벡터는 고관절의 후방을 통과한다.[3] 따라서 고관절에 가해지는 외력은 고관절의 신전, 골반의 후경 방향으로 작용한다. 한편, 전유각기 중 하중은 반대쪽으로 전달되고, 지면 반발력 벡터는 감소한다. 또한, 전유각기 중 고관절은 굴곡되지만, 이는 고관절 굴곡 모멘트에 의한 것이 아니라 슬관절 굴곡에 따른 수동적인 움직임이다. 이관절근인 대퇴직근(rectus femoris)은 고관절 신전, 슬관절 굴곡자세에서 신장되고 효율적으로 수축한다. 대퇴직근은 전유각기 후반에만 수축하고 유각기의 내딛기를 시작한다.

관상면상 전유각기 중 반대쪽으로 하중이 전달됨에 따라 골반의 측방 이동이 일어나고, 지면 반발력

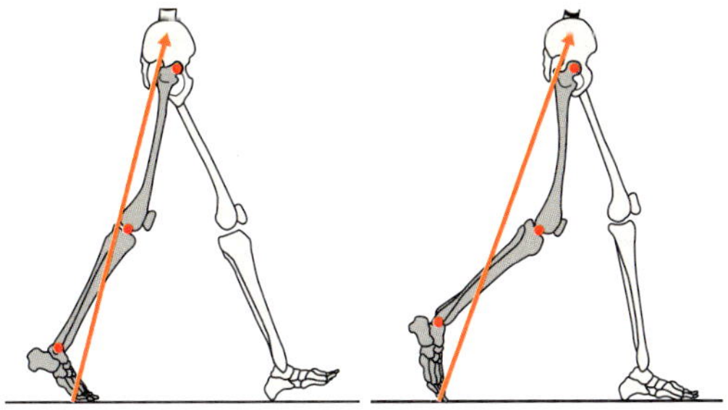

	지면 반발력 벡터	관절 모멘트
고관절	후방	굴곡
슬관절	후방	신전
족관절	전방	저굴

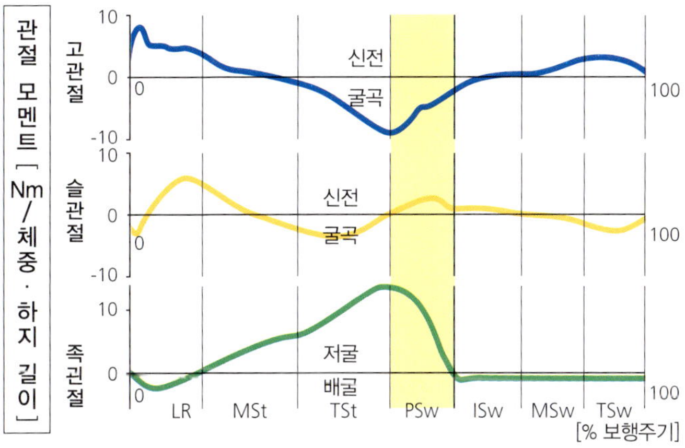

그림 2-22 전유각기의 지면 반발력 벡터, 관절 모멘트(시상면)

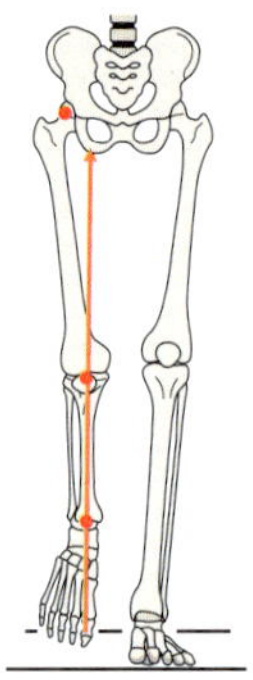

	지면 반발력 벡터	관절 모멘트
고관절	내측 → 중간	외전 → 0
슬관절	중간	0
거골하관절	내측 → 중간	회내 → 0

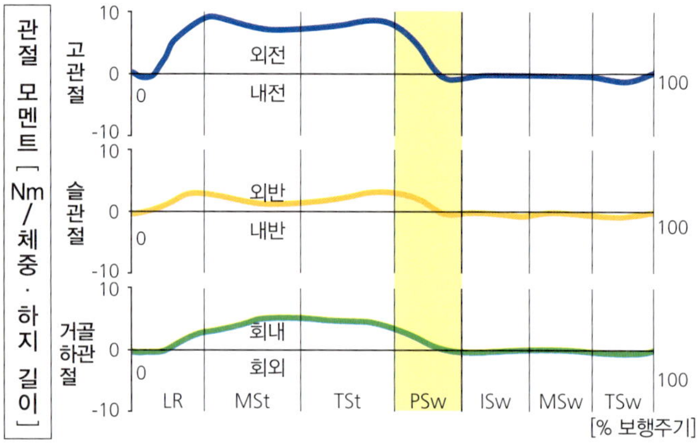

그림 2-23 전유각기의 지면 반발력 벡터, 관절 모멘트(관상면)

벡터는 고관절 내측에서 고관절축으로 방향을 바꾼다. 따라서 고관절에 가해지는 외력은 감쇠하고 이에 길항하는 외전 모멘트도 저하된다.

② 슬관절

시상면상 반대쪽의 초기 접지기 직후부터 지면 반발력 벡터는 슬관절의 후방을 통과한다.[3] 따라서 슬관절에 가해지는 외력은 굴곡 방향이다. 이에 길항하기 위해 슬관절 신전 모멘트가 작용하지만, 전유각기 전반에는 대퇴직근의 근장력이 아닌 근막, 건의 탄성력이 굴곡 모멘트를 담당한다. 전유각기 후반에 대퇴직근이 수축하여 과도한 슬관절의 굴곡을 방지한다.

관상면상 전유각기의 지면 반발력 벡터는 슬관절을 통과한다. 따라서 외력은 0이며, 고관절과 마찬가지로 근력을 거의 필요로 하지 않는다.

③ 족관절

시상면상 전유각기 중 COP는 제1기절골을 통과한다. 따라서 족관절에 가해지는 외력은 배굴 방향으로 작용한다. 그러나 반대쪽의 초기 접지기 이후 하중의 전달에 따라 지면 반발력은 감쇠하기 때문에 이에 길항하는 족관절의 저굴 모멘트도 감쇠한다.

관상면상 전유각기 중 지면 반발력 벡터는 족근중족관절축의 내측에서 관절축 위로 이동한다. 따라서 외력은 말기 입각기의 회외 방향에서 0까지 감쇠한다.

④ 족부

시상면상 전유각기에서 발끝 로커가 작용한다(제1장 4▶관찰을 통한 보행분석 그림 1-58). 중기 입각기 후기부터 반대쪽 초기 접지기까지 하퇴삼두근 및 발바닥의 족지굴곡근은 windlass mechanism에 의해 신장된다. 신장에 의한 근육의 탄성에너지는 축적, 증가하여 반대쪽의 초기 접지기 직후 단번에 방출된다. 이 에너지로 인해 족관절의 저굴, 슬관절의 굴곡, 무게중심의 전상방으로의 이동이 일어난다. 반대쪽 초기 접지기 시 MTP 관절은 30° 배굴자세이며, 발끝 떼기 시 60°까지 더 배굴한다. 이 시기에 장지굴근, 장무지굴근은 수축하지 않았다. 반대로 전유각기 후반에 장지신근, 장무지신근이 수축을 시작하는데, 이는 초기 유각기의 준비로 작용한다. 이 30°의 배굴은 신체의 전진에 따른 수동적인 움직임이다.

관상면상 전유각기 중 COP는 무지구에서 기절골 아래를 전방으로 이동하여 발끝에 도달하기 전에 바닥에서 떨어진다. 따라서 이 시기에는 큰 회내외 방향의 관절 모멘트가 발생하지 않는다.

5) 초기 유각기 그림 2-24

① 고관절, 골반

고관절은 반대쪽 초기 접지기의 20° 신전자세에서 전유각기, 초기 유각기를 통해 굴곡하여 15° 굴곡자세가 된다. 말기 입각기에 최대였던 고관절 굴곡 모멘트는 전유각기, 초기 유각기를 통해 0까지 계속 감소한다. 이른바 '다리 흔들기'는 전유각기의 대퇴직근 그리고 이에 이어지는 장골근(iliacus)의 작용에 기인한다. 대요근은 요추 측면에 기시를 가지며 심굴곡(deep flextion)자세에서 더욱 장력을 발휘한다. 계단 오르기, 단거리 달리기 등에서는 중요한 근육이지만, 보행 중에는 큰 장력을 필요로 하지 않는다.

골반의 전경은 말기 입각기에 최대 16°가 된 후 전유각기에 2° 감소하고, 유각기 중에는 15°를 유지한다. 고관절과 마찬가지로 골반 전경자세 유지에 큰 근장력을 필요로 하지 않는다.

② 슬관절

초기 유각기에 슬관절은 40°에서 60°까지 굴곡한다. 이 20°의 굴곡은 고관절의 굴곡과 전유각기에 발생한 관성에 기인한다. 따라서 슬관절 굴곡은 굴곡근의 활동을 필요로 하지 않는다. 발끝 떼기 시 대퇴직근의 수축이 최대가 된다. 초기 유각기에 대퇴직근의 이완에 따라 슬관절 신전 모멘트는 거의 0에 가까워진다. 슬관절 굴곡에 대한 제동은 중력 및 대퇴직근의 신장에 대한 탄성력에 의해 보조를 받는다. 만약 슬관절 굴곡에 대한 제동력이 부족할 경우 과도한 발뒤꿈치 들기(excessive heel rise)가 발생한다.

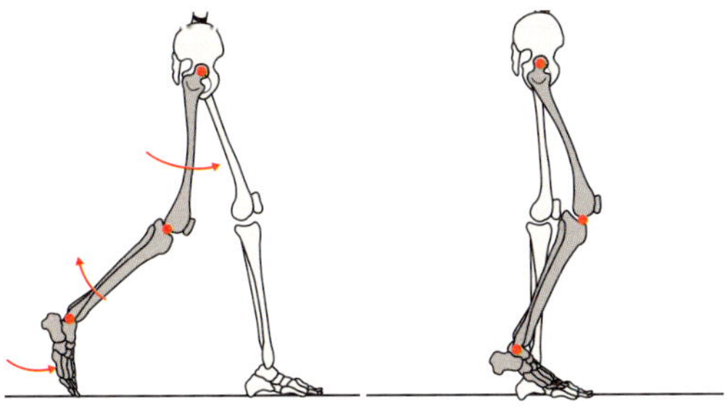

	운동 방향	관절 모멘트
고관절	굴곡	굴곡
슬관절	굴곡	신전
족관절	배굴	배굴

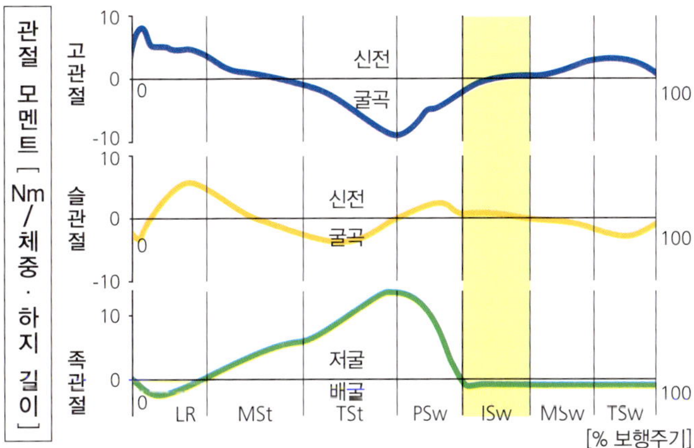

그림 2-24 초기 유각기의 운동 방향과 관절 모멘트

초기 유각기 후반에 슬관절이 굴곡되고 하퇴가 수평에 가까워질수록 중력에 의한 제동력은 커진다. 특히 빠른 보행의 경우, 대퇴이두근 단두, 박근, 봉공근과 같은 슬관절 굴곡근이 이 제동력에 길항한다.

③ 족관절

초기 유각기에는 발끝이 가장 바닥면에 가깝다. 그 거리는 약 5mm이다. 족관절은 발끝 떼기 시 20° 저굴자세에서 0°까지 배굴한다. 정상인의 정상 보행에서 초기 유각기에 걸리는 시간은 약 0.2초이며, 이 기간의 평균 속도는 100°/초이다. 이 속도는 고령자들에게 상당히 빠른 속도라고 할 수 있다. 중기 유각기까지 배굴이 완료되지 않으면 발가락 끌림(toe drag)이 발생하여 낙상의 원인이 된다. 이 급속한 배굴은 전경골근(tibialis anterior), 장지신근(extensor digitorum longus), 장무지신근(extensor pollicis longus)의 단축성 수축에 의한 배굴 모멘트가 힘의 원천이다.

④ 족부

발끝 떼기 직후, MTP 관절은 60° 배굴자세에서 0°까지 저굴한다. 이는 장지굴근, 장무지굴근의 전유각기 신장에 대한 반발(recoil)로 발생한다. 동시에 외력인 중력에 길항하기 위해 배굴 모멘트가 작용하여 주로 장지신근, 장무지신근이 수축한다.

6) 중기 유각기 그림 2-25

① 고관절, 골반

중기 유각기에 고관절은 10°에서 25°까지 굴곡한다. 이는 전유각기, 초기 유각기에 발생한 고관절 굴곡의 관성에 기인한다. 고관절을 축으로 한 진자운동이며, 중력에 의해 감속한다. 따라서 고관절 주위의 특징적인 근육 활동은 없다.

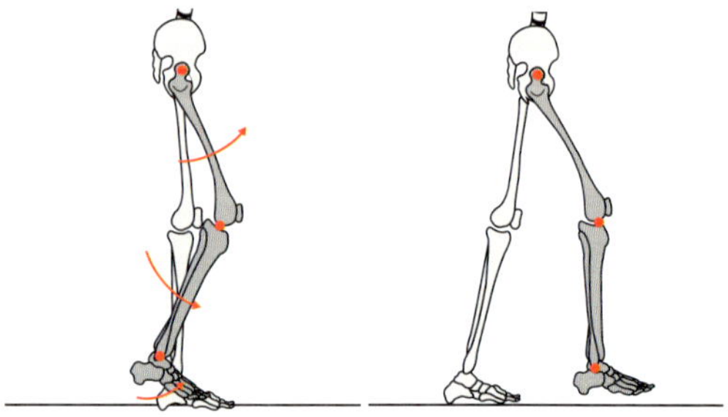

	운동 방향	관절 모멘트
고관절	굴곡	신전
슬관절	신전	굴곡
족관절	배굴	배굴

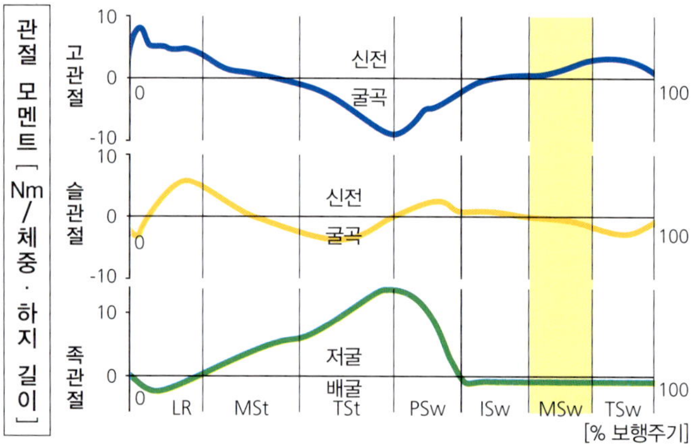

그림 2-25 중기 유각기의 운동 방향과 관절 모멘트

② 슬관절

중기 유각기에 슬관절은 60°에서 25°까지 신전한다. 하퇴가 수직자세가 되므로 발뒤꿈치가 가장 바닥면에 가깝다. 슬관절 25° 굴곡자세, 족관절 0°이며 최적의 고관절 굴곡 각도는 25°이다. 발끝 끌림이 일어나지 않게 최소한으로 내딛는 것이 가장 에너지 소비가 적은 효율적인 보행이다. 따라서 유각기에는 고관절과 슬관절이 연동하여 움직인다 그림 2-26. 대퇴와 하퇴의 경사에 주목하면 한쪽이 수직자세에 가까워질수록 다른 쪽이 경사지는 것을 알 수 있다.

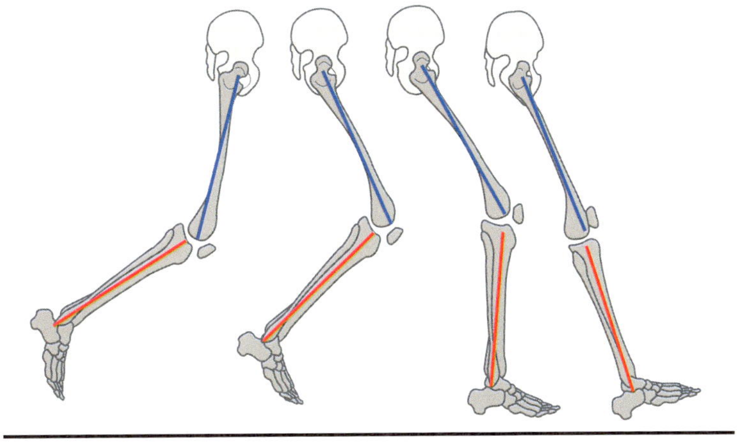

그림 2-26 유각기에서의 고관절 · 슬관절의 연동

③ 족관절

하퇴가 수직자세가 되기 직전, 족관절은 0°까지 배굴한 후 0°를 유지한다. 0°를 유지하는 데 필요한 배굴근(전경골근, 장지신근, 장무지신근)의 관절 모멘트는 입각기에 비해 훨씬 직다.

④ 족부

유각기의 발가락 배굴에는 개인차가 있다. 0°까지 배굴하는 경우가 많지만, 경도 배굴자세를 유지하는 경우도 있다. 이집트형(무지가 가장 길고 소지 쪽으로 갈수록 짧아짐), 그리스형(시지가 가장 길고 소지 쪽으로 갈수록 짧아짐), 로마형(스퀘어형, 소지 외에는 길이가 같음), 게르만형(무지만 돌출), 켈트형(시지, 무지, 중지 순으로 돌출) 등 발가락의 형태 자체(그림 2-27)나 생활습관 및 신발에 개인차가 있기 때문에 이는 비정상적인 것이 아니다.

7) 말기 유각기 그림 2-28

① 고관절, 골반

중기 유각기에 고관절은 25°까지 굴곡하지만, 초기 접지기 직전에 굴곡 20°까지 신전한다. 이 시기에 햄스트링은 고관절의 굴곡, 슬관절의 신전에 의해 신장되면서 효율적으로 고관절, 슬관절의 움직임을 제동한다. 동시에 중력도 고관절의 신전 방향으로 작용한다. 대둔근도 말기 유각기에 수축을 시작하지만, 대둔근의 주요 역할은 하중 반응기에 관성에 의해 체간이 전굴되는 것을 방지하는 것이다. 골반의 회전에 의해 고관절은 외전되기 때문에 결과적으로 대내전근은 보폭 조절에 기여한다.

② 슬관절

말기 유각기에 슬관절은 25°에서 거의 5°까지 신전하지만, 관찰해 보면 완전 신전자세로 보인다. 이 신전은 관성에 의한 수동적인 것이다. 말기 유각기에 대퇴이두근 단두 및 장두, 반건양근(semitendinous), 반막양근(semimembranosus)은 가장 많이 수축하며 슬관절의 신전을 제동한다. 만약 이 신전에 대한 제동력이 부족하면 충격을 동반한 급격한 신전(swing terminal impact)이 발생한다. 동시에 중력도 슬관절의 신전을 제동하는 방향으로 작용하여 하퇴의 움직임을 감속시킨다.

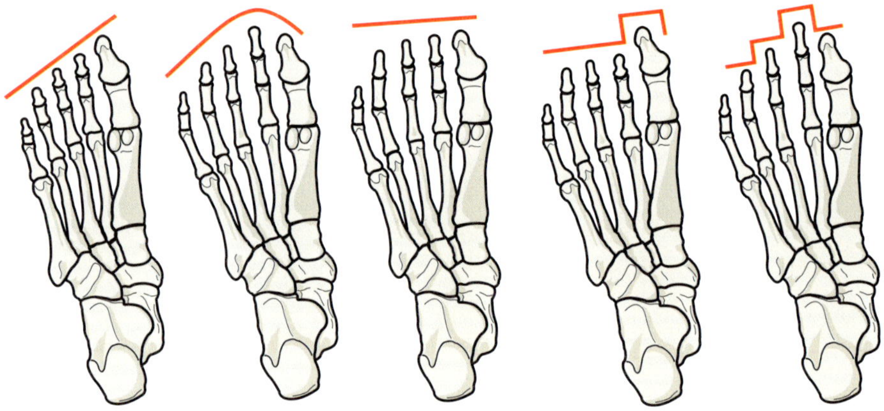

그림 2-27 발가락의 형태

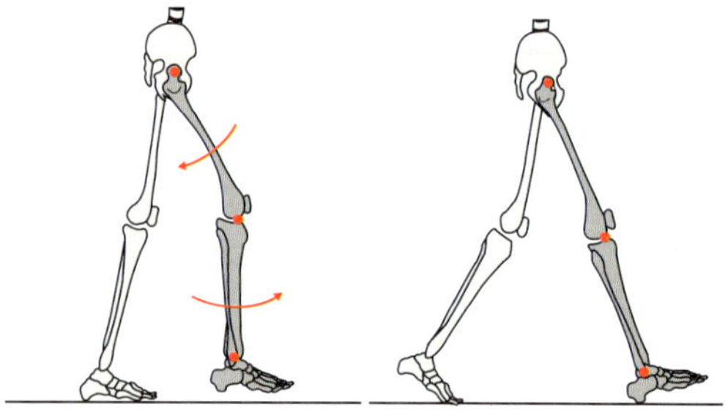

	운동 방향	관절 모멘트
고관절	신전	신전
슬관절	신전	굴곡
족관절	0° 유지	배굴

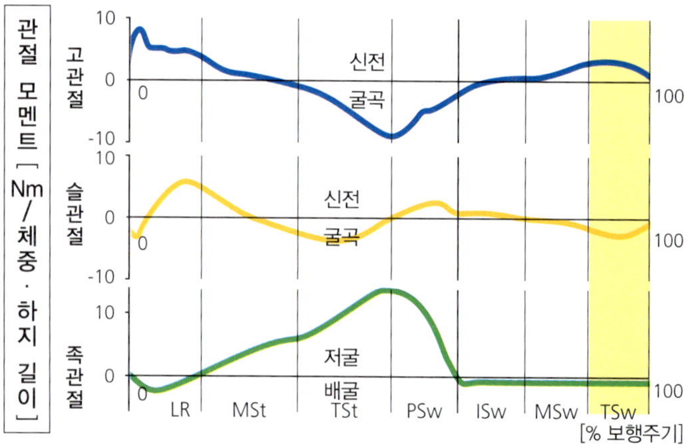

그림 2-28 말기 유각기의 운동 방향과 관절 모멘트

③ 족관절 ④ 족부

중기 유각기 이후 족관절, 족부의 움직임은 없으며 전경골근, 장지신근, 장무지신근은 수축을 지속한다. 이 근육들의 수축은 하중 반응기까지 계속된다.

Question

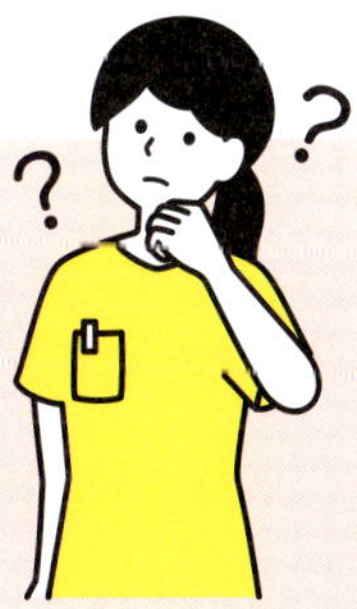

Q

관절력과 근력은 같은 것인가요?

A

관절력은 관절 모멘트와 관절 각속도의 곱이고, 근력은 근장력과 근수축 속도의 곱입니다.

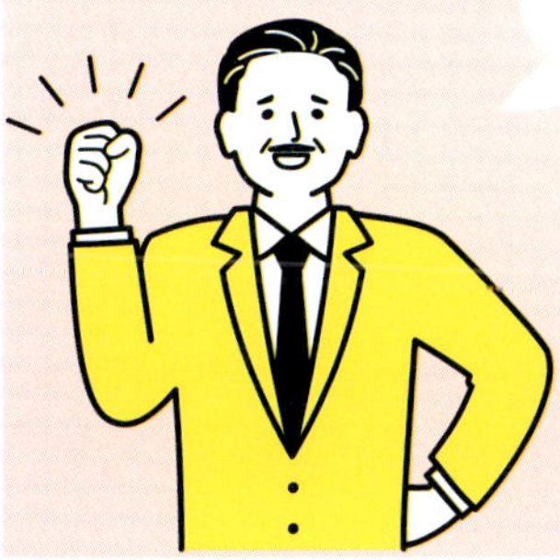

관절력의 대부분은 관절 모멘트와 관절 각속도의 곱으로, 정확하게는 관절 모멘트의 힘입니다. 본서에서는 생략했지만, 관절 모멘트의 힘이 플러스일 때 근수축은 단축성(구심성), 마이너스일 때 근수축은 신장성(원심성)입니다. 근력은 근장력과 근수축 속도의 곱입니다. 동작 중의 근력을 직접 측정할 수 없기 때문에 근골격 모델을 통해 추정치를 계산합니다.

3 보행주기 중 근육 기능

이 장에서는 체간 및 하지 주요 근육의 보행 중 근육 활동과 그 기능에 대해 설명한다. 보행주기의 각 시기에서 각각의 근육이 어떻게 활동하고 어떤 기능적 역할이 있는지를 아는 것은 임상에서 보행을 개선하기 위해 필수적이다. 보행주기 중 각 시기별 신체운동을 이미지화하여 이해를 돕고자 한다. 또한 이 장에서 제시하는 최대 근력은 도수근력검사를 실시하여 최대 등척성 수축 시의 근전위를 의미한다.

시뮬레이션에 따르면 모든 근력이 40% 저하되면 보행이 불가능해진다. 비정상 보행은 개별 근력이 80%에서 100% 저하될 경우 발생할 수 있다. 예외적으로 족관절 저굴근은 20%의 근력 저하로 보행 유형이 변화한다.[4)]

1) 체간의 근육 기능

① 척주기립근

요부 척주기립근(erector spinae)의 활동기는 2회 존재한다. 첫 번째는 초기 접지기 직전부터 하중 반응기까지, 두 번째는 말기 입각기부터 초기 유각기까지(반대쪽 초기 접지기 전후)이다. 좌우 동시에 수축하여 고관절 신전근이 발생하는 제동력에 호응하여 체간의 전경을 제어한다 그림 2-29.

장늑근(iliocostalis)은 척주기립근의 가장 외측에 위치하기 때문에 반대쪽의 초기 접지기 즉, 한다

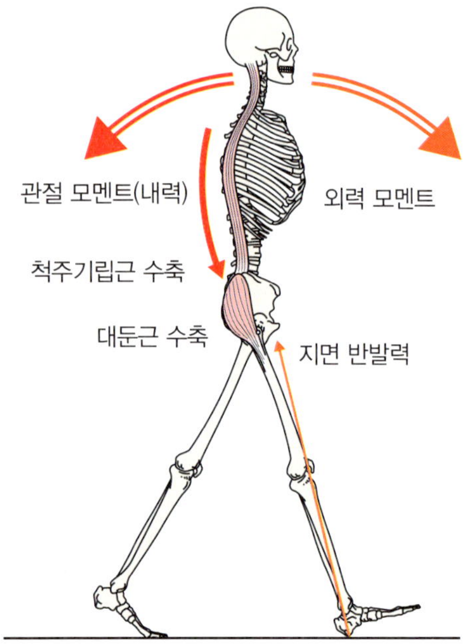

그림 2-29 척주기립근은 초기 접지기 시 체간의 전굴을 제어

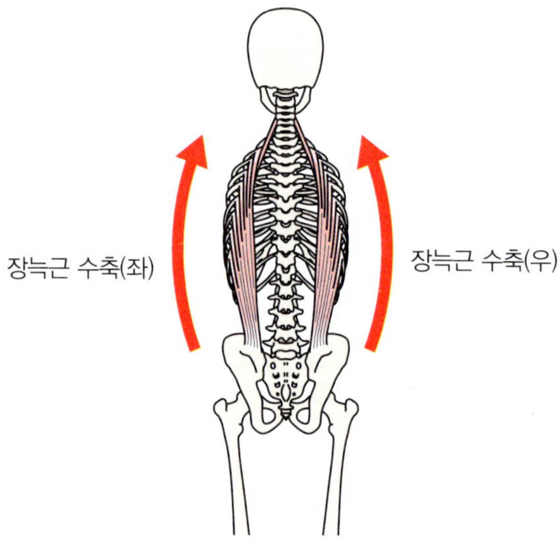

그림 2-30 장늑근은 골반 관상면의 안정성을 유지

리 지지기에서 양다리 지지기로 이행하는 중 골반 관상면의 안정성을 유지하는 데 도움이 된다 그림 2-30. 말기 입각기부터 초기 유각기까지 관상면상의 수평자세를 유지하기 위해 척주기립근이 가장 많이 수축한다.[5]

말기 유각기에 척주기립근의 짧은 근수축을 볼 수 있다. 이는 발뒤꿈치 접지에 대비하여 반대쪽 중둔근의 골반 거상에 도움이 될 수 있다 그림 2-31.[6]

흉최장근(longissimus thoracis)과 요방형근(quadratus lumborum)은 발뒤꿈치 접지 후 요추 전방으로의 움직임을 제한하고, 척추에 가해지는 충격을 흡수한다.[7] 흉최장근과 요방형근은 6개의 하위 늑골에 부착하기 때문에 체간의 전방으로의 움직임을 감속시킨다 그림 2-32.

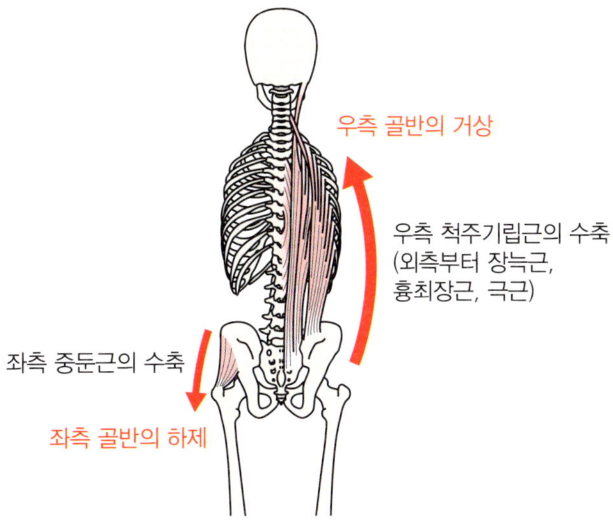

그림 2-31 초기 접지기 직전, 척주기립근이 반대쪽 중둔근을 보조

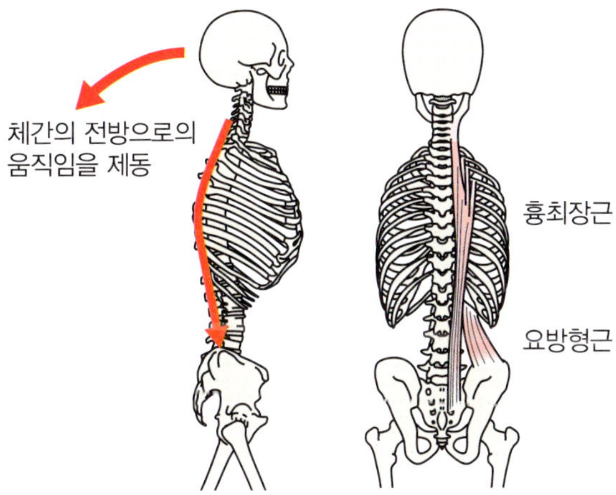

그림 2-32 하중 반응기의 흉최장근, 요방형근의 기능

② 복직근, 복사근

보행 중 복직근(rectus abdominis)의 활동은 적다. 복직근은 중기 입각기, 중기 유각기에 활동이 약간 커진다. 이 시기는 고관절 굴근의 활동과 일치한다. 좌우 복직근의 동시 수축은 골반과 요추의 안정화에 작용한다.

복직근과 외복사근(external oblique)에서는 보행주기 전체에서 약한 근수축(최대 근력의 0.5% 미만)이 지속된다. 내복사근과 척주기립근에서는 초기 접지기 순간 강하게 수축한다[8].

2) 고관절 신전근의 근육 기능

보행 중 고관절 신전에 관여하는 근육의 활동을 그림 2-33에 나타낸다. 보행 중 고관절 신전근의 활동은 주로 말기 유각기부터 하중 반응기까지 발생하며, 특히 대둔근의 기능이 중요하다. 따라서 대둔근에 어떤 기능적 역할이 있는지를 설명한다.

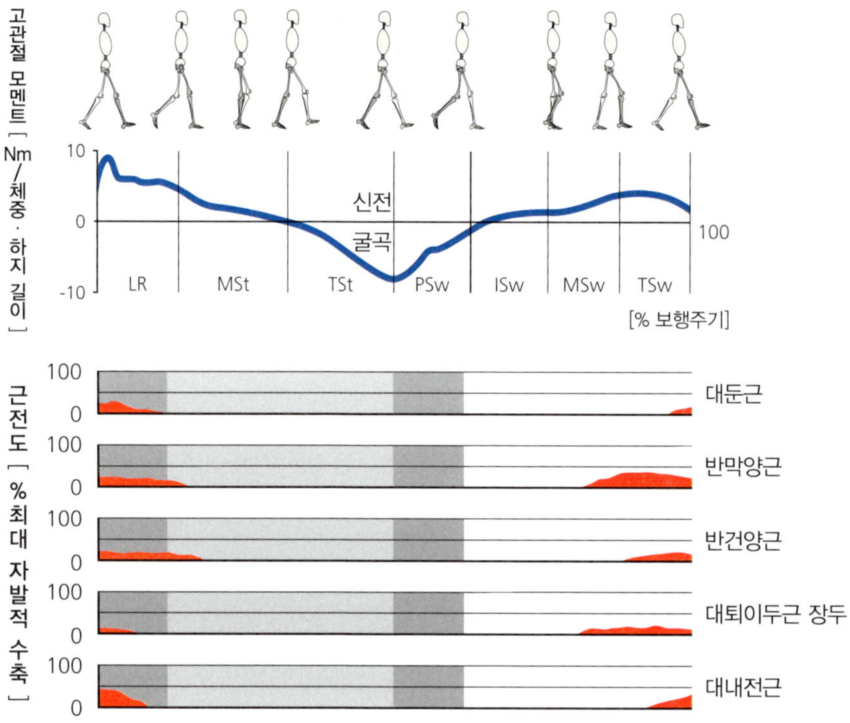

그림 2-33 **고관절 모멘트와 고관절 신전근의 근육 활동**(문헌 3에서 인용)

① 대둔근 그림 2-33

대둔근(gluteus maximus)은 인체 최대의 부피를 가지고 있으며 위쪽은 다열근(multifidus)과 연결되고, 아래쪽은 장경인대(iliotibial tract)와 연결된다. 즉, 체간과 하지의 연결에 필수적인 존재이다. 대둔근은 주로 다음과 같은 4가지 역할을 한다.

i) 고관절 신전근으로서의 역할

대둔근은 말기 유각기부터 하중 반응기에 수축하여 고관절의 굴곡을 감속, 신전을 시작한다(단, 고관절의 외전을 약간 보조하는 경우도 있다). 이 시점의 근장력은 최대 근력의 25%이다. 초기 접지기 시 신체에는 지면 반발력에 의한 제동력이 작용한다. 동시에 반대쪽 하지로부터의 에너지 전파와 관성력에 의한 추진력도 작용하고 있다. 만약 대둔근의 발생 장력이 불충분하면 관성에 의해 고관절은 굴곡되고, 체간은 전방으로 넘어진다(잭나이프 현상, 그림 2-34). 이 현상은 뇌졸

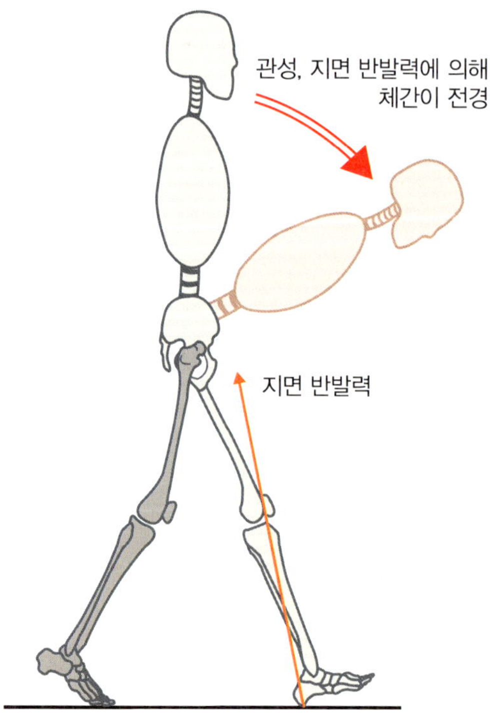

그림 2-34 **대둔근 기능 부전으로 인한 잭나이프 현상**

중 편마비에서 흔히 볼 수 있다.

ii) 고관절 외전근으로서의 역할

상부섬유는 장경인대에 정지되어 있으며, 고관절 굴곡자세에서 외전근으로 기능한다 그림 2-35.[9] 하부섬유는 고관절 신근으로 기능한다. 또한, 하부섬유는 내전 작용을 가지나 보행 중 내전근으로 기능하지는 않는다. 원숭이류에서 대둔근은 내전근으로 기능한다. 하중 반응기에 외전근으로서 대둔근 상부섬유의 근장력은 최대 근력의 26%에 달한다.

iii) 고관절 외회전근으로서의 역할

대둔근이 고관절의 내회전을 제어하는 최대의 능력을 가지고 있음이 확인되었다. 보행 중 대둔근은 대퇴골에 큰 외회전 모멘트를 발생시키고 최종적으로는 하중 반응기에 경골을 빠르게 감속시키는 것으로 나타났다.[10] 일반적으로 하퇴의 축회전은 거골하관절의 회내에 의해 제어된다고 알려져 있지만(예를 들어, 거골하 회내와 관련된 거골 내전은 하퇴를 내회전자세로 유지한다), 대둔근이 하퇴의 회전을 제어하여 거골하 회내의 영향을 상쇄하고 있는 것이 확인되었다 그림 2-36. 대둔근 상부섬유의 대부분이 장경인대의 후방섬유에 연결되어 있기 때문에 대둔근은 하중 반응기부터 중기 입각기까지, 또한 주행 중 무릎의 굴곡 각도가 증가함에 따라 고관절, 슬관절에 큰 안정성을 제공한다.

iv) 슬관절 신전근으로서의 역할

대퇴의족 사용자에서 볼 수 있듯이, 하중 반응기의 고관절 신전은 대퇴를 후방으로 끌어당기기 위해 간접적으로 슬관절 신전근을 보조한다. 상부섬유는 장경인대를 통해 거디 결절(Gerdy's tubercle)에 정지되어 있으며 그림 2-35, 슬관절 신전자세에서는 슬관절의 신전근으로 작용한다.

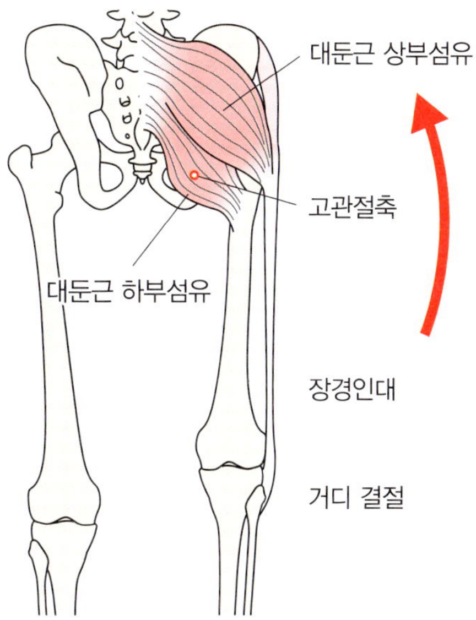

그림 2-35 대둔근 상부섬유의 고관절 외전 작용

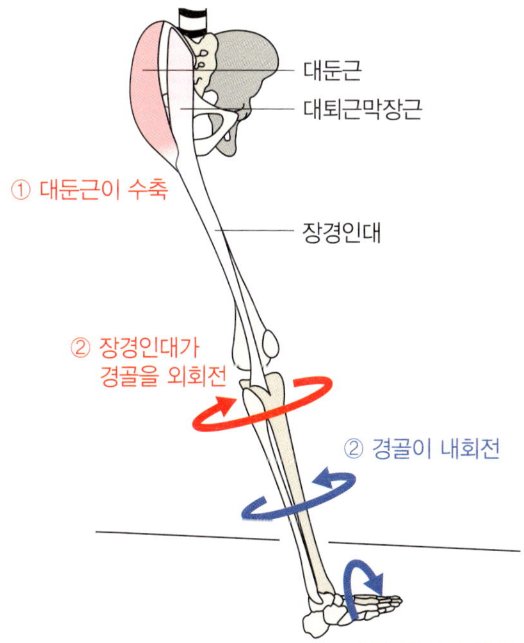

그림 2-36 대둔근의 경골 외회전 작용

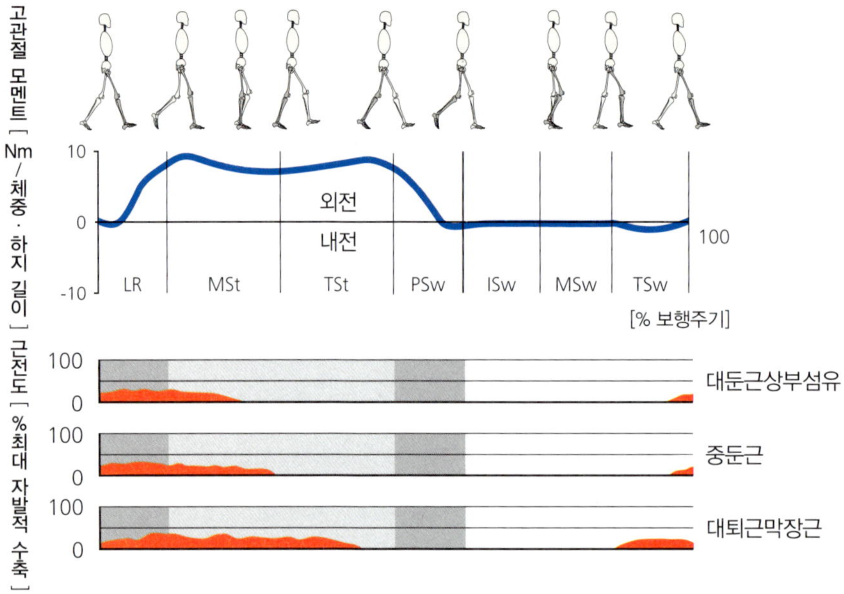

그림 2-37 **고관절(내외전) 모멘트와 고관절 외전근의 근육 활동**(문헌 3에서 인용)

3) 고관절 외전근의 근육 기능

보행 중 고관절 외전에 관여하는 근육의 활동을 **그림 2-37**에 나타낸다. 보행 중 고관절 외전근의 활동은 입각기를 통해 발생하며, 주로 중둔근, 소둔근, 대퇴근막장근이 고관절 관상면의 안정화에 기여한다. 이들 근육에는 활동 시기와 역할에 있어 서로 다른 점이 있으며, 이를 포함하여 기능적 역할을 설명한다.

① 중둔근 그림 2-37

중둔근(gluteus medius)은 골반의 주요 관상면상의 안정화 기구(stability mechanism)로 작용한다. 중둔근의 근육 활동은 말기 유각기부터 중기 입각기 후반까지 지속된다(신장성 수축). 하중 반응기에 중둔근의 근장력은 최대 근력의 28%에 달한다. 근육 활동의 절정은 하중 반응기의 말기이며, 유각기 쪽인 반대쪽 골반이 과도하게 떨어지는 것을 방지한다. 발끝 떼기의 순간, 중둔근 전방섬유의 활동이 짧은 시간 동안 나타난다. 이는 내딛기 시에 고관절을 외전하고 동시에 내회전의 제동을 보조한다(단축성 수축).[5] 중

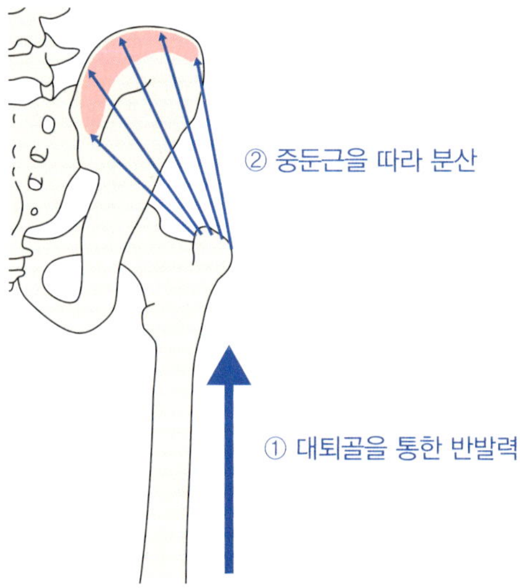

그림 2-38 **중둔근에 의한 대퇴골로의 압력 분산 작용**

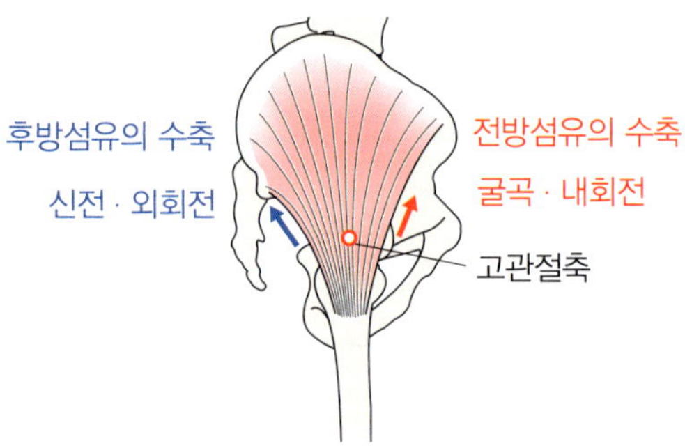

그림 2-39 **중둔근의 굴곡과 신전 · 회전 작용**

둔근은 또한, 입각기 중 고관절 전체에 압력을 분산시키는 역할을 하며 그림 2-38, 어깨관절의 회전건판(rotator cuff)과 동일하게 기능한다.[11] 전방섬유는 굴곡, 내회전을 보조하고, 후방섬유는 신전, 외회전을 보조하는 작용을 한다 그림 2-39.

② 소둔근

소둔근(gluteus minimus)은 하중 반응기에 중둔근과 함께 외력(중력, 지면 반발력)에 대해 길항적으로 신장성 수축을 일으킨다. 중기 유각기의 단시간 근육 활동에 의해 고관절의 지속적인 내회전이 발생한다(개인차가 있음). 중둔근과 마찬가지로 소둔근도 등척성 수축에 의한 외전 작용에 의해 입각기에 고관절 내압을 일정 수준으로 유지하는 기능을 가진다 그림 2-40. 소둔근은 중둔근, 대퇴근막장근과 함께 입각기의 전반에 수축하여 고관절을 내회전시킴으로써 반대쪽 골반의 전진을 보조한다 그림 2-41.

③ 대퇴근막장근 그림 2-37

대퇴근막장근(tensor fasciae latae)은 장경인대의 근위 앞부분에 부착되어 있기 때문에 입각기 중 대둔근과의 동시 수축을 통해 장경인대에 가해지는 힘의 균형을 맞추도록 작용한다 그림 2-42. 하중 반응기의 대퇴근막장근 수축은 장경인대 전면의 장력을 증가시켜 안정성을 보조한다. 하중 반응기에서 대퇴근막장근 후방섬유의 고관절 외전에 작용하는 신전성 수축 시 근장력은 최대 근력의 25%에 달한다. 대퇴근막장근은 또한, 중기 입각기부터 말기 입각기까지 등척성으로 수축하여 장요근에 의한 고관절 굴곡을 보조한다 그림 2-43. 동시에 장경인대의 긴장이 슬관절의 내반(varus)을 방지한다.

말기 입각기에 고관절은 신전자세가 되므로 대퇴근막장근 전방섬유는 신장성으로 수축하여 굴곡과 외전에 작용한다. 이 시점에서 대퇴근막장근의 근장력은 최대 근력의 10%이다.

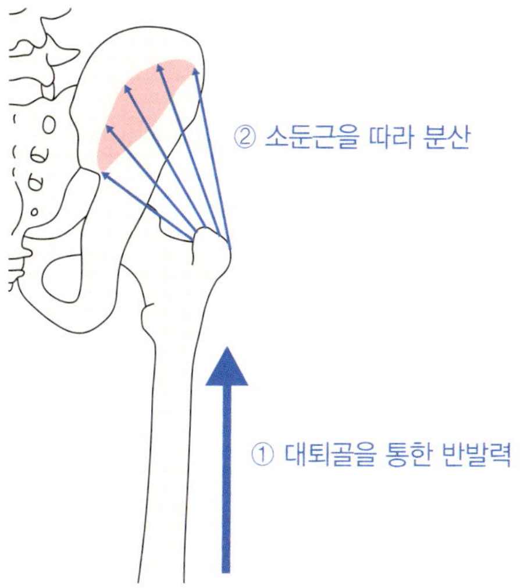

그림 2-40 소둔근에 의한 대퇴골로의 압력 분산 작용

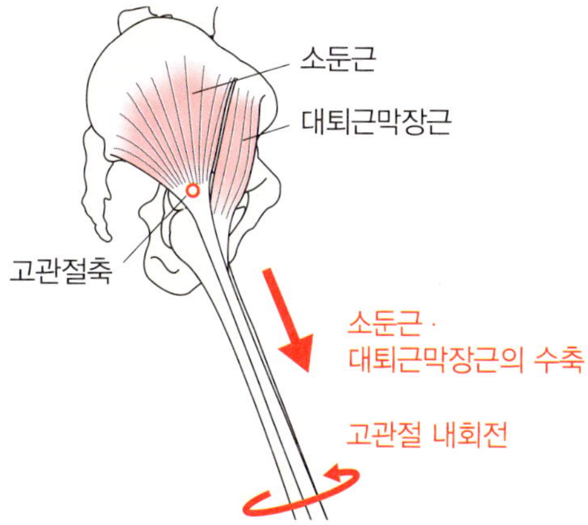

그림 2-41 소둔근 · 대퇴근막장근의 고관절 내회전 작용

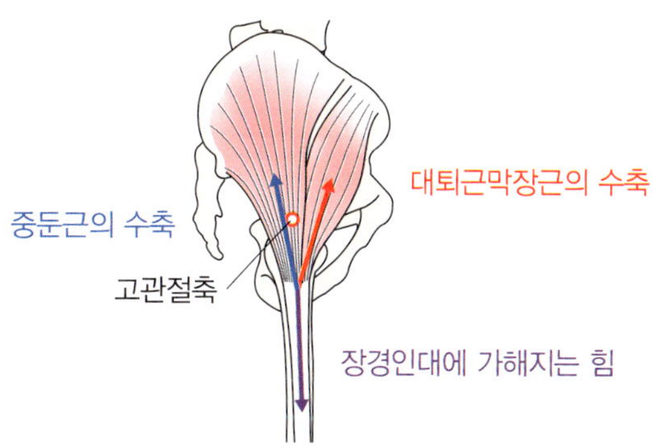

그림 2-42 대퇴근막장근 · 대둔근의 동시 수축과 장경인대에 가해지는 힘의 균형

4) 고관절 굴곡근의 근육 기능

보행 중 고관절 굴곡에 관련된 근육의 활동을 그림 2-44에 나타내었다. 보행 중 고관절 굴곡근의 활동은 주로 입각기 후반부터 유각기 전반기에 걸쳐 발생한다. 장요근과 봉공근은 강력한 고관절 굴곡 작용이 있어 이 시기의 주요 활동을 담당한다. 또한, 내전근의 대부분은 고관절 굴곡 작용을 가지며, 보행 중 고관절의 굴곡을 보조한다.

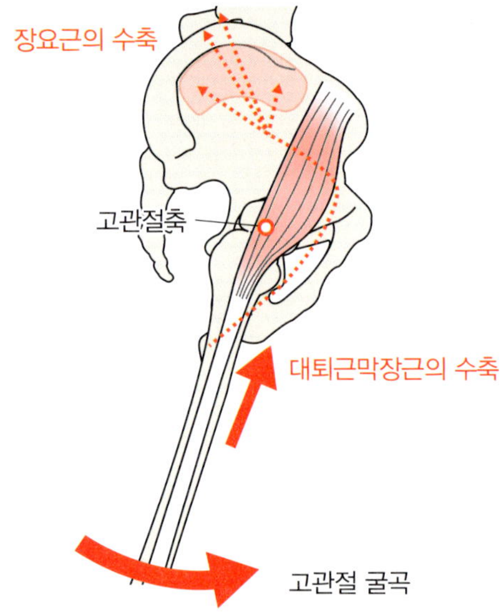

그림 2-43 중기 입각기~말기 입각기에서 대퇴근막장근이 장요근의 고관절 굴곡을 보조

① 장요근 그림 2-44

정상인의 정상 보행 시 편안한 속도에서 장요근(iliopsoas)에 필요한 근장력은 매우 약하다(최대 근력의 5%). 장요근은 말기 입각기(신장성 수축)부터 초기 유각기(단축성 수축)까지 내전근, 대퇴근막장근, 대퇴직근, 봉공근의 고관절 굴곡근과 동시에 작용한다 그림 2-45. 초기 유각기의 급격한 고관절 굴곡에 의해 얻어진 운동량은 말기 유각기 무게중심의 전방 가속에 중요한 역할을 한다.[12]

대요근(psoas major)은 척추의 안정화 기구로 불리기도 하는데, 근전도를 통해 대요근이 주로 고관절 굴곡근으로 기능하는 것이 확인되었다.[7), 13)] 장골근의 수축으로 골반이 전경하기 때문에 대요근은 요

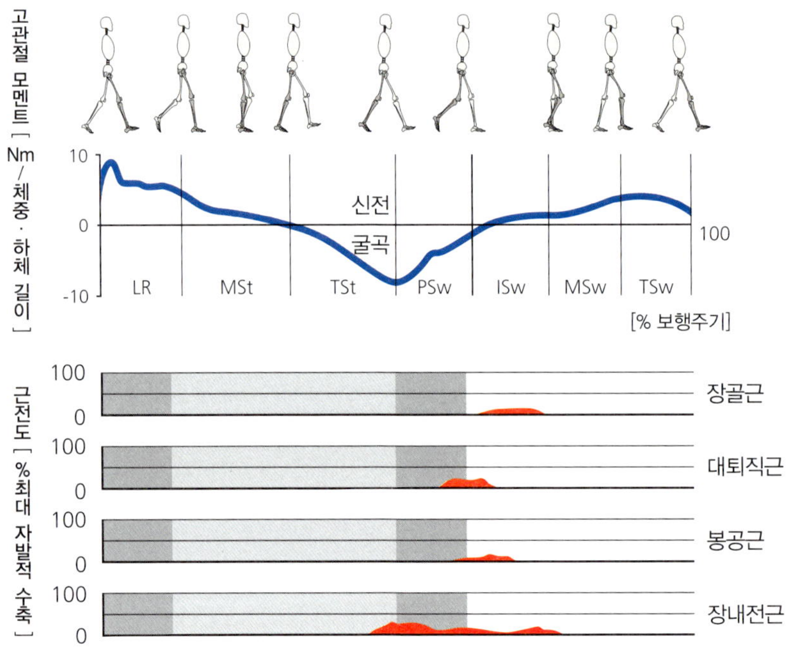

그림 2-44 고관절 모멘트와 고관절 굴곡근의 근육 활동(문헌 3에서 인용)

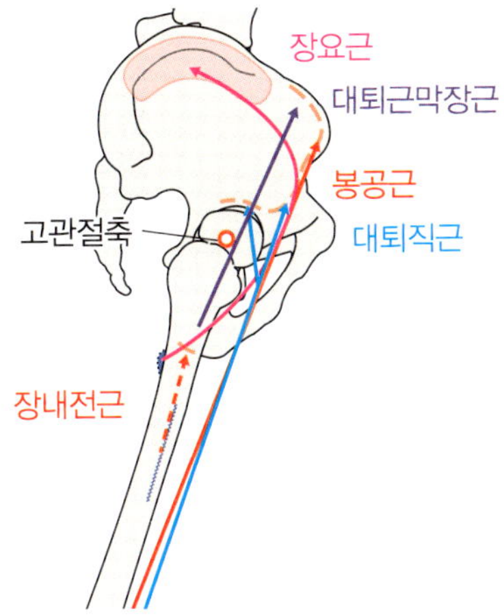

그림 2-45 말기 입각기~초기 유각기의 고관절 굴곡근

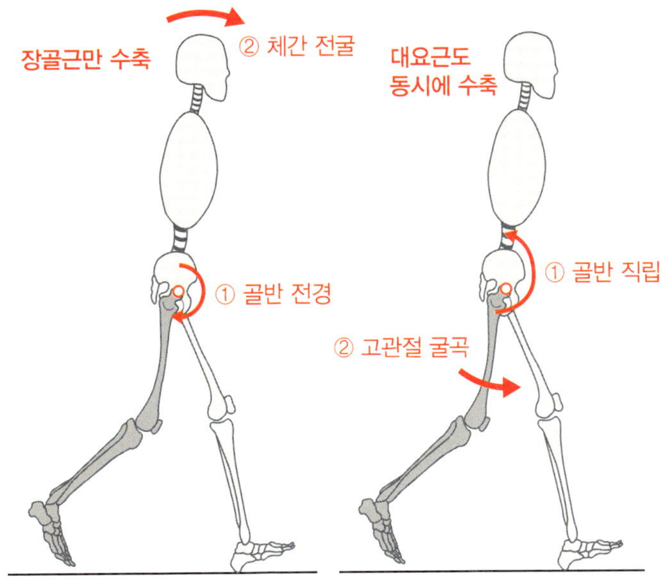

그림 2-46 장골근과 대요근의 길항 작용과 고관절 굴곡

추를 골반에 고정시켜 이러한 움직임에 길항하고, 장골근이 고관절 굴곡근으로 기능할 수 있도록 한다 **그림 2-46**. 장골근과 대요근은 기시와 기능이 다르기 때문에 양쪽을 별개의 근육으로 간주하기도 한다.[13)]

또한, 장요근은 고관절 외회전 기능을 가지고 있지만 근전도상 외회전근(lateral rotator)으로서의 기능은 적다.

② 봉공근 **그림 2-44**

봉공근(sartorius)은 전유각기에서 초기 유각기까지 수축하며, 발끝 떼기 직후에 그 활동이 최대가 된다. 봉공근은 전상장골극(anterior superior iliac spine)과 경골 근위 전내측부를 연결하여 고관절, 슬관절의 굴곡을 보조하는 동시에 유각기 전반에 경골을 내회전한다 **그림 2-47**.

③ 박근

박근(gracilis)은 고관절 굴곡근으로 장내전근(adductor longus)에 이어 전유각기에서 말기 유각기까지 수축한다. 초기 유각기에 박근의 수축 시 근장력은 최대 근력의 25%에 달한다. 박근은 고관절 굴곡, 내전, 내회전(경골 내회전) 및 슬관절 굴곡 작용을 한다 **그림 2-48**.

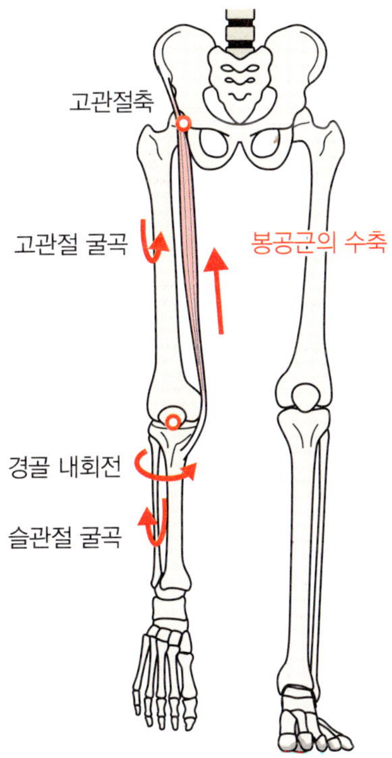

그림 2-47 전유각기~초기 유각기에서 봉공근의 작용

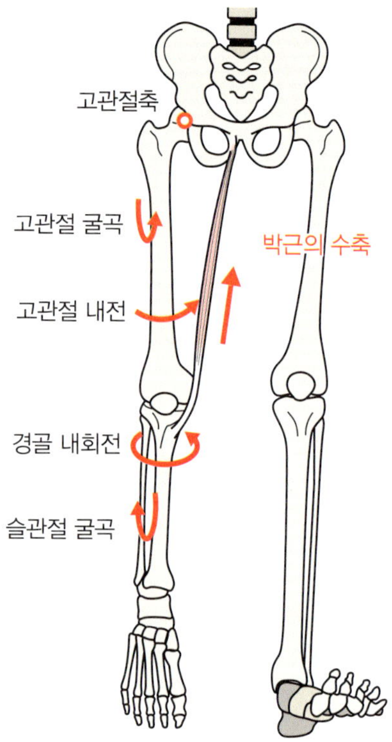

그림 2-48 전유각기~초기 유각기에서 박근의 작용

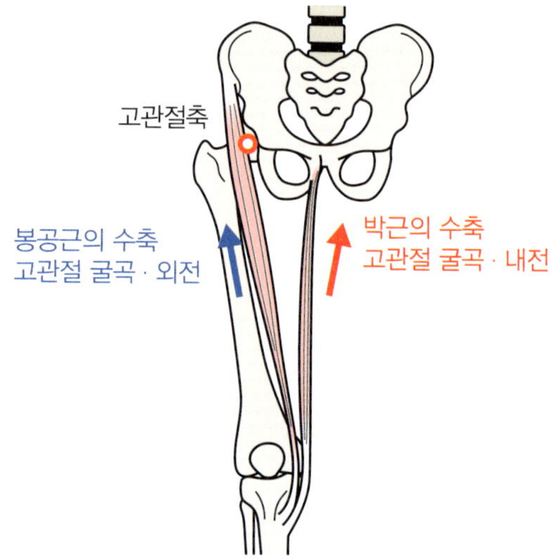

그림 2-49 봉공근과 박근의 동시 수축에 의한 고관절 내외전의 안정화

박근은 전유각기에서 말기 유각기까지 수축한다. 내외전과 관련하여 봉공근과 길항적으로 작용한다(동시 수축에 의한 관절의 강성 강화) 그림 2-49. 또한, 봉공근과 박근은 슬관절 굴곡에 작용한다.

④ 내전근

근육군으로서 내전근(adductor)의 주요 기능은 발끝 떼기 시 고관절 굴곡이며, 유각기 중 고관절의 외회전(대내전근의 부착부는 광범위하고 일부는 내회전)을 보조하는 기능도 가지고 있다 그림 2-50. 마찬가지로 발뒤꿈치 접지 시 지면 반발력에 길항하기 위해 말기 유각기에 다시 수축한다.

내전근의 활동에는 개인차가 있지만(중기 유각기의 짧은 기간 제외) 유각기 중 그 수축이 지속된다.[5)]

장내전근은 반대쪽의 초기 접지기 시 최대 수축을 보이며, 초기 유각기까지 수축한다. 이 작용은 고관절 굴곡을 보조하며 그림 2-44, 보행 중의

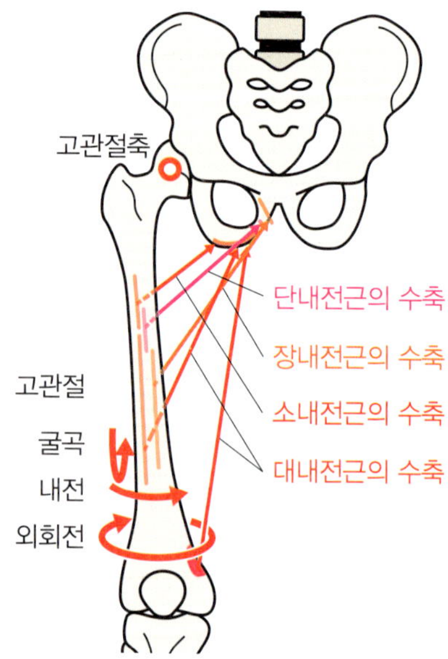

그림 2-50 내전근의 작용(음영은 뒷면)

고관절 굴곡근으로 가장 먼저 작용한다. 전유각기의 근장력은 최대 근력의 35%에 달한다.

대내전근은 내전근 중 가장 뒤쪽에 위치하며, 주로 고관절 내전과 신전에 작용한다. 따라서 대내전근 이외의 내전근이 주로 발끝 떼기 시부터 전유각기를 중심으로 활동하는 반면, 대내전근은 말기 유각기부터 하중 반응기까지 수축하여 초기 접지기 시에 최대 수축이 나타난다 **그림 2-51**. 이 시점의 근장력은 최대 근력의 40%이다. 하중 반응기에서 내전근과 외전근의 동시 수축으로 고관절의 강성을 높인다. 대내전근의 수축 시기는 햄스트링, 대둔근 하부섬유와 일치한다.[9)]

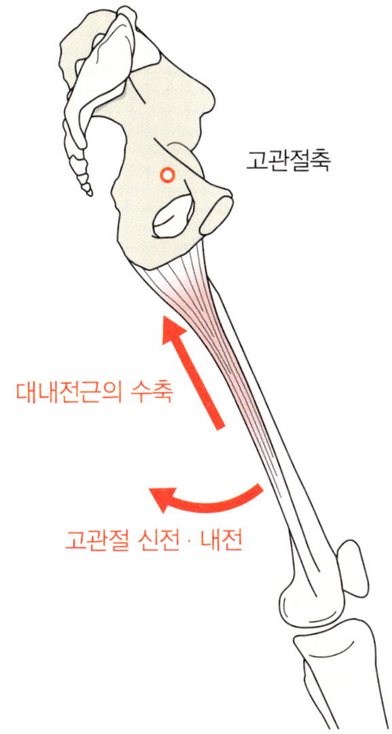

그림 2-51 초기 접지기에서의 대내전근에 의한 고관절 신전 작용

5) 슬관절 굴곡근의 근육 기능

보행 중 슬관절 굴곡에 관여하는 근육의 활동을 **그림 2-52**에 나타낸다. 보행 중 슬관절 굴곡근의 활동은 말기 유각기에서 초기 접지기까지 발생하며, 주로 내 · 외측의 햄스트링이 이 활동을 담당하고 있다. 햄스트링 각각의 근육으로 기능적 역할을 설명한다.

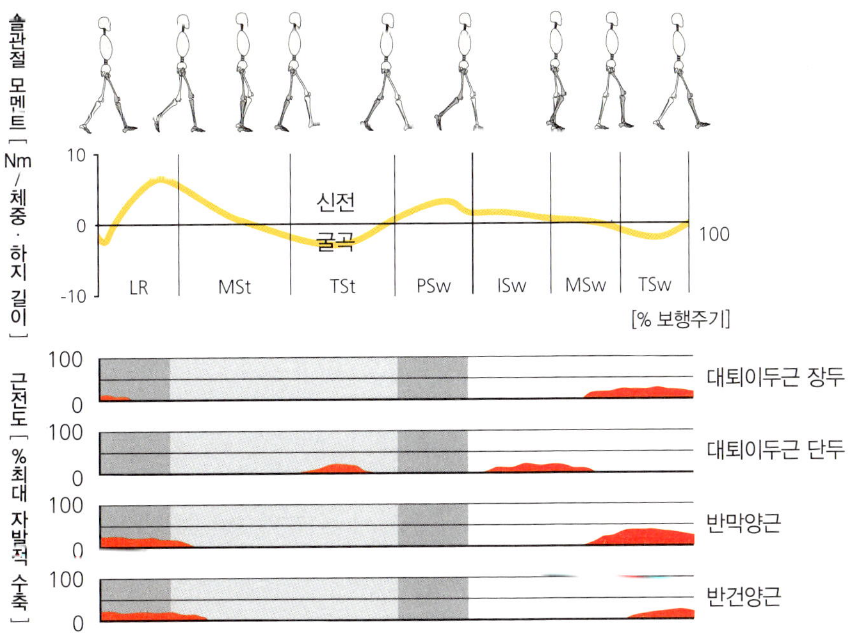

그림 2-52 슬관절 모멘트와 슬관절 굴곡근의 근육 활동(문헌 3에서 인용)

① 햄스트링 그림 2-52

햄스트링(hamstrings)의 근육 활동은 말기 유각기에서 최대가 된다 그림 2-53. 말기 유각기에서 햄스트링이 발휘하는 근장력은 최대 근력에 비해 반막양근이 38%, 반건양근이 24%, 대퇴이두근 장두가 22%이다.[4] 햄스트링의 신장성 수축은 하지 전방으로의 움직임을 감속한다. 햄스트링의 수축은 하중 반응기에도 지속되며, 고관절 굴곡의 대둔근에 의한 제동을 보조한다. 동시에 대퇴사두근과의 동시 수축은 슬관절에서의 충격 흡수에 작용한다 그림 2-54.

주행 시의 입각기 후반, 모든 햄스트링이 강력한 슬관절 굴근으로 기능한다 그림 2-55.[14]

말기 입각기에 대퇴이두근은 천장인대(sacro-iliac ligament)와의 연결을 통해 천장관절을 안정화시킨다.[15] 동시에 발뒤꿈치 접지에 의한 뼈나 연부조직으로의 진동을 감쇠시킨다.[16] 초기 유각기에 대퇴이두근 단두의 최대 수축에 의해 슬관절이 굴곡된다.

반막양근은 후사인대(posterior oblique ligament)와 내측측부인대(medial collateral ligament)에 여럿 부착이 있기 때문에 무릎의 외반스트레스(valgus stress)에 길항하는 데 중요한 역할을 한다 그림 2-56.

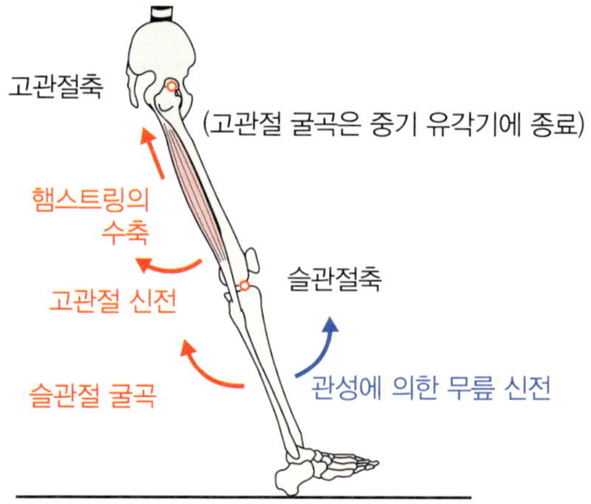

그림 2-53 말기 유각기, 햄스트링에 의한 하지 흔들림 제동

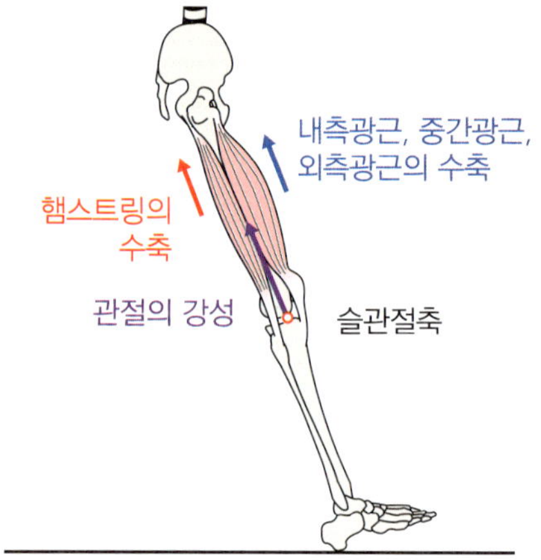

그림 2-54 초기 접지기, 햄스트링과 광근의 동시 수축에 의한 관절의 강성 증가 → 충격 흡수

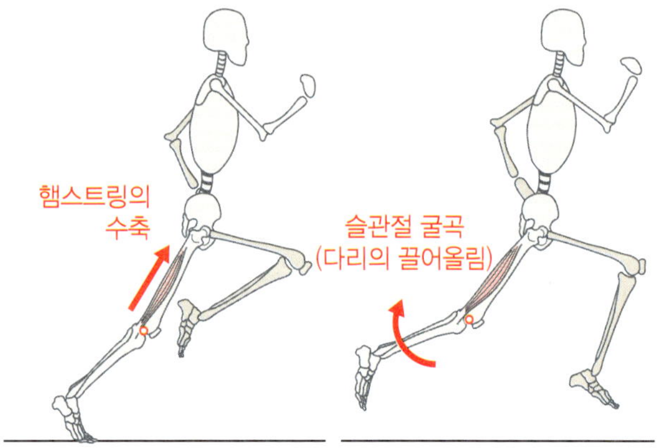

그림 2-55 주행 시의 햄스트링 작용

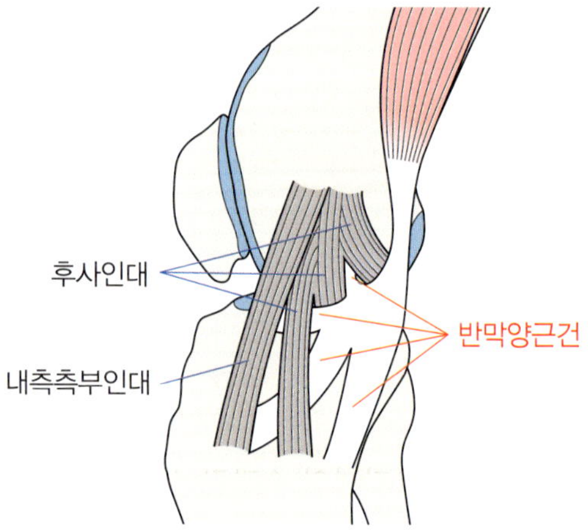

그림 2-56 반막양근의 부착부와 슬관절 내측의 안정성(우측 슬관절 내측)

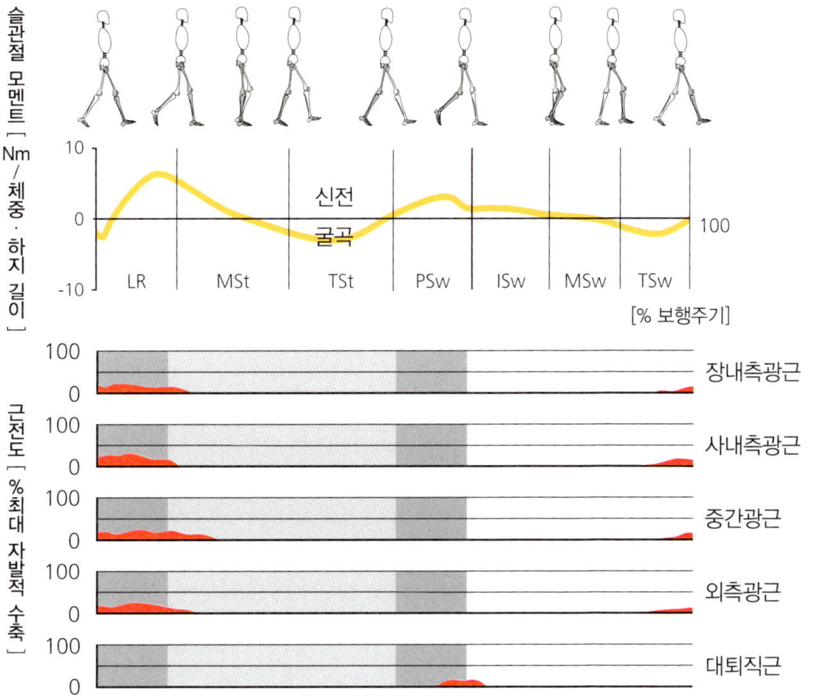

그림 2-57 슬관절 모멘트와 슬관절 신전근의 근육 활동(문헌 3에서 인용)

6) 슬관절 신전근의 근육 기능

보행 중 슬관절 신전에 관여하는 근육의 활동을 그림 2-57에 나타낸다. 보행 중 슬관절 신전근의 활동은 말기 유각기에서 하중 반응기에 걸쳐 발생하며, 주로 대퇴사두근이 이 활동을 담당하고 있다. 대퇴사두근 각 근육의 기능적 역할을 설명한다.

① 대퇴사두근(quadriceps femoris)

광근은 말기 유각기부터 수축하기 시작하여 하중 반응기에 최대 수축을 보인다 그림 2-57. 광근의 신장성 수축은 하중 반응기의 슬관절 굴곡을 감속시킨다. 광근은 무게중심이 슬관절 앞을 통과할 때까지 계속 수축한다.[17)]

대퇴직근은 전유각기에서 초기 유각기까지(특히 빠른 보행 속도의 경우) 슬관절의 굴곡을 보조한다. 또한, 대퇴직근은 슬관절 신전근으로서 전유각기의 슬관절 굴곡을 감속시킨다 그림 2-58. 그 결과, 초기 유각기의 슬관절 신전으로의 이행이 원활해진다. 그러나 이 시기의 근장력은 최대 근력의 18%에 불과하다.

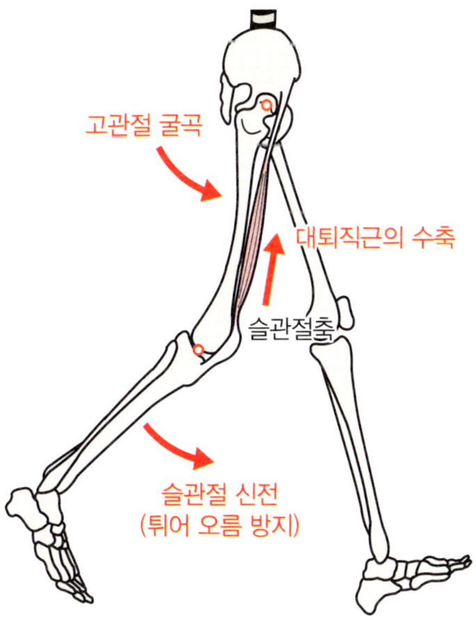

그림 2-58 전유각기~초기 유각기의 대퇴직근 작용

하중 반응기에서 광근은 최대의 충격 흡수기구이며, 슬관절이 굴곡될수록 근육 활동이 증가한다 그림 2-59.

슬관절 굴곡과 신전 시 내측광근 사두는 슬개골을 내측으로 견인하여, 외측에서 견인하는 외측광근, 장경인대로부터의 섬유성 연결과 함께 슬개골 탈구를 방지한다.

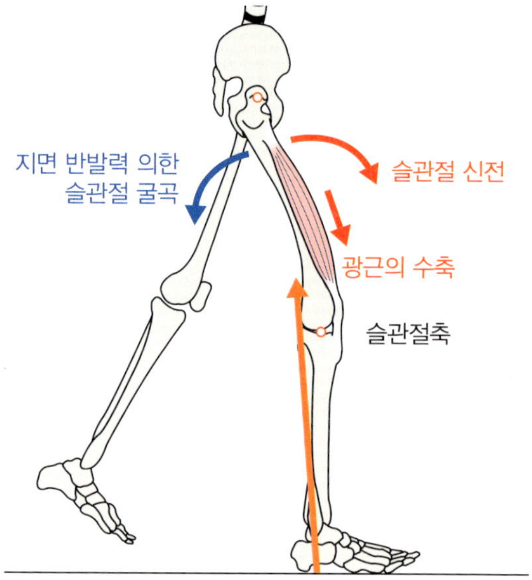

그림 2-59 하중 반응기에서 광근에 의한 충격 흡수 작용

7) 슬관절 회전근의 근육 기능

슬관절을 가로지르는 근육의 대부분은 세로 방향으로 주행하지만, 슬와근만은 가로 방향(엄밀히 말하면 비스듬히)으로 주행한다. 따라서 회전 작용을 주체로 하는 근육이며, 보행 중 슬관절 회전에 중요한 역할을 한다.

① 슬와근

슬와근(popliteus)은 말기 입각기에서 전유각기까지 수축한다. 반대쪽의 초기 접지기 시, 슬관절은 거의 완전 신전자세이며 동시에 경골은 내회전하고 있다. 즉, 슬관절은 십자인대(cruciate ligament)와 측부인대(collateral ligament)에 의해 구축학적으로 잠김이 걸려 있다. 이 잠김을 해제하기 위해 슬와근은 '무릎의 열쇠'라고 불린다. 전유각기에서 슬와근의 수축은 최대에 도달하며, 슬관절 굴곡에 작용한다 그림 2-60. 동시에 슬와근은 대퇴골을 외회전시킨다 그림 2-61.

전유각기 중 거퇴관절은 배굴자세에서 저굴자세로 전환되고, 거골하관절은 회외하고, 경골은 외회전한다. 경골의 외회전에 대퇴골의 외회전을 연동시키기 위해 슬와근의 작용이 필요하다. 만약 경골의 외회전에 대퇴골의 외회전을 연동시키지 못하면 이른바 과도한 외반(knee-in toe-out)의 정렬이 되어 외

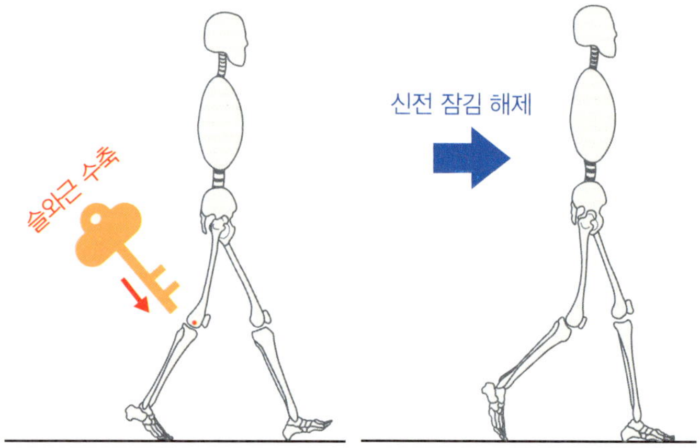

그림 2-60 말기 입각기~전유각기에서의 슬와근 작용

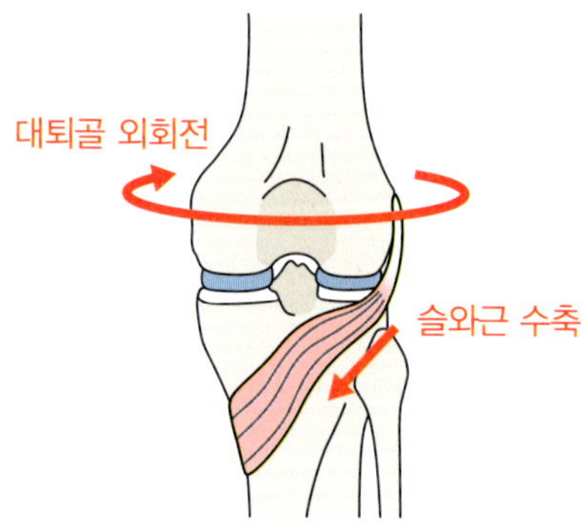

그림 2-61 슬와근에 의한 대퇴골의 외회전 작용

상 발생의 위험이 높아진다 그림 2-62.

8) 족관절 배굴근의 근육 기능

보행 중 족관절 배굴과 관련된 근육의 활동을 그림 2-63에 나타낸다. 보행 중 족관절 배굴근의 활동은 주로 초기 접지기에서 하중 반응기의 heel rocker 시기 및 유각기를 통해 발생한다. 족관절 배굴근 각 근육의 기능적 역할을 설명한다.

① 전경골근, 장무지신근, 장지신근, 제3비골근 그림 2-63

전경골근, 장지신근, 장무지신근은 초기 접지기 시, 근육 활동이 최대가 된다. 하중 반응기에서 이들 근육은 족관절 저굴을 감속시키며, 전경골근은 하중 반응기에서 중기 입각기까지 전족부를 회외자세로 유지한다(말기 입각기, 지면 반발력에 의해 회외자세를 유지한다). 중기 입각기부터 말기 입각기까지 전경골근, 장지신근, 장무지신근은 활동하지 않고, 전유각기 후반부터 다시 수축한다. 주행 중이라면 전경골근, 장지신근, 장무지신근은 중기 입각기에도 활동한다. 그 동안 고정된 족부에 경골을 끌어당겨 신체를 가속하도록 기능한다 그림 2-64.[12)]

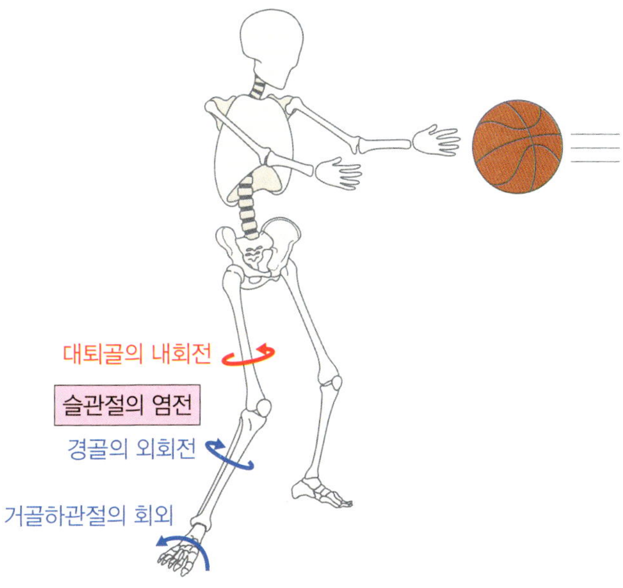

그림 2-62 knee-in toe-out과 대퇴골, 경골의 회전

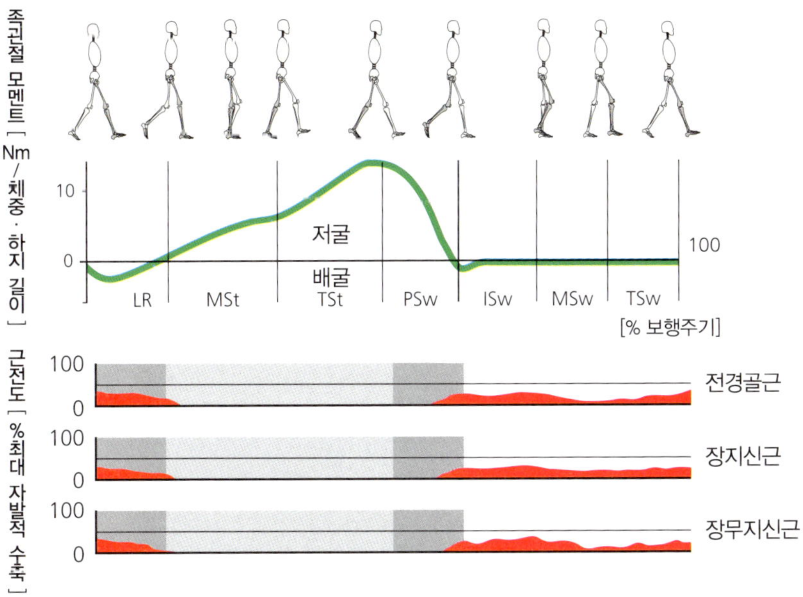

그림 2-63 족관절 모멘트와 족관절 배굴근의 근육 활동(문헌 3에서 인용)

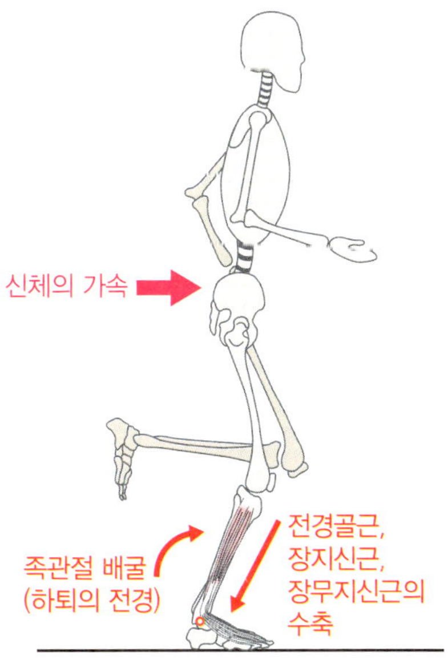

그림 2-64 주행 중, 중기 입각기의 전경골근, 장지신근, 장무지신근 작용

2 보행에서의 근육 기능

장지신근과 제3비골근은 말기 입각기 및 전유각기 중 족관절 배굴과 동시에 전족부를 회내자세로 유지한다 그림 2-65. 또한, 장지신근은 IP 관절에 압축력을 유지하도록 작용하여 발가락의 굴곡을 방지한다. 전경골근은 내측설상골, 제1중족골에 부착되어 있기 때문에 전유각기, 족관절 배굴과 동시에 족부를 회외시킨다 그림 2-66. 장무지신근은 전유각기 중 가장 강력한 족관절 배굴근으로 기능하며 무지의 강성을 유지한다. 전경골근, 장지신근, 장무지신근의 활동은 중기 유각기 직후에 잠시 중단되었다가 말기 유각기 중 이 모든 근육이 동시에 수축한다 그림 2-67.[5]

중기 유각기 및 말기 유각기에서 전경골근, 장지신근, 장무지신근의 근육 활동은 족관절, MTP 관절을 경도 배굴시킨다. 장지신근과 제3비골근은 전족부를 회내시킨다. 이 시기에 전경골근은 전족부의 회외로 작용한다 그림 2-68.

하중 반응기에서 전경골근, 후경골근의 동시 수축으로 내측 종아치의 강성은 보강되어 회내를 제어한다 그림 2-69.

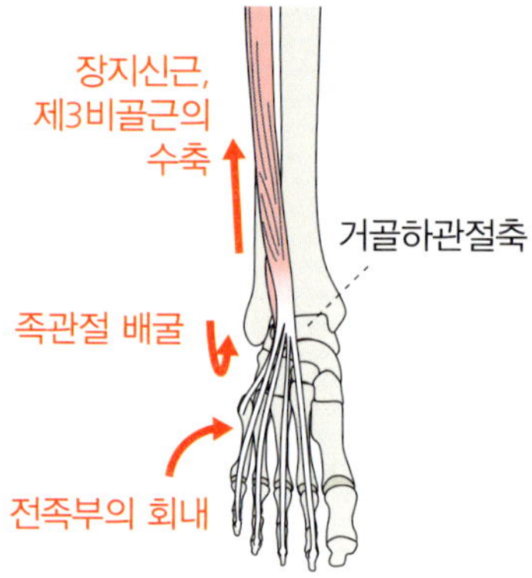

그림 2-65 말기 입각기~전유각기의 장지신근과 제3비골근 작용

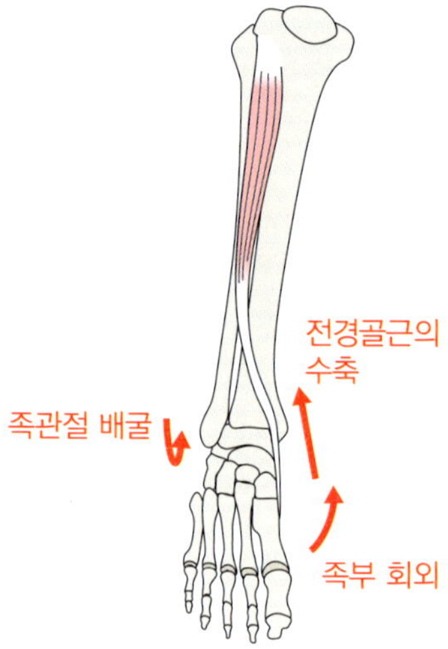

그림 2-66 전유각기의 전경골근 작용

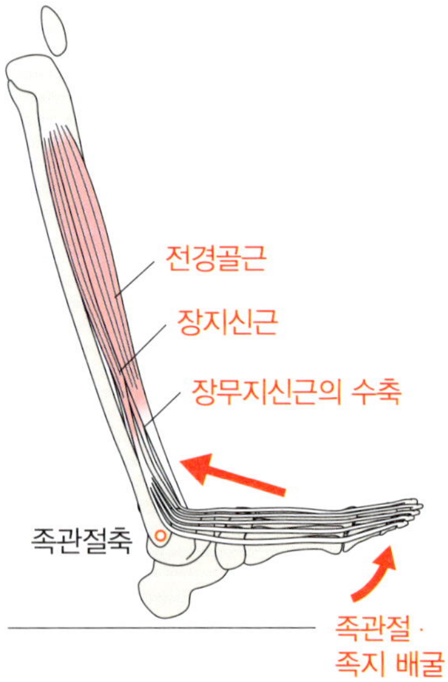

그림 2-67 말기 유각기의 전경골근, 장지신근, 장무지신근 작용

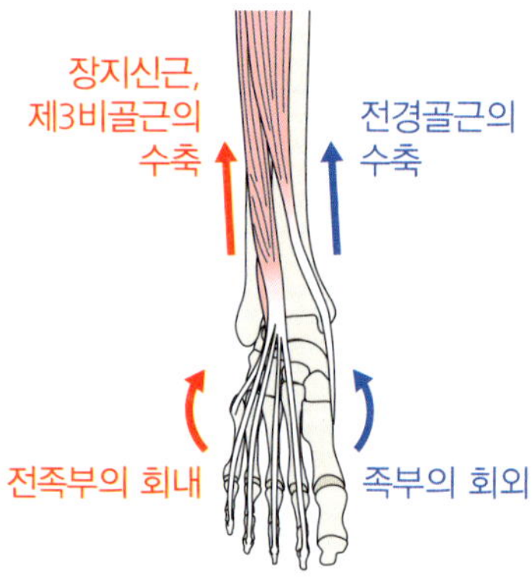

그림 2-68 중기 유각기~말기 유각기에서 전경골근, 장무지신근, 제3비골근의 동시 수축에 의한 내외측 안정화

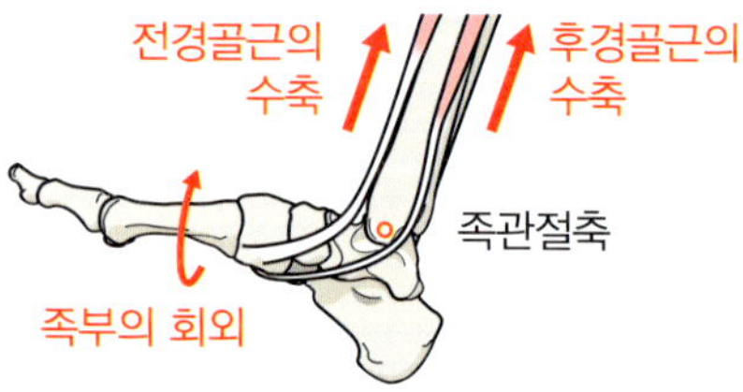

그림 2-69 하중 반응기에서 전경골근, 후경골근의 동시 수축에 의한 내측 종아치 보강

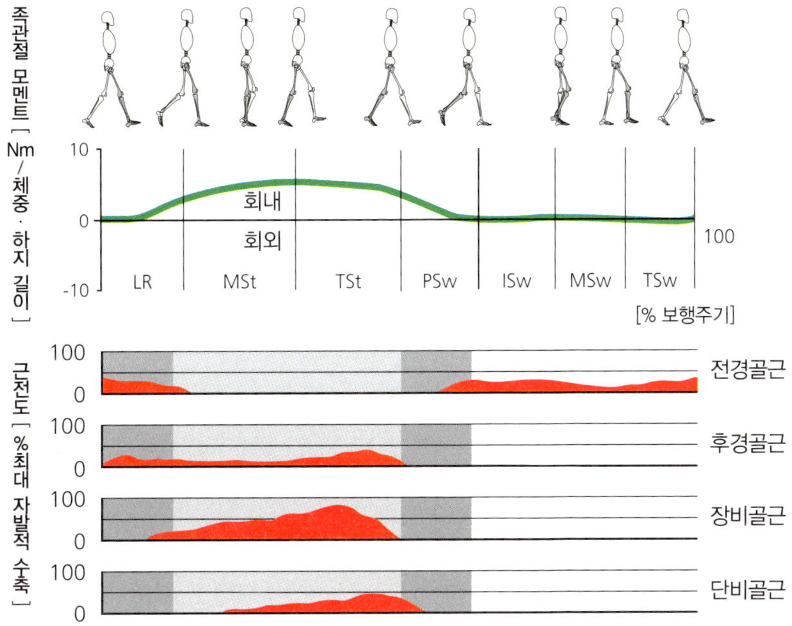

그림 2-70 **족관절(회내외) 모멘트와 족관절 회내 · 회외근의 근육 활동**(문헌 3에서 인용)

9) 족관절 회내 · 회외근의 근육 기능

보행 중 족관절 회내 · 회외에 관련된 근육의 활동을 그림 2-70에 나타낸다. 보행 중 족관절 회내 · 회외근의의 활동은 입각기를 통해 발생한다. 족관절 회내 · 회외근 각각의 근육별 기능적 역할을 설명하다.

① 후경골근 그림 2-70

후경골근(tibialis posterior)은 거골하관절의 회내에 대한 가장 중요한 제동장치로서 초기 섭시기에서 중기 입각기 전반까지 기능한다 그림 2-71. 중기 입각기 후반부터 말기 입각기까지 하퇴삼두근에 의한 족관절 저굴, 회외를 보조하여 효율적인 추진을 가능하게 한다 그림 2-72.

② 장비골근, 단비골근 그림 2-70

발뒤꿈치 접지 직전, 비골근(peroneus)의 수축은 과도한 후족부의 회외를 제한하여 족관절 염좌를 방지한다 그림 2-73.[18-19] 비골근의 예방적 활동은 족관절 염좌(ankle sprain)의 기왕력에 의

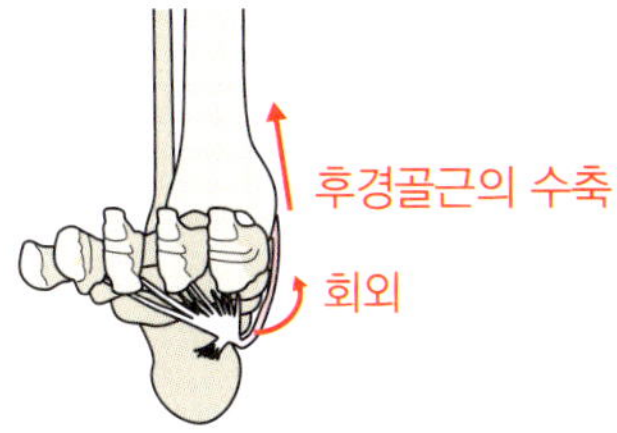

그림 2-71 **하중 반응기에서의 후경골근의 회외 작용**

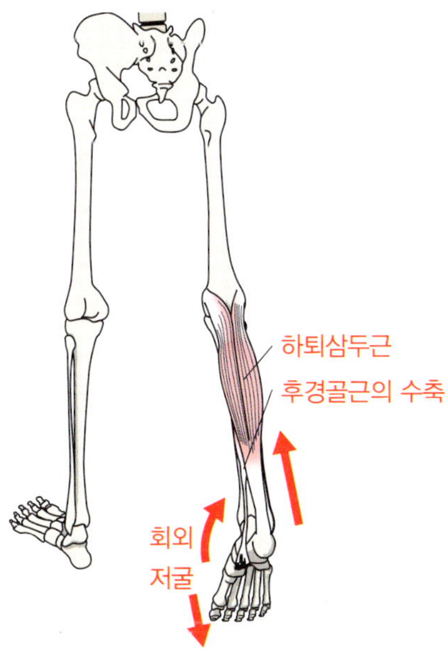

그림 2-72 **말기 입각기에서의 하퇴삼두근, 후경골근에 의한 저굴 회외 작용**

해 증가한다.[19] 중기 입각기의 장비골근과 단비골근은 거골하관절(장비골근보다 단비골근)에 회내력을 생성하고, 전경골근, 후경골근, 장무지신근 등에 의한 회외력에 부분적으로 길항한다 그림 2-74. 이 길항 작용에 의해 거골하관절의 강성이 높아진 결과 말기 입각기에 거골하관절이 중간자세로 유지된다.

장비골근과 후경골근의 동시 수축은 중족부 관절의 압축력을 높여 그 강성을 증가시킨다 그림 2-74. 장비골근의 수축 방향은 후외방이고, 후경골근은 후내방이다. 이러한 합력(net force)의 일부는 족근골 사이의 압축력으로 중기 입각기, 말기 입각기의 염좌 방지에 작용한다.

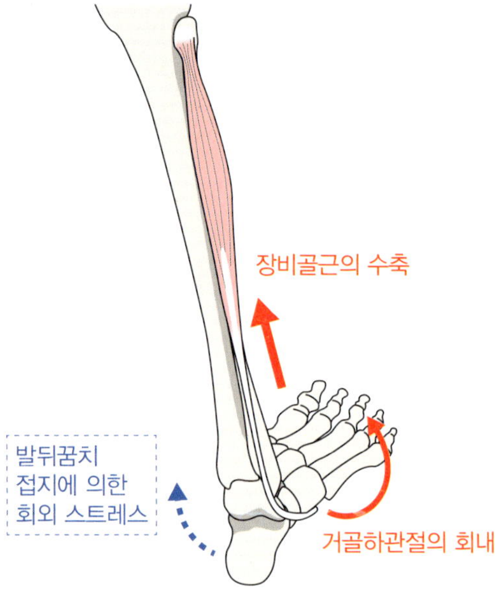

그림 2-73 말기 유각기, 장비골근의 회외 작용

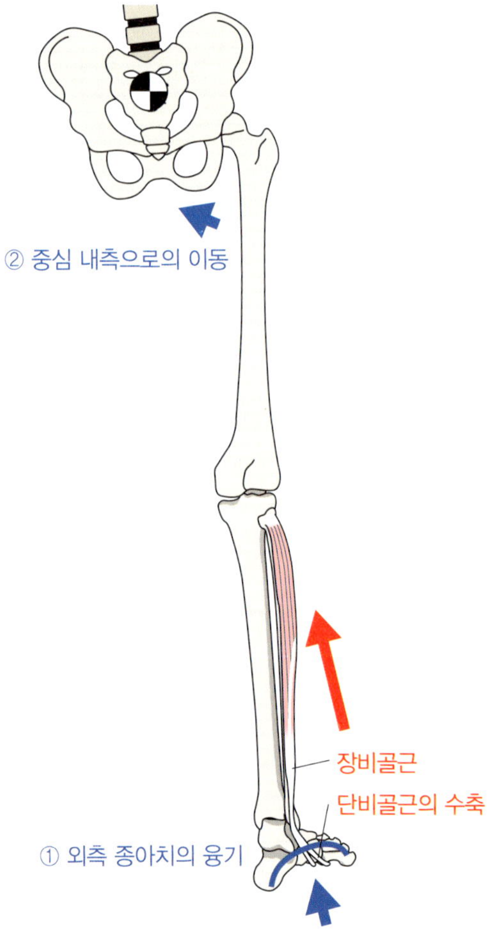

그림 2-75 중기 입각기에서 장비골근, 단비골근에 의한 발뒤꿈치 떼기 준비

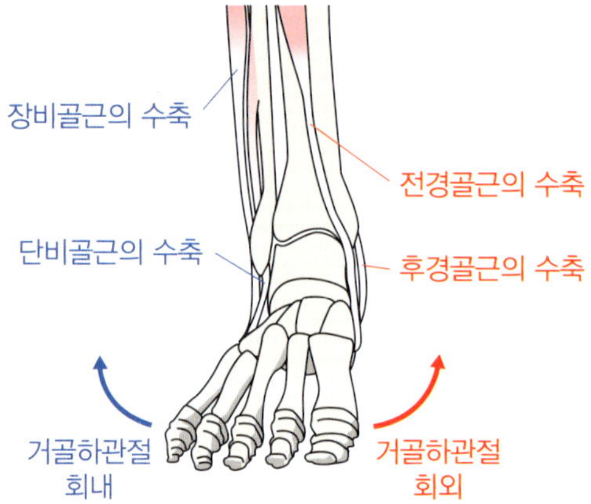

그림 2-74 중기 입각기, 회외근 · 회내근의 동시 수축

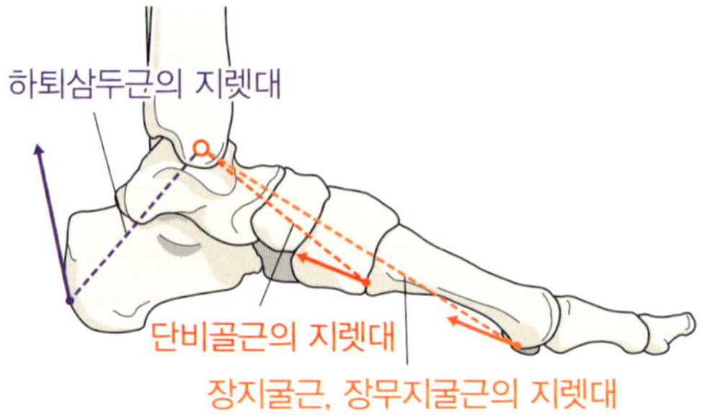

그림 2-76 족관절 저굴근의 지렛대 길이 비교

중기 입각기에 단비골근은 제5중족골을 입방골로 끌어당기고, 입방골을 종골로 끌어당겨 외측 종아치를 안정화시킨다. 장비골근과 단비골근은 족부를 회내시킨다. 이로 인해 무게중심이 내측으로 이동하고 그 결과 발뒤꿈치 떼기가 용이해진다 그림 2-75. 중기 입각기 후반부터 말기 입각기에 걸쳐 장비골근은 내측 종아치를 높여, COP를 무지의 MTP 관절까지 전진시킨다.

단비골근의 족관절축에 대한 저굴근으로서 모멘트의 역학적 지렛대 길이가 짧기 때문에 추진력이 되는 저굴력 자체는 작다 그림 2-76.

10) 족관절 저굴근의 근육 기능

보행 중 족관절 저굴과 관련된 근육의 활동을 그림 2-77에 나타낸다. 보행 중 족관절 저굴근의 활동은 발바닥 접지부터 발뒤꿈치 떼기까지 발생하며, 특히 말기 입각기에 강하게 발생한다. 족관절 저굴근 각 근육의 기능적 역할을 설명한다.

① 비복근과 가자미근 그림 2-77

가자미근(soleus)과 비복근(gastrocnemius)은 말기 입각기에 가장 많이 수축하고 발뒤꿈치 떼기가 일어난다. 중기 입각기 전기에 비복근이 슬관절을 굴곡시키고 족관절이 배굴하는 동안 가자미근은 경골의 전경을 제어한다 그림 2-78. 비복근은 대퇴골에 기시를 가지기 때문에 중기 입각기의 슬관절에 일정한 굴곡 장력을 유지할 수 있어 과신전 손상의 위험을 줄일 수 있다. 입각기 중 가자미근은 경골의 내회전을 감소시키고, 비복근은 대퇴골의 내회전을 감소시킨다 그림 2-79. 이는 하중 반응기에서 슬관절에 가해지는 염전력(torsional force)을 감소시킨다. 가자미근은 발바닥 접지부터 발뒤꿈치 떼기까지 계속 수축

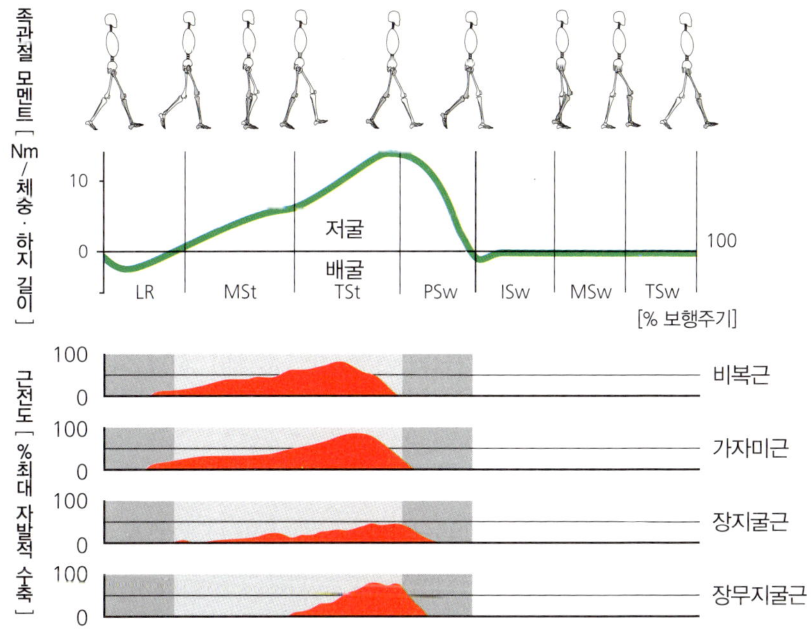

그림 2-77 족관절 모멘트와 족관절 저굴근의 근육 활동(문헌 3에서 인용)

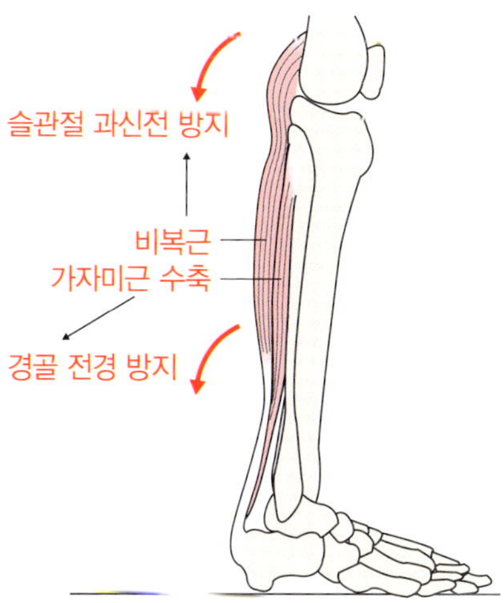

그림 2-78 중기 입각기의 비복근, 가자미근 작용

하며 거골하관절을 회외하고 경골을 외회전시켜 외측 전족부를 바닥면에 밀어 구축학적인 잠김(locking)을 유지한다 그림 2-80. 비복근도 발바닥 접지에서 발뒤꿈치 떼기까지 수축하여 거골하관절의 회외 및 대퇴골의 외회전을 보조한다. 비복근의 가장 중요한 작용은 발뒤꿈치 떼기의 보조 및 말기 입각기에 신체의 전상방으로의 추진을 보조하는 것이다 그림 2-81. 이로 인해 고관절 굴근에 대한 부하가 경감되고, 중기 유각기의 클리어런스가 간접적으로 보조된다.

중기 입각기 및 말기 입각기에 가자미근이 하퇴를 후방으로 끌어당기는 작용으로 슬관절의 신전을 보조한다.

또한, 아킬레스건 부착부에서 비복근은 외측, 가자미근은 내측에 분포한다 그림 2-82. 즉, 비복근은 종골의 회내, 가자미근은 회외의 기능을 가진다.[20)]

하퇴삼두근의 생리학적 횡단면적은 족관절 저굴근 전체의 73%를 차지한다. 종골 융기(calcaneal tuberosity)에 정지하고 있기 때문에 역학적 지렛대 길이도 5cm로 길고, 근육 모멘트도 크다. 하퇴삼두근의 수축은 한다리 지지기에서 볼 수 있으며, 이 시기의 관절 모멘트는 전체 관절 중 가장 크다. 기존에는 trailing posture, trailing

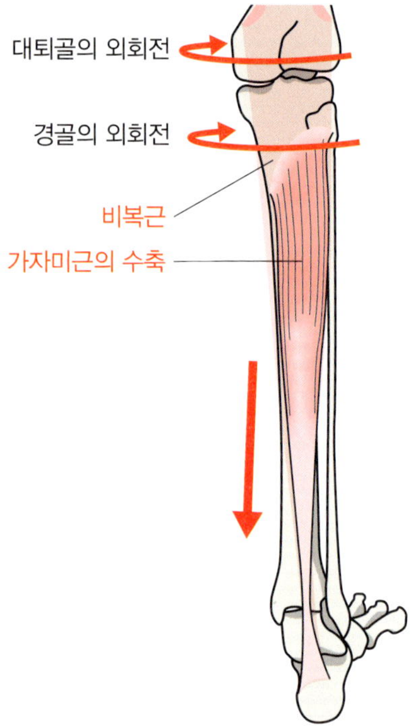

그림 2-79 중기 입각기, 비복근과 가자미근의 외회전 작용

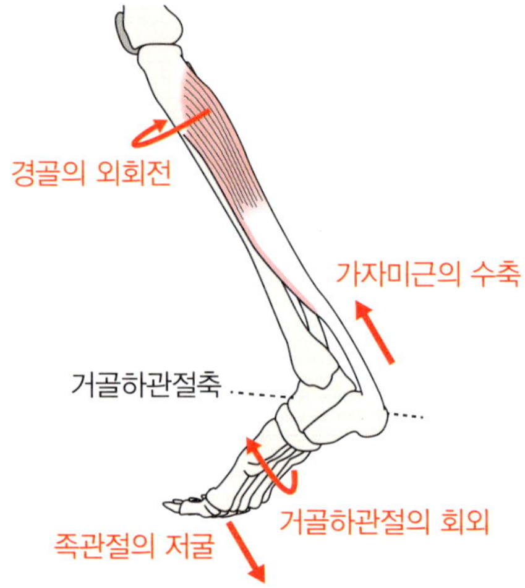

그림 2-80 말기 입각기, 가자미근의 작용

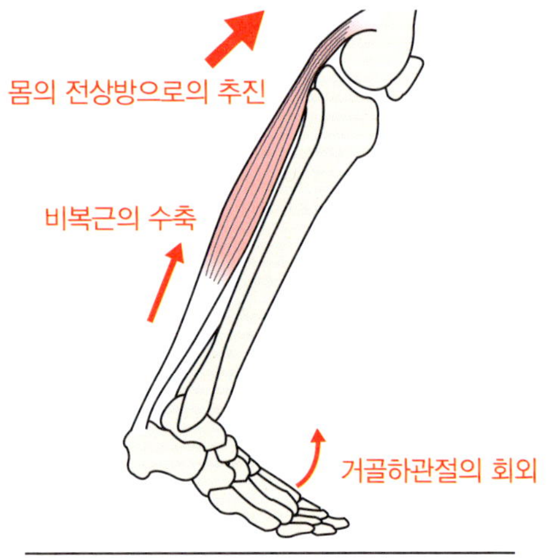

그림 2-81 말기 입각기, 비복근의 작용

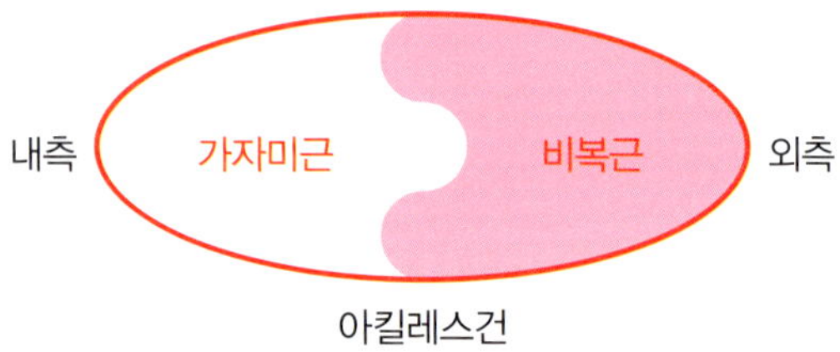

그림 2-82 아킬레스건 부착부의 단면, 비복근과 가자미근의 분포

position(그림 2-83)으로서 말기 입각기의 족관절 저굴 모멘트가 추진력의 원천으로 여겨져 왔다. 그러나 한다리 지지기의 관절 각도는 0°에서 10° 배굴하는 정도에 불과하다. 즉, 하퇴삼두근의 작용은 거퇴관절에 rock을 걸어 MTP 관절을 회전축으로 하여 발뒤꿈치를 떼게 하고, 다시 족부의 windlass mechanism을 유발하여 전족부 로커의 추진력에 작용한다 그림 2-84.

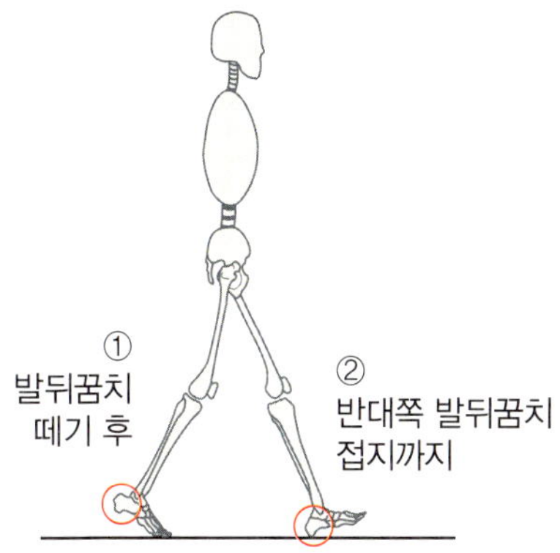

그림 2-83 Trailing position

② 장지굴근, 장무지굴근 그림 2-77

장지굴근(flexor digitorum longus)은 경골의 전경을 감속함으로써 발뒤꿈치 떼기를 보조한다. 장지굴근의 족관절에 대한 역학적 지렛대는 길며 추진기간의 대부분 동안 수축을 지속하여 발가락의 접지 압력을 유지하고, 무지내전근에 의한 족부 회외를 보조한다 그림 2-85. 족저방형근(quadratus plantae)은 장지굴근건에 부착되어 있기 때문에 이 건(힘줄)을 통해 전달되는 힘을 크게 증가시킨다 그림 2-86. 근전도학적으로 족저방형근이 장지굴근보다 우선적으로 동원되어 발가락 굴곡의 주동작근으로 기능할 가능성이 있다.[21]

중기 및 말기 입각기에서 장무지굴근(flexor

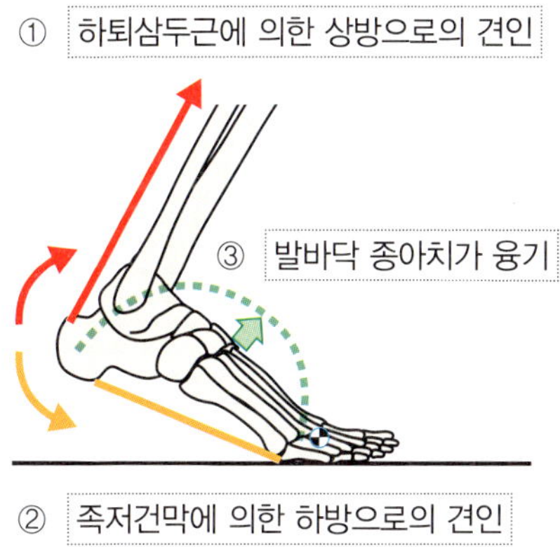

그림 2-84 Windlass mechanism

족저건막을 신장하고, 종골을 통해 하퇴삼두근을 신장한다.

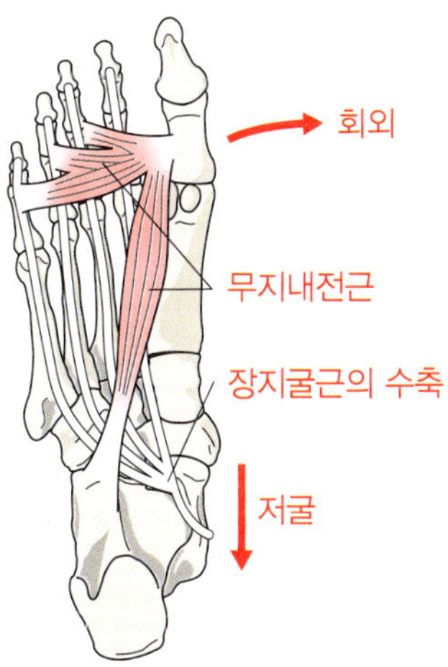

그림 2-85 장지굴근, 무지내전근의 저굴 회외 작용

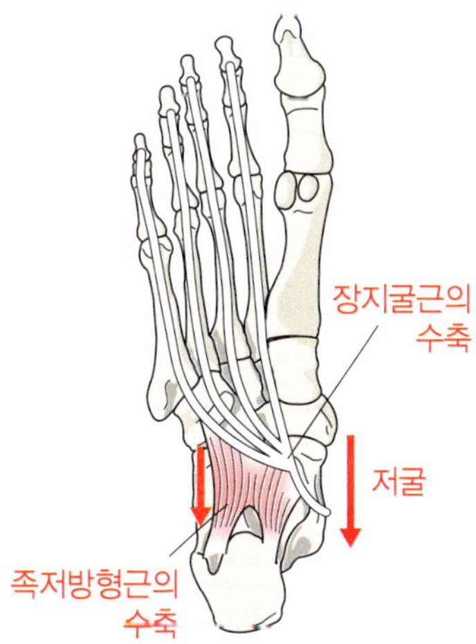

그림 2-86 족저방형근에 의한 저굴 작용

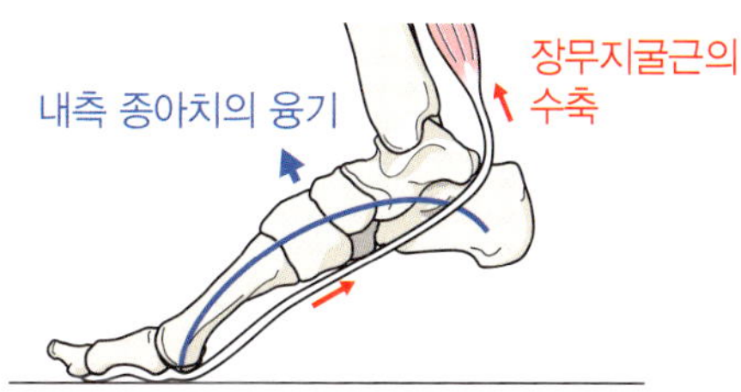

그림 2-87 말기 입각기, 장무지굴근에 의한 내측 종아치 융기

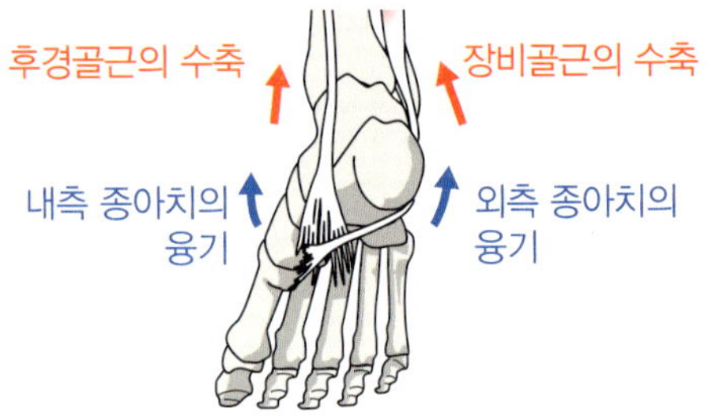

그림 2-88 후경골근, 장비골근의 동시 수축에 의한 내외측 종아치 융기

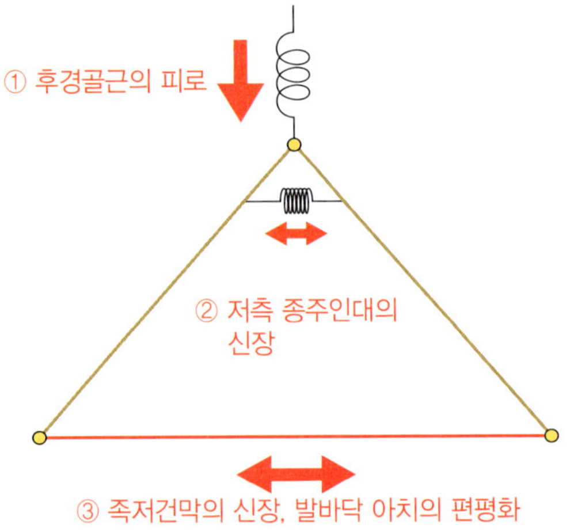

그림 2-89 후경골근의 피로와 족저건막의 관계

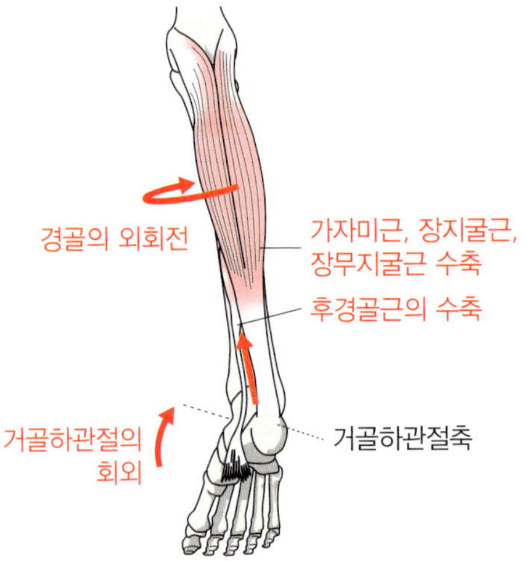

그림 2-90 말기 입각기. 가자미근, 장지굴근, 장무지굴근, 후경골근에 의한 거골하관절의 회외, 경골의 외회전 작용

pollicis longus)의 수축은 발뒤꿈치 떼기의 준비로서 내측 종아치의 강성을 높인다 **그림 2-87**. 장지굴근에는 추가로 족부를 내전 회외하는 작용이 있다. 후경골근, 장비골근의 동시 수축으로 내 · 외측 종아치의 강성은 강화된다 **그림 2-88**. 주행 중 후경골근의 피로로 인해 저측종주인대(일명 스프링인대, 인대로는 신장성이 높은 조직), 족저건막에 대한 스트레스가 높아져 족저건막염의 원인이 되고, 편평족(flat foot)과의 연관성도 지적되고 있다 **그림 2-89**.

말기 입각기에는 거골하관절의 회외근, 즉 후경골근, 가자미근, 장지굴근, 장무지굴근이 가장 많이 수축한다. 후경골근, 가자미근은 신장성으로 수축하여 회내를 제어한 후, 거골하관절을 회외시킨다 **그림 2-90**. 그 결과 경골은 족부에 대해 외회전한다.

11) 족부 내재근의 근육 기능

① 무지외전근, 무지내전근

무지외전근(abductor pollicis)과 무지내전근(adductor hallucis)은 중기 입각기 후반부터 전유각기에 걸쳐 수축하여 바닥면에 대해 무지의 기절골을 안정시킨다 **그림 2-91**. 이 근육들은 무지 MTP 관절의 저굴 장력을 유지한다. 무지외전근, 무지내전근의 수축 방향은 기절골을 중족골에 대해 외회전시키는 성분을 포함하기 때문에(손의 대립운동에 해당) **그림 2-92**, 무지의 수평면상 안정화에도 관여한다.

무지내전근의 횡두(transverse head)는 제3~5 MTP 관절에서 기시하여 무지의 외측 종자골(sesamoid bone)에 정지하므로 중족골두의 횡방향 확산을 방지한다. 추진 기간 동안 무지외전근, 무지내전근의 사두(oblique head)가 제1 MTP 관절을 압박/안정화하지 못하면 그 기시가 움직이기 시작하여 무지내전근 횡두가 중족골의 확산을 막을 수 없다.

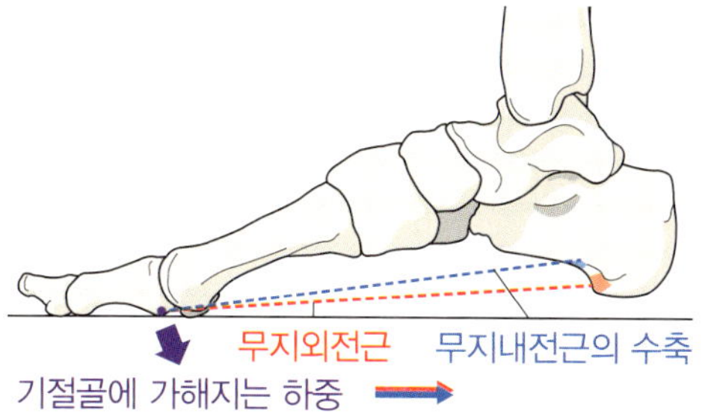

그림 2-91 중기 입각기 후반~전유각기. 무지내전근, 무지외전근에 의한 기절골 안정화

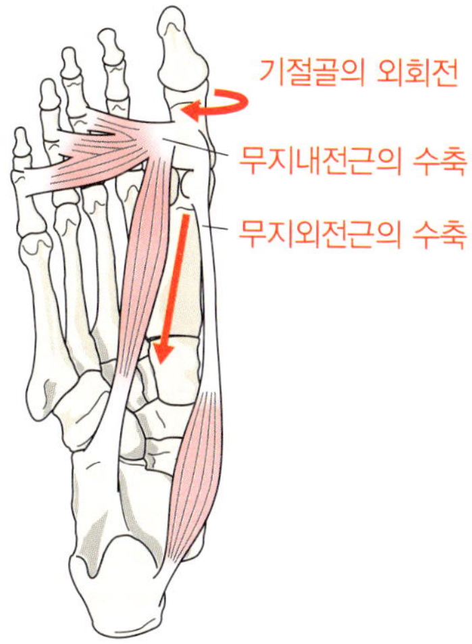

그림 2-92 무지내전근, 무지외전근에 의한 기절골의 외회전 작용

무지외전근은 내측 종아치와 비스듬한 중족부 관절 사축(oblique axis) 모두에 대해 긴 지렛대와 높은 효율을 가지고 있다 그림 2-93. 장비골근의 보조 근육으로서 내측 종아치의 중요한 족저굴근이며, 비스듬한 중족부 관절 사축 주위의 회외근으로 기능한다. 이 회외 동작은 무지내전근, 장지굴근, 단지굴근 및 족저방형근에 의해 보조를 받는다 그림 2-85, 그림 2-86.

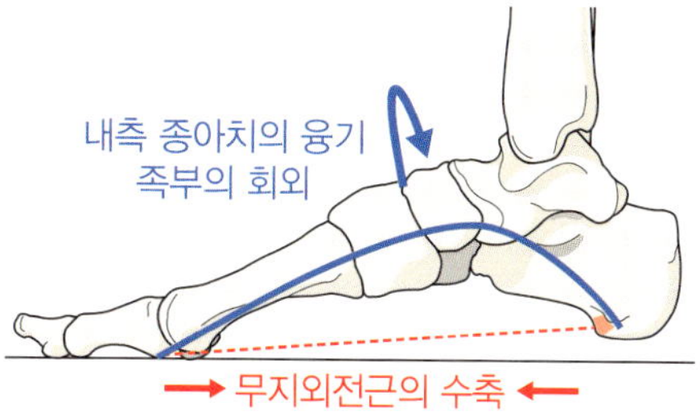

그림 2-93 무지외전근에 의한 내측 종아치의 융기, 족부의 회외

② 단무지굴근, 단지굴근

단무지굴근(flexor pollicis brevis)은 내측 설상골, 장족저인대 및 후경골근건의 두 머리에서 기시하며 내측두는 무지외전근과 유착하여 내측

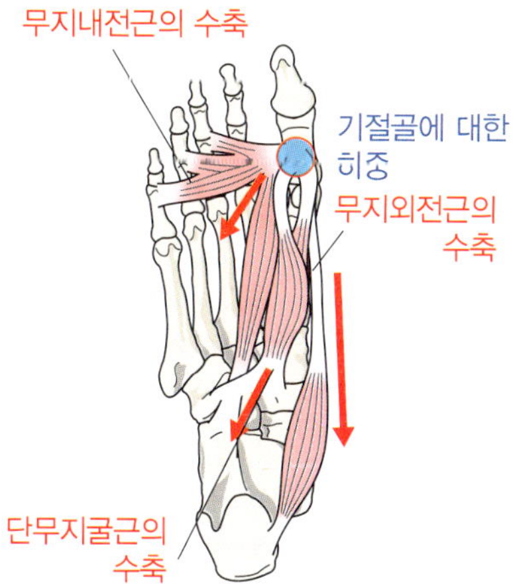

그림 2-94 단무지굴근, 무지내전근, 무지외전근에 의한 제1 기절골의 안정화

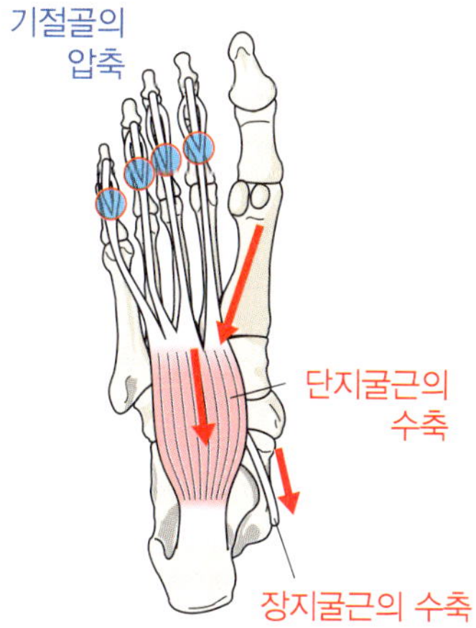

그림 2-95 단지굴근, 장지굴근에 의한 기절골의 안정화

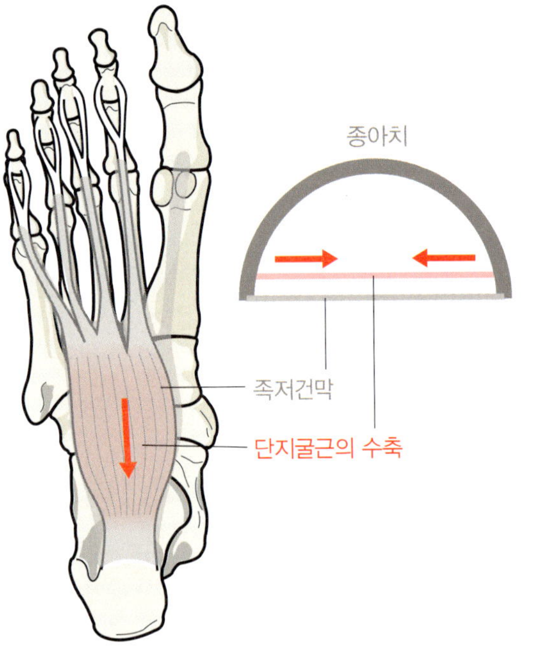

그림 2-96 단지굴근의 수축은 족저건막에 대한 스트레스를 감소시킨다.

종자골과 기절골에, 외측두는 무지내전근과 유착하여 외측 종자골과 기절골에 정지하므로 기절골의 강력한 고정 근육이다 그림 2-94. 이 근육은 장무지굴근과 함께 기능하며 제1 MTP 관절에 압축력을 생성하고, 추진 중 지면에 대해 제1지를 유지한다.

단지굴근(flexor digitorum brevis)은 장지굴근과 함께 기능하며 제2~5 MTP 관절을 압박하여 추진 기간 중 발가락 바닥면으로의 접촉 압력을 유지한다 그림 2-95.

단지굴근은 단무지굴근과 달리 추진 중 MTP 관절의 사축 주위에 강한 회외력을 발생시킨다. 추진 기간 중 발가락의 배굴 속도를 저하시키고, 단지굴근은 족저근의 보조근으로 작용함으로써 족저건막에 가해지는 스트레스를 감소시킨다 그림 2-96.

③ 골간근, 충양근

골간근(interosseous)은 중기 입각기 후반부터 전유각기까지 중족골두와 기절골 사이를 압축하여 제2~5 MTP 관절의 수평면상 안정성에 기여

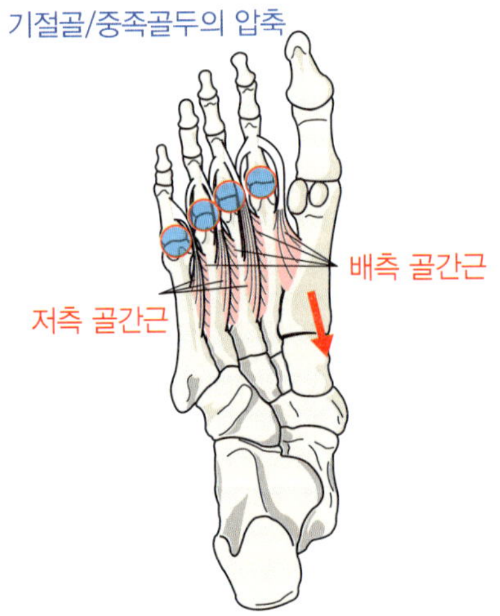

그림 2-97 중기 입각기 후반~전유각기. 골간근에 의한 중족골두, 기절골의 압축 작용

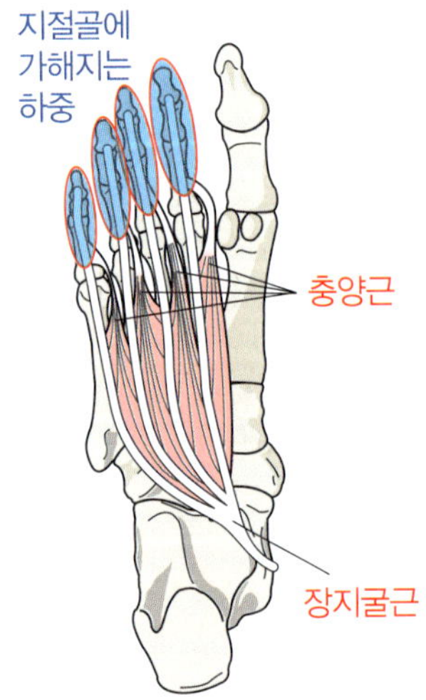

그림 2-98 충양근에 의한 지절골에 가해지는 하중

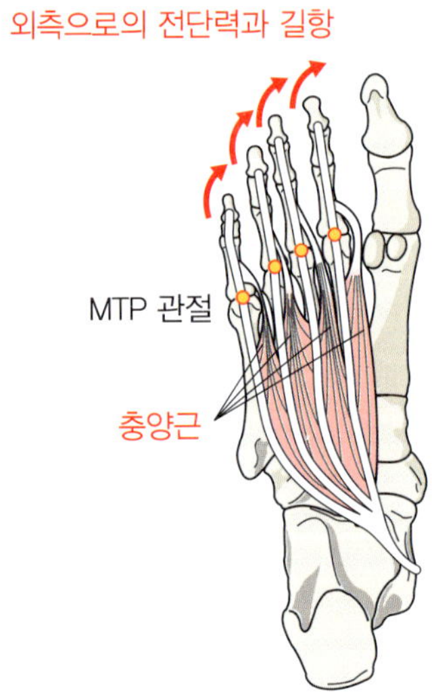

그림 2-99 충양근에 의한 내전 작용

한다 그림 2-97.

충양근(lumbrical)은 MTP 관절의 저굴력을 생성하고 PIP, DIP 관절을 배굴자세로 고정시키며, 바닥면에 대해 발가락을 밀착시킨다 그림 2-98.[22)]

충양근건은 MTP 관절 내측을 통과하기 때문에 바닥면과의 접촉에 따른 외전 전단력에 길항하는 내전력을 생성한다 그림 2-99.

골간근건은 중족지절관절의 횡축 아래를 통과하기 때문에 기절골의 저굴근으로 기능하며 충양근과 함께 중기 입각기 후반부터 전유각기에 걸쳐 발가락의 신근(extensor) 강성을 유지한다 그림 2-100.

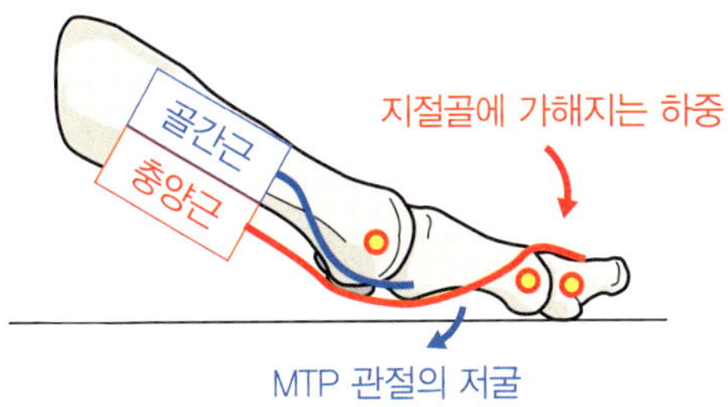

그림 2-100 중기 입각기 후반~전유각기. 충양근과 골간근의 동시 수축으로 전족부에 가해지는 하중

참고문헌

1. Abbott BC, Bigland B, Ritchie JM: The physiological cost of negative work. J Physiol. 117(3): 380-390. 1952.
2. Fukunaga T, Kubo K, et al: In vivo behaviour of human muscle tendon during walking. Proc Biol Sci. 268 (1464): 229-233. 2001.
3. Adams JM, Cerny K: Observational Gait Analysis A Visual Guide. SLACK Thorofare. 59-92. 2018.
4. R A Bogey, J Perry, A J Gitter; An EMG-to-force processing approach for determining ankle muscle forces during normal human gait. IEEE Trans Neural Syst Rehabil Eng. 13(3):302-310. 2005.
5. Basmajian JV, DeLuca CJ. Muscles Alive: Their Functions Revealed by Electromyography. Ed 5. Baltimore: Williams & Wilkins. 377. 1985.
6. Waters RL, Morris JM: Electrical activity of muscles of the trunk during walking. J Anat. 111:191-199. 1972.
7. McGill S: Low Back Disorders: Evidence-Based Prevention and Rehabilitation. Champaign, IL: Human Kinetics Publishing. 102. 2002.
8. White SG, McNair PJ: Abdominal and Erector Spinae Muscle Activity During Gait: The Use of Cluster Analysis to Identify Patterns of Activity. Clin Biomech. 17(3):177-184. 2002.
9. Lyons K, Perry J, Gronley JK, et al: Timing and relative intensity of the hip extensor and abductor muscle action during level and stair ambulation. Phys Ther. 63:1597-1605. 1983.
10. Preece S, Graham-Smith P, Nester CJ, et al: The influence of gluteus maximus on transverse plane tibial rotation. Gait Posture. 27:616-621. 2008.
11. Dalstra M: Biomechanics of the Human Pelvic Bone. In: Vleeming A, Mooney V, Dorman T, et al.(eds): Movement, Stability and Low Back Pain: the Essential Role of the Pelvis. New York: Churchill Livingstone. 91-102. 1999.
12. 12) Mann RA: Biomechanics of running. In: Pack RP (ed): Symposium on the Foot and Leg in Running Sports. St. Louis: CV Mosby. 26. 1982.
13. 13) Juker D, McGill S, Kropf P, et al: Quantitative intramuscular myoelectric activity of the lumbar portions of psoas and the abdominal wall during a wide variety of tasks. Med Sci Sports Exerc. 30:301-310. 1998.

14. Elliott BC, Blanksby BA: The synchronization of muscle activity and body segment movements during a running cycle. Med Sci Sports Exerc. 11:2-27. 1979.
15. Thelen D, Chumanov E, Hoerth D, et al: Hamstring muscle kinematics during treadmill sprinting. Med Sci Sports Exerc. 37:108-114. 2005.
16. Wakeling J, Liphardt A, Nigg B: Muscle activity reduces soft-tissue resonance at heel-strike during walking. J Biomech. 36:1761-1769. 2003.
17. Inman VT, Ralston HJ, Todd F: Human Walking. Baltimore. Williams and Wilkins. 1981.
18. Ashton-Miller J, Ottaviani R, Hutchinson C, et al: What best protects the inverted weight bearing ankle against further inversion? Evertor muscle strength compares favorably with shoe height, athletic tape and three orthoses. Am J Sports Med. 24: 800-809. 1996.
19. Delahunt E, Monaghan K, Caulfield B: Altered neuromuscular control and ankle joint kinematics during walking in subjects with functional instability of the ankle joint. Am J Sports Med. 34:1970-1976. 2006.
20. Perry J, Burnfield JM: Gait Analysis: Normal and Pathological Function. second ed. SLACK Thorofare. 2010.
21. Sooriakumaran P, Sivananthan S: Why does man have a quadratus plantae? A review of its comparative anatomy. Croat Med J. 46:30-35. 2005.
22. Root ML, Orien WP, Weed JH: Normal and Abnormal Function of the Foot. Los Angeles. Clinical Biomechanics. 1977.

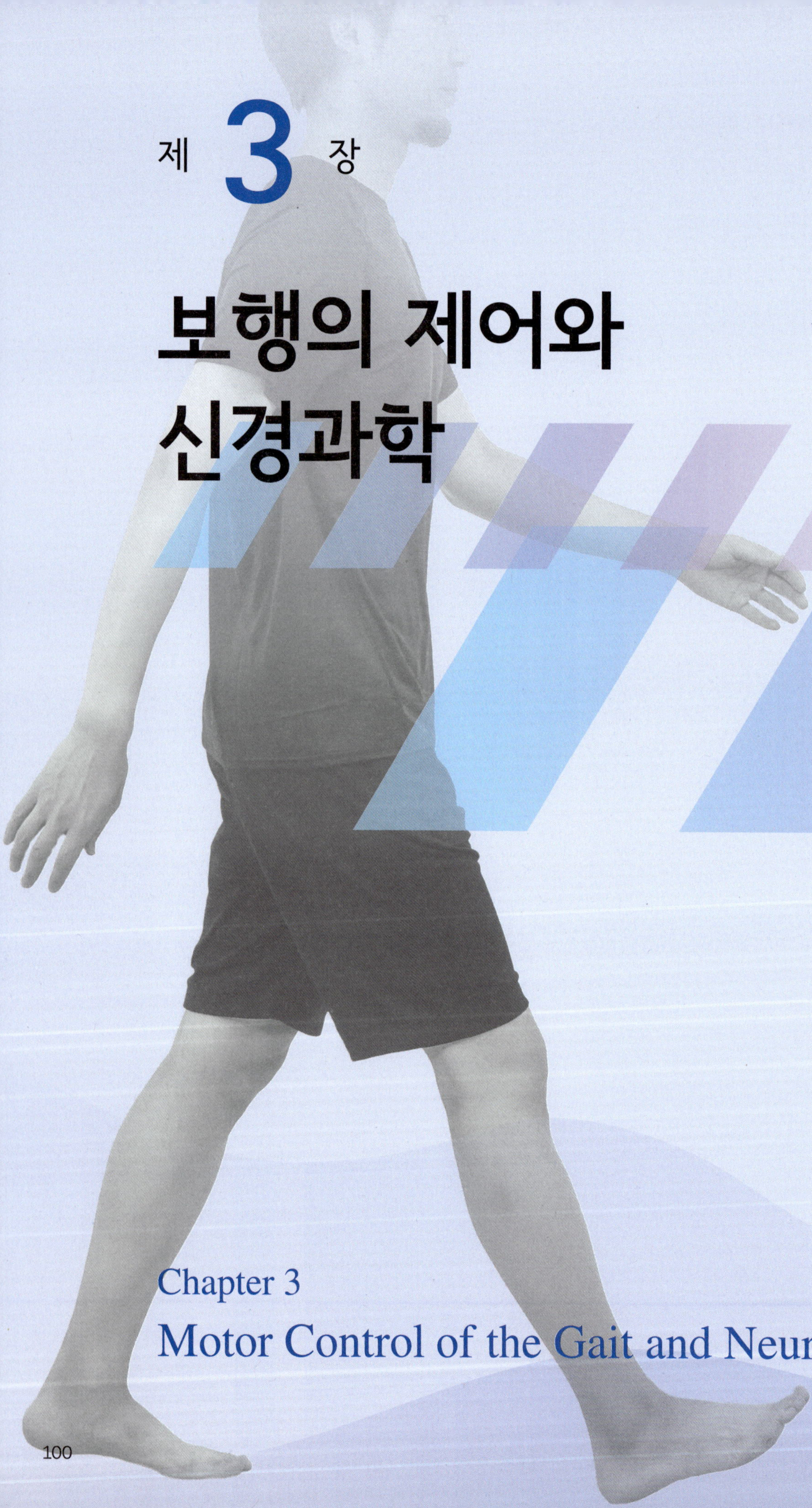

제 3 장

보행의 제어와 신경과학

Chapter 3

Motor Control of the Gait and Neuro Science

Reader's GUIDE

입문자가 가장 먼저 이해해야 할 내용을 기초편으로 제시했다. 용어의 정의, 분석 절차가 여기에 포함되며 권장하는 순서도 기재했다. 각 항목에서 내용은 완결되어 있기 때문에 응용편은 필요에 따라 목차의 키워드에서 선택하면 된다. 이 역시 필요한 사전 지식이 적은 항목의 순서를 기재했다.

기초편

인간은 보행 중 움직임과 힘을 어디에서 조절하고 있는지, 왜 넘어지지 않고 걸을 수 있는지, 그 메커니즘을 이해하는 것이 치료의 실마리가 된다.

▶ 1. 균형이라는 편리하고 모호한 용어 ▶ p102

응용편

신경계의 제어에 의해 계층적으로 자동화된 움직임과 이에 끼어들거나 오버라이드된 수의적 움직임으로 인간의 다양한 보행이 가능하다는 것을 이해할 수 있다.

▶ 3. 중추패턴생성기(CPG)에 의한 보행 패턴과 리듬의 신경학적 제어, 시너지 ▶ p114

CPG의 역할에 대한 이해를 통해 비정상적인 동작의 원인을 추론할 수 있다.

또한, 보행의 리듬은 외부의 감각 자극에 따라 변화하며, 낙상 위험의 지표로도 이용되고 있음을 알 수 있다.

▶ 2. 보행의 주기성 ▶ p110

1 균형이라는 편리하고 모호한 용어

자립 보행하는 로봇의 개념은 1920년에 시작되었다.[1] 지금까지의 기계기술 축적과 더불어 100년의 역사를 거쳐도 인간과 같은 다양성과 내구성은 갖지 못했다. 이는 인간의 구조와 제어의 복잡성에 기인한다. 제2장에서는 보행과 관련된 인간의 구조와 기능에 대해 설명했다. 제3장에서는 신경과학을 포함한 제어에 대한 임상 응용 가능한 지식을 정리한다.

전문가가 아니더라도 우리는 휘청거림이나 얼라인먼트 불량을 관찰하고 '균형이 안 맞는다'고 표현한다. 그러나 문제 삼아야 할 것은 휘청거림이나 얼라인먼트 불량의 원인이다. 균형이라는 모호한 용어로 표현하면 문제가 무엇인지 불분명해져 치료의 실마리가 되지 않는다. 휘청거림이나 얼라인먼트 불량이 발생하지 않고 보행이 가능하기 위해서는 이 항목에서 설명하는 '1) 감각', '2) 근력', '3) 관절가동범위 제한', '4) 인지기능', '5) 자세 전략과 장애'에 제시된 조건이 필요하다. 다시 말해, 이 조건의 결함이 치료해야 할 문제이기도 하다.

'균형'의 정의는 무게중심선과 지지기저면의 관계로 설명된다.[2] 무게중심선이 지지기저면 내에 있으면 '안정(balance)' 상태, 무게중심선이 지지기저면에서 벗어나면 '불안정(imbalance)' 상태이다. 인간은 안정성에 대한 위협을 감지하고, 낙상을 방지하기 위해 근육 활동을 사용하여 중력과 길항한다. 이것을 일반적으로 자세 제어라고 한다. 자세 제어는 '모든 자세나 활동 중에 안정 상태를 유지, 회복하는 활동'으로 정의되며 크게 ① 앉은 자세, 선 자세 등의 자세 유지, ② 보행 등의 동작, ③ 넘어지거나, 미끄러지거나, 밀리는 등의 외란(disturbance)에 대한 반응으로 나뉜다.

고령자의 낙상 관련 위험 요인은 위험도가 높은 순으로 ① 근력 저하, ② 낙상력, ③ 보행장애, ④ 평형기능장애, ⑤ 보행 보조기구 사용, ⑥ 시력 저하, ⑦ 퇴행성 관절증, ⑧ ADL장애, ⑨ 우울증, ⑩ 인지기능 저하, ⑪ 80세 이상의 고령으로 일부 모호한 표현이 있지만 근력, 감각, 인지기능의 순서로 밀접한 관계에 있다.[3]

1) 감각

시각, 전정감각, 체성감각은 상호 보완적으로 소뇌, 뇌간 레벨(일부는 더 상위 중추)에서 통합되어 일반적으로 평형감각이라고 불린다 그림 3-1. 또한, 신체 도식(body schema, body image)이나 공간 인식, 혹은 시공간 인지 역시 이 레벨에서 형성된다.[4]

① 시각

망막에서 감지된 시각정보는 시신경에서 시상의 외측 슬상체(lateral geniculate body)를 거쳐 측두엽, 두정엽의 시방선(optic radiation)으로서 후두엽의 제1차 시각영역에 도달한다 그림 3-2.

자세 제어에 시각 피드백이 필수적이라는 것은 이미 확인된 사실이다. 시각이 가져오는 공간의 변화, 즉 외란에 대한 인식을 바탕으로 자세를 제어하는 것을 '시각 피드백(visual feedback)'이라고 한다. 반면, '시각 피드포워드(visual feedforward)'는 노면의 변화나 장애물을 눈으로 실제 확인해 운동의 궤도를 미리 변화시키는 것을 말한다. 자연계에서 피드포워드, 피드백은 동시에 상호 보완하면서 자세를 제어한다.[5-6)] 또한, 시각 피드백은 족관절 주변 근육의 피드포워드 제어와 관련이 있어 자세 전략에도 영향을 미친다. 고령자의 낙상사고가 야간에 많다는 점에서 고령자의 시력 저하가 장애물과의 충돌 원인으로 생각되지만, 단순히 보이지 않아서 충돌하는 것이 아니라 피드포워드, 피드백 저하로 인한 휘청거림의 문제로서 환경 정비 등을 통한 낙상 예방을 고려해야 한다.

② 전정감각

반규관(semicircular canal)에서 감지한 회전운동 및 이석(otolith)에서 감지한 경사의 감각정보는 내이(inner ear)의 전정신경절(vestibular ganglion)을 통해 뇌교(pons)의 전정신경핵(vestibular nucleus complex)으로 전도되어 소뇌, 척수, 중뇌의 동안신경핵(oculomotor nucleus)으로 중계된다 그림 3-3. 이 자세 변화에 대응하는 안구운동, 경부를 비롯한 얼라인먼트의 제어를 전정동안반사(vestibulo-oculomotor reflex)라고 한다.

전정계가 관여하는 자세 반사에는 이 밖에도 전정척수반사(vestibulospinal reflex, 머리의 위치, 가속도의 변화에 대해 두경부, 체간의 얼라인먼트를 조절), 전정경반사(vestibulocollic reflex, 두경부의 경사에 대해 두경부, 체간의 얼라인먼트를 조절)가 있다.[3)] 또한, 이석은 수직면과 수평면상에 분포되어 있어 중력의 방향을 3차원적으로 감지할 수 있다. 따라서 눈을 감은 상태에서도(시각 피드백이 없어도) 머리 위치를 수직으로 유지할 수 있다. 그러나 중력을 제외한 외력 즉, 관성은 선 자세 보행에서 상대적으로 미미하며,

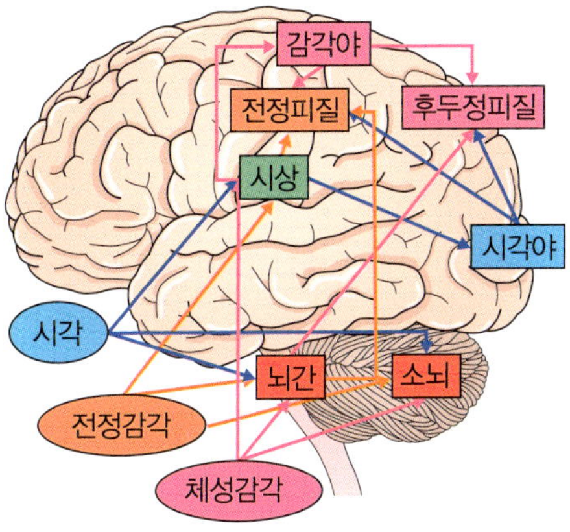

그림 3-1 평형감각의 신경 중추

평형감각을 구성하는 시각, 전정감각, 체성감각은 상호 보완되어 소뇌, 뇌간 레벨에서 통합된다.

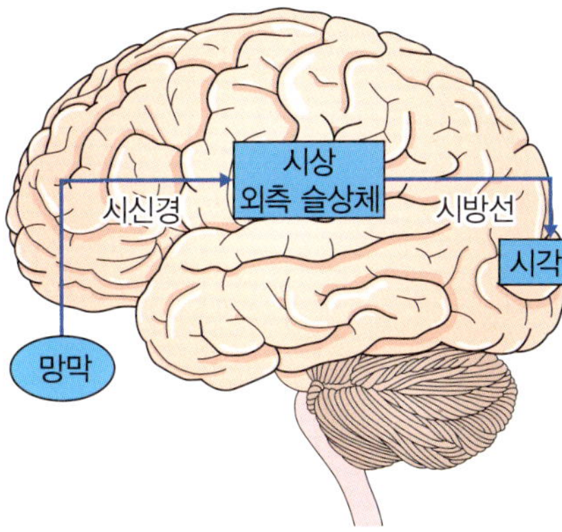

그림 3-2 시각정보의 전도로

시각정보는 망막에서 시신경, 시상의 외측 슬상체를 경유하여 측두엽, 두정엽의 시방선으로서 후두엽의 제1차 시각영역에 도달한다.

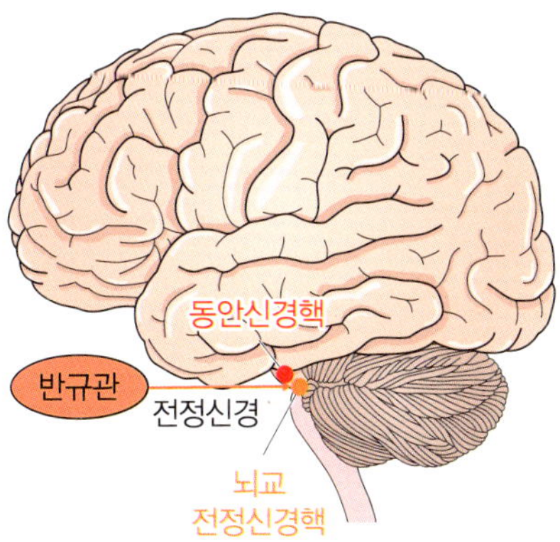

그림 3-3 전정감각의 전도로

전정감각(회전, 경사)은 반규관에서 내이의 전정신경절, 뇌교의 전정신경핵을 거쳐 소뇌, 척수, 중뇌의 동안신경핵으로 중계된다.

정상인에서도 점차 증가한다. 또한, 척추측만증, 사경증 등 장기간에 걸친 두위 경사(head tilt)는 자세 제어에 영향을 미친다.

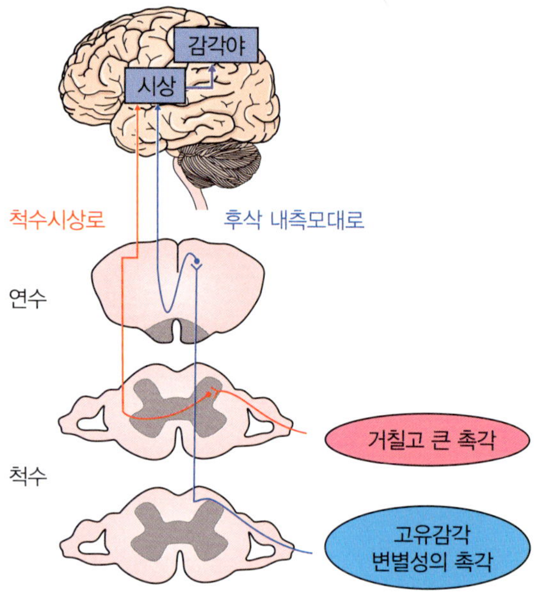

그림 3-4 체성감각, 고유감각의 전도로

체성감각, 고유감각의 전도로는 고유감각, 변별성의 촉각을 전달하는 후삭 내측모대로와 거칠고 큰 촉각을 전달하는 척수시상로로 나뉜다.

③ 체성감각, 고유감각

체성감각, 고유감각이 시상(thalamus), 대뇌피질(cerebral cortex) 감각야(sensory field)에 이르는 경로는 두 가지가 있다. 하나는 고유감각, 변별성의 촉각이 시상을 통해 감각야에 이르는 경로로, 같은 쪽 척수 후삭에서 연수 후삭핵으로 내측모대에 시냅스, 교차하는 후삭 내측모대로(medial lemniscal pathway)를 경유한다. 다른 하나는 대량의 촉각 정보를 감각야에 전달하는 경로로, 반대쪽의 전삭을 상행하여 시상에 이르는 척수시상로를 경유한다 그림 3-4.

선 자세(정지 상태)에서의 외란에 대한 반응은 시각, 전정감각에 비해 족관절 고유감각의 역치가 낮고, 외란의 속도가 증가하면 시각의 반응 역치가 고유감각과 동등해진다.[7] 시각과 달리 실험의 설정으로서 체성감각을 완전히 차단하는 것은 불가능하지만 척수로, 슬관절 전방십자인대 손상 등의 고유감각 저하 사례에서 시각 피드백이 계단 오르내리기 등의 동작에 필요하다는 것은 고유감각의 필요성이 높다는 것을 시사한다.

④ 감각 입력의 재가중

감각 입력의 재가중 가설(sensory reweighting hypothesis)이란 감각 입력의 가중이 환경, 질병, 동작에 따라 달라진다는 것을 말한다. 선 자세에서의 보행은 고유감각의 피드백을 주로 자세 제어에 이용한다. 한편, 외란이나 지지기저면이 불안정한 경우 전정계에 대한 가중치가 증가한다.

시각 피드백은 선 자세에서는 자극 강도에 따라 전체의 3~10%를 차지하지만 대상물, 공간 내의 거리를 파악하는 데 있어 가중치가 증가한다.[8] 또한, 예를 들면 통증 부위의 가중치는 감소한다고 하는 조건에도 영향을 받는다.

2) 근력

선 자세 유지에 필요한 근력은 체간 신전근과 항중력근인 고관절 신전근, 슬관절 신전근, 족관절 저굴근의 근력이다. 정상적인 얼라인먼트라면 무게중심선은 고관절, 슬관절, 족관절에서 5cm 이내의 거리를 통과하기 때문에 얼라인먼트를 유지하는 데 필요한 근력은 최대 근력에 비해 작다 그림 3-5.

또한, 고관절 전방, 슬관절 후방의 인대나 다른 연부조직에 의해 내력이 보조되기 때문에 족관절을 제외하면 필요한 근력은 더욱 감소한다. 선 자세를 유지하는 것보다 일어서고, 쪼그리며 앉는 동작에 더 큰 근력이 필요하기 때문에 기능을 더 민감하게 분석할 수 있다.

특히 노년층에서 체간 신전근의 근력 저하가 선 자세에서의 보행에 중대한 영향을 미친다. 한쪽 다리 기립시간에 영향을 미치는 통계학적 설명변수(explanatory variable)의 비교에서는 대퇴근의 근력 저하가 6%인 반면, 체간 신전근의 근력 저하는 13%로 높은 연관성을 보였다.[9] 이는 체간 근력이 항중력 지지 활동에 미치는 영향이 크다는 것을 시사한다.

3) 관절가동범위의 제한

정상인의 선 자세에서 체간은 직립자세이며 고관절, 슬관절은 신전자세, 족관절은 0°를 나타낸다. 고관절은 장골대퇴인대(iliofemoral ligament) 등 관절 전방의 인대, 대퇴근막 및 장요근 등 전방 근육이 고관절 신전자세에서 긴장한다. 그러나 이러한 유연성이 상실되면 고관절 신전의 가동범위는 제한된다.

또한, 슬관절은 과상판이라고 불리는 후방 관절낭, 전방십자인대, 슬와근건, 반막양근건이 슬관절 신전자세에서 긴장하고, 이들의 유연성이 상실되면 슬관절 신전의 가동범위가 제한된다 그림 3-6. 노화에 따라 이들 조직이 단축되는 것은 임상에서 흔히 볼 수 있다.

족관절에서는 얼라인먼트 유지를 위해 연부조직에 의존하는 경우가 적지만, 족부의 무지외반 편평화에 따라 MTP 관절의 배굴, 즉 발끝을 세우기가 어려워진다.

체간 및 하지의 관절가동범위 제한은 외란(disturbance)에 대해 COP를 이동할 수 있는 범위가 좁아지기 때문에 말 그대로 장애가 된다. 예를 들어 척추 후만이나 고관절, 슬관절의 굴곡 구축은 후방으로의 동요에 대응하기 어렵고, 족관절, MTP 관절의 배굴 제한은 전방으로의 동요에 대응하기 어렵다.

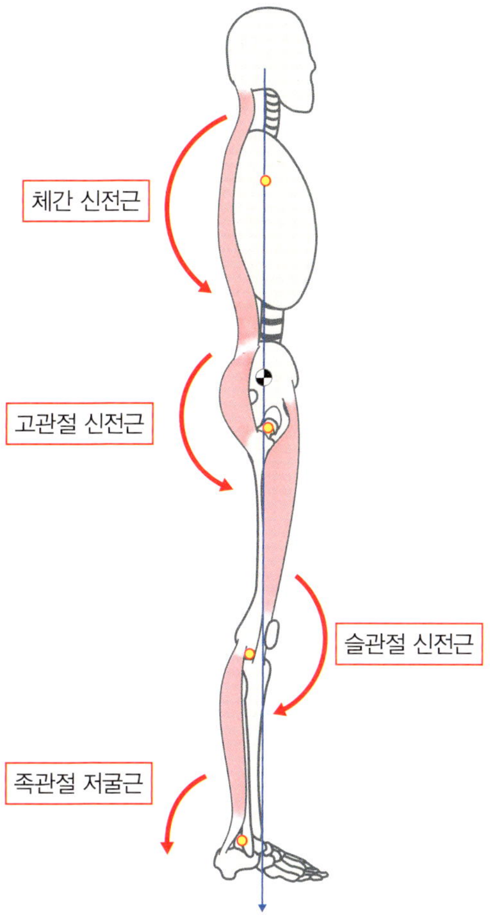

그림 3-5 선 자세를 유지하는데 필요한 근력

선 자세를 유지하기 위해서는 체간 신전근, 고관절 신전근, 슬관절 신전근, 족관절 저굴근의 근력이 필요하다.

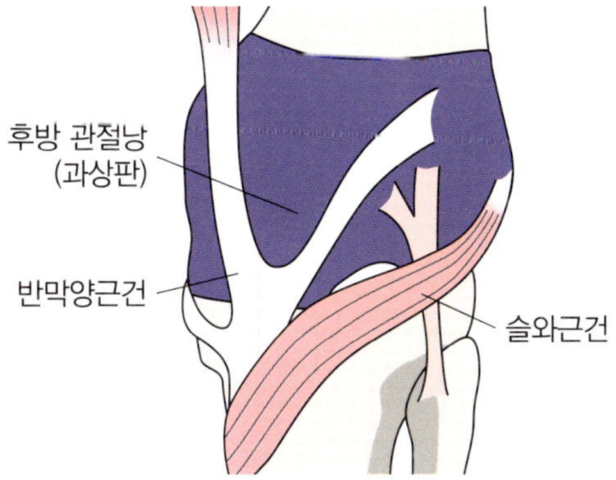

그림 3-6 슬관절 신전의 제한 요인

과상판이라고 불리는 후방 관절낭, 전방십자인대, 슬와근건, 반막양근건이 슬관절 신전자세에서 긴장하고, 이들의 유연성이 상실되면 슬관절 신전의 가동범위가 제한된다.

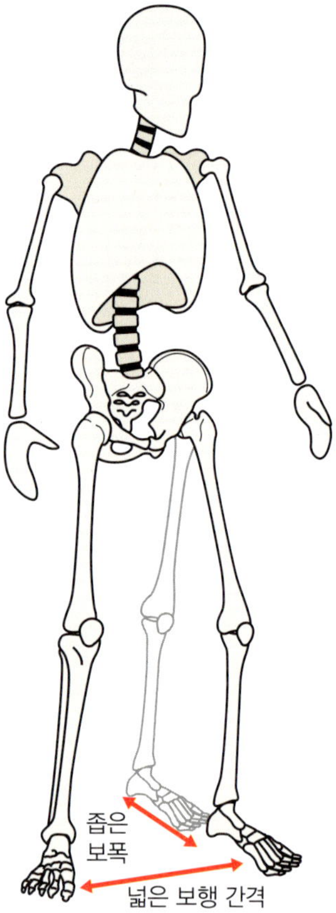

그림 3-7 고차뇌기능장애에서 흔히 볼 수 있는 비정상 보행

고차뇌기능장애의 비정상 보행에서는 넓은 보행 간격과 좁은 보폭의 끌림 보행을 보인다.

4) 인지기능

치매(인지증)로 인해 낙상 위험이 높아진다는 것은 임상에서는 알려져 있지만, 그 메커니즘은 단순하지 않다. 인지기능 중에서도 복잡한 주의력(지속적 주의력, 분할 주의력, 선택적 주의력, 처리속도), 실행기능(계획, 의사결정, 작업기억, 피드백에 대한 반응, 억제, 유연성), 지각-운동기능(시각적 인식, 시각적 구성 추론, 지각-운동 협응)이 낙상 위험과 관련된다.[10)]

감각 통합, 운동 계획 및 보행은 피질-피질하 레벨에서 제어된다. 또한, 목적 의식이 있는 운동의 계획과 실행은 대뇌기저핵, 소뇌 및 대뇌피질에 의해 제어된다.[11)]

고차뇌기능장애의 비정상 보행에는 미끄러운 노면을 걷는 것처럼 넓은 보행 간격과 좁은 보폭의 끌림 보행 **그림 3-7**이나 보행 실행(전두엽 보행장애) 등이 있으며, 반사검사 등의 신경학적 징후로는 설명할 수 없다.[12)] 인지장애로 인한 보행 패턴의 변화는 이중 과제에 의해 두드러지게 나타난다. 특히 보행 속도, 보폭, 보행주기시간이 저하되고, 보행주기의 편차, 전후좌우의 동요와 그 속도가 증가한다.[13)] 이 비정상 보행은 치매 초기부터 특징적으로 관찰된다.[14-15)]

보행의 제어는 주로 전두엽 피질하의 회로가 개재되어 다른 운동의 실행을 제어하는 회로와 중첩된다.[16)] 5개의 주요 전두엽 피질하 회로 중 2개는 운동제어와 관련이 있으며, 나머지 3개는 계획, 작업기억, 규칙 기반 학습, 주의력, 감정 조절 측면에서 실행 기능의 제어에 관여한다.[17)] MRI를 이용한 분석 결과, 전두전야 및 전두정부의 부피 감소와 보행장애와의 연관성이 입증되었다.[18-19)]

5) 자세 전략과 장애

자세 전략은 '반응성(reactive, 또는 보상성)', '예측성(predictive, 또는 예견성)' 중 하나 또는 두 가지의 조합이다.[20)]

예측성 자세 전략은 예측되는 외란에 대해 수의운동, 근육 활동을 동반하는 경우도 있지만, 반응성 자세 전략은 예측하지 못한 외란에 따른 운동, 근육 활동을 동반한다. 이러한 반응은, 무게중심선은 이동하지만 지지기저면은 변화하지 않는 '지지기저면 고정 전략(fixed-support strategy)'과 무게중심선 및 지지기저면이 이동하는 '지지기저면 변화 전략(change-in support strategy)'이 있다. 족관절 또는 고관

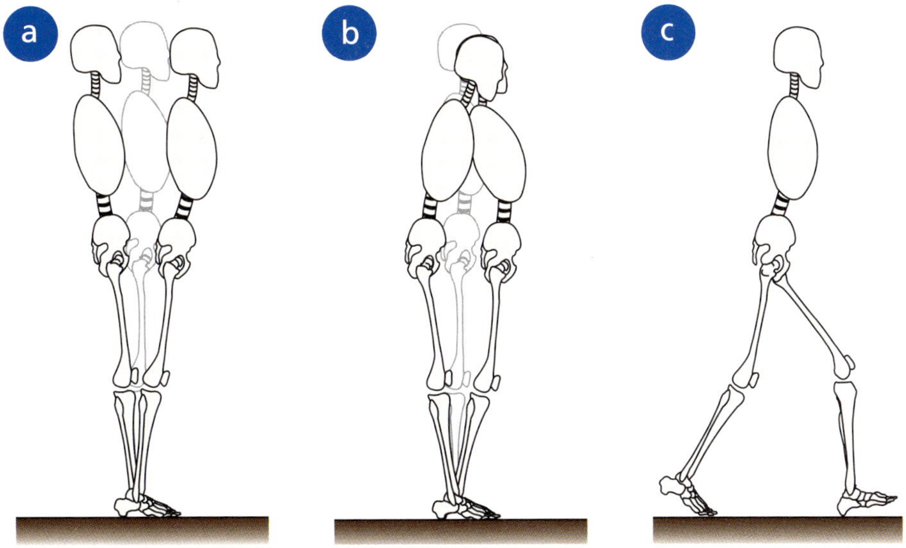

그림 3-8 반응성 자세 전략

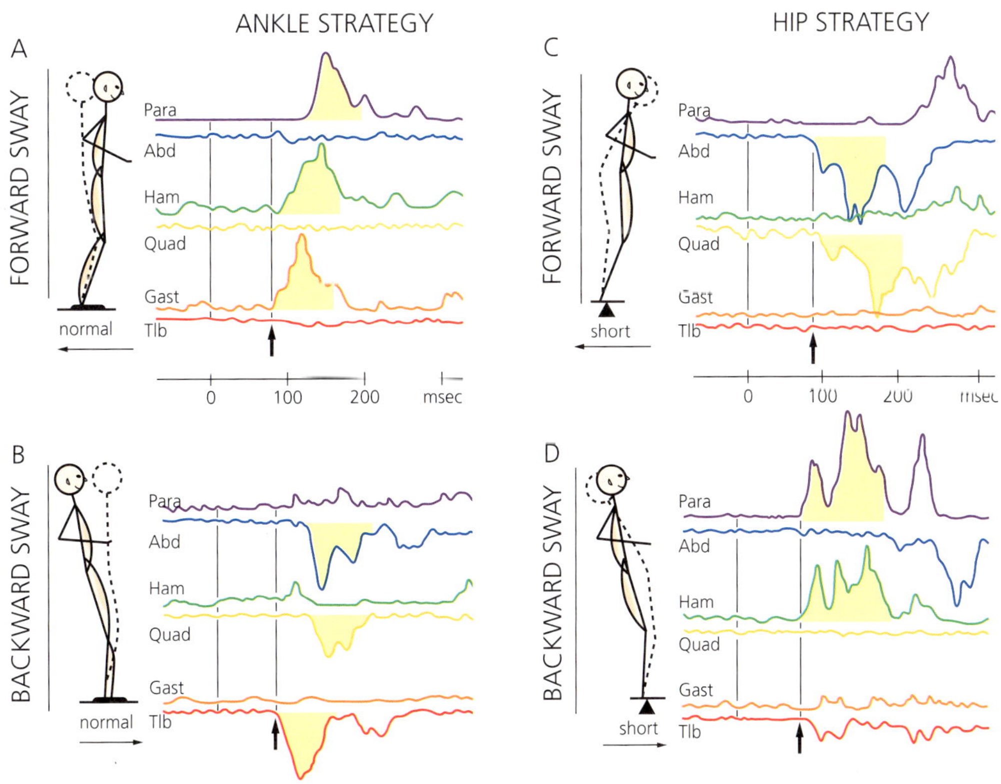

그림 3-9 지지기저변과 사세 전략의 관계(문헌 21에서 인용)

절에서의 움직임('족관절 전략' 또는 '고관절 전략')[21]은 지지기저면 고정 전략이다 그림 3-8a, 그림 3-8b. 반면, 손으로 잡기 또는 스텝 전략('스텝핑 전략')[21]은 지지기저면 변화 전략이다 그림 3-8c.

1986년 Horak, Nashner는 지지기저면과 자세 전략의 관계를 밝혔다 그림 3-9.[21] 지지기저면이 후방으로 이동하는, 즉 신체가 전방으로 관성력을 받을 때 이에 길항하기 위해 신체 후방의 근육(방척주근, 햄스트링, 하퇴삼두근)이 활동한다. 저속으로 움직이거나 바닥면이 충분히 넓을 경우, 근육 활동은 족관절, 슬관절, 고관절, 체간 순으로 일어난다(족관절 전략). 반면, 고속으로 움직이거나 바닥면이 좁을 때는 무게중심선을 지지기저면 내에 고정시키기 위해 체간을 전굴시킨다. 즉, 신체 전방의 근육(복근, 대퇴사두근)이 활동하며, 족관절 주변 근육의 활동은 정지한다(고관절 전략). 반대로 지지기저면이 전방으로 이동하면 근육 활동도 완전히 반대 패턴을 보인다. 근수축의 타이밍과 방향, 고관절 전략 시 족관절에서의 제어 정지가 자세 전략이라는 용어로 집약된다.

전후 방향에 비해 변위가 적은 좌우 방향의 자세 전략은 고관절과 체간에서 가장 먼저 일어나 골반을 움직인다. 족관절 전략은 보행 간격이 좁은 경우 발동하기 쉽다.[22]

좌우, 기울기 방향의 외란(disturbance)에 대한 전략은 크게 세 그룹으로 나뉜다 그림 3-10. ① 좌우 방향의 외란에 대해 대퇴직근, 대퇴근막장근이 길항한다 그림 3-10a. ② 기울기 뒤쪽 방향의 외란에 대해 같은 쪽의 복근, 반막양근, 장비골근, 가자미근, 내측 비복근이 활동한다 그림 3-10b. ③ 기울기 앞쪽 방향의 외란에 대해 척주기립근, 장내전근, 내측광근, 전경골근이 활동한다 그림 3-10c.

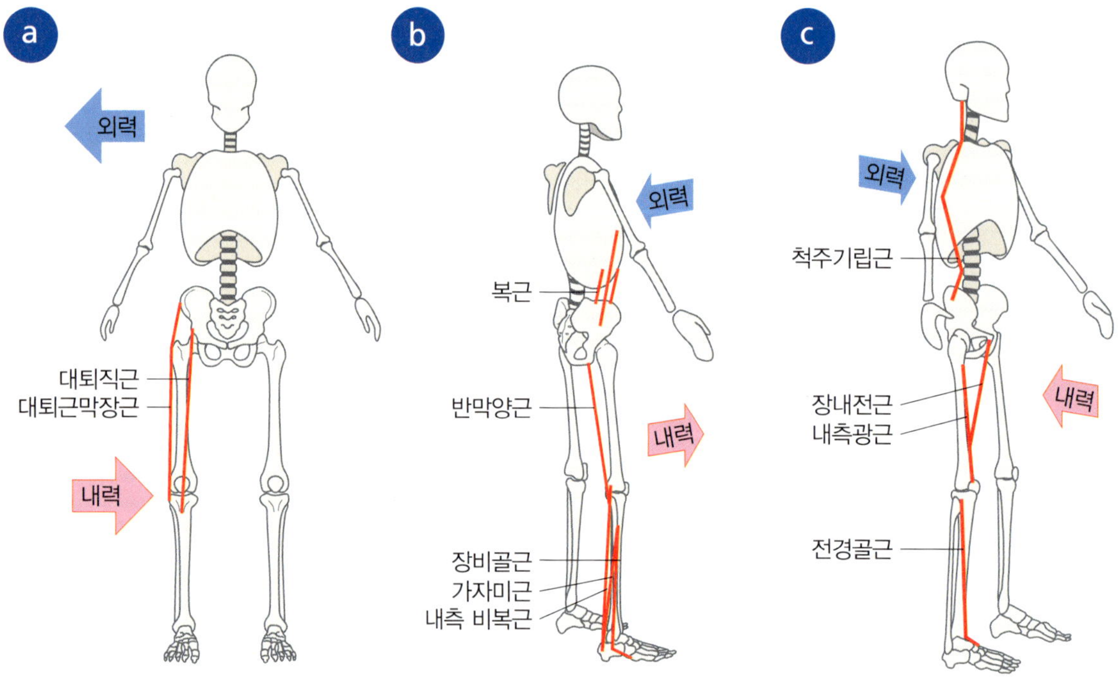

그림 3-10 좌우, 기울기 방향의 외란에 대한 전략

a : 좌우 방향의 외란에 대해 대퇴직근, 대퇴근막장근이 길항한다.
b : 기울기 뒤쪽 방향으로의 외란에 대해 같은 쪽의 복근, 반막양근, 장비골근, 가자미근, 내측 비복근이 활동한다.
c : 기울기 앞쪽 방향으로의 외란에 대해 척주기립근, 장내전근, 내측광근, 전경골근이 활동한다.

자세 전략은 기존의 감각 자극에 의해 자동적으로 일어나는 반사적 반응으로 간주되어 왔다. 그러나 현재 자세를 유지하기 위한 반응은 중추신경계에 의한 여러 변수의 평가와 제어에 의존하는 것으로 여겨지고 있다. 즉, 자세 전략은 개인의 목표와 환경에 따라 달라진다. 또한, 자세 제어는 중추신경계에 의해 학습되는 기본적인 운동기술로 여겨진다.[2] 따라서 다른 운동기술과 마찬가지로 자세 전략은 연습을 통해 더 효과적이고 효율적일 수 있다.

Question

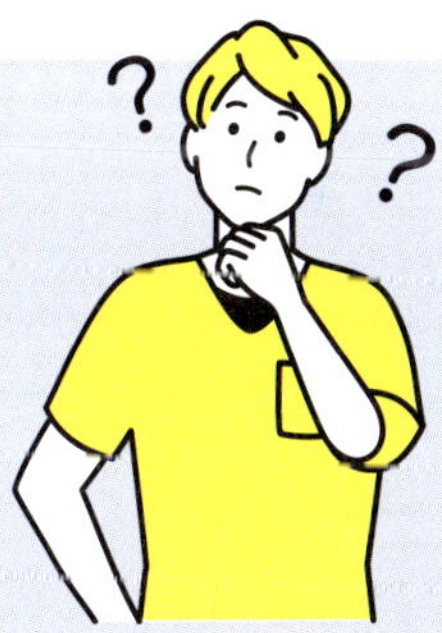

Q

전략(strategy)이란 무엇인가요?

A

'목적 달성을 위한 큰 틀'입니다.

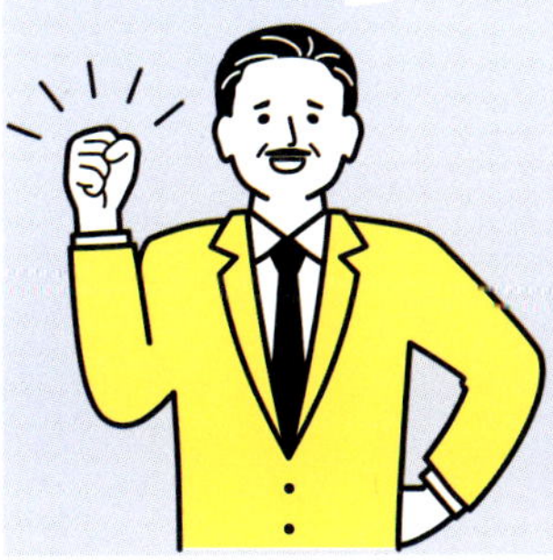

전략, 방략, 책략이라는 단어들이 있지만 잘 와닿지 않습니다. 축구를 예로 들자면, 감독은 선수들의 능력과 특성, 상대팀 정보 등을 종합적으로 분석해 전략을 세웁니다. 좋은 전략의 틀에는 보편성이 있습니다. 비록 한 선수가 기술적(전술적)인 실수를 범했다고 해서 쉽게 경기에서 지는 것은 아닙니다. 전략은 목적을 달성하기 위한 큰 틀입니다.

2 보행의 주기성

1) 보행의 주기성과 운동 학습

보행주기시간은 보행률의 역수이다.

보　행　률 = 걸음 수 ÷ 시간
보행주기시간 = 시간 ÷ 걸음 수

한편, 보행의 주기성이란 각 보행주기시간의 편차를 나타내는 것으로 변동계수[coeffcient of variation(CV), 표준편차/평균값]를 사용한다. 보행을 관찰하면 높은 변동계수 즉, 낮은 주기성은 보행의 템포, 리듬이 무작위적임을 나타낸다 **그림 3-11**. 다소 불안정해 보이지만, 임상적으로도 보행주기성의 변동계수와 낙상의 연관성이 입증되고 있다.[14]

보행의 템포, 리듬은 뒤에 설명하는 척수 내 중추패턴생성기(central pattern generator, CPG)에 의해 제어된다. 이족보행 로봇 제어의 경우, CPG 내에 여러 개 존재하는 신경진동자(neural oscillator, 사람에서는 운동뉴런의 집단)가 보행의 템포, 리듬을 생성한다 **그림 3-12**.

유아가 자신의 의지로 이족보행할 수 있을 때까지 약 1년이 걸리듯이, CPG는 시행착오를 통해 최적의 해답을 학습한다(반복 학습 제어에 의한 강화).[23] 즉, 우리는 상황, 환경에 적응하여 보행의 리듬을 조절하고 있지만, 기본적인 부분은 이미 척수에서 자동화되도록 패턴 학습이 되어 있는 것이다. 재활이 필요한 환자에서는 CPG가 재설정되는 것은 아니다. 질병으로 인해 장애를 받은 제한된 조건에서 적응하는 반복 학습을 우리는 운동치료라고 부른다. 하지만 과연 본래 회복시켜야 할 근육 활동과 움직임을 이끌어 낼 수 있을까? 반대로 우리의 구두 지시(청각에 의한 외재적 피드백), 보조나 조건 설정(시각, 체성감각에 의한 외재적 피드백)이 적절하지 않다면 본래 이끌어내야 할 기능의 회복을 저해하거나 무시하고 있는 것은 아닐까? 이러한 의문들을 물리치료사가 스스로에게 피드백하지 않으면 운동치료는

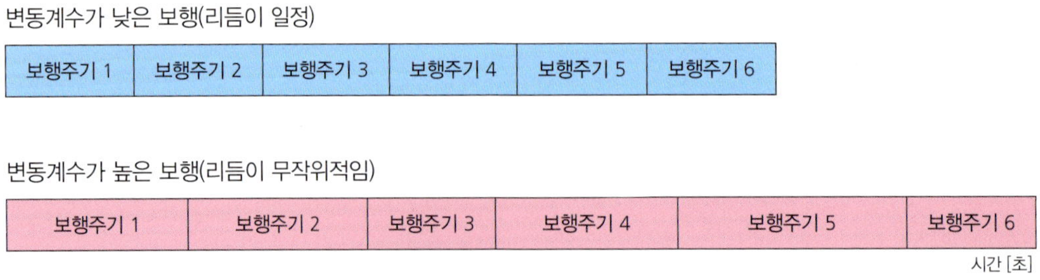

그림 3-11 보행의 주기성

보행주기성의 변동계수가 높을수록 보행의 주기성이 낮아져 보행의 템포, 리듬이 무작위적임을 나타낸다.

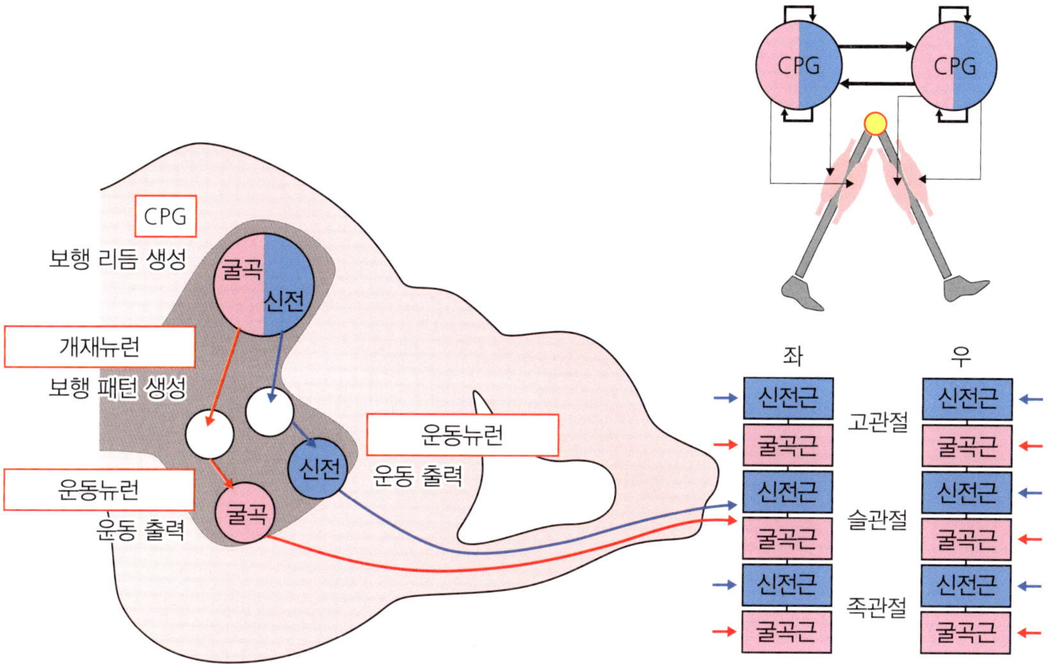

그림 3-12 중추패턴생성기(CPG)

척수 내 중추패턴생성기(CPG)는 리듬감 있는 운동 패턴을 생성하는 신경회로로 좌우의 고관절, 슬관절, 족관절과 상호 작용한다.

보상 동작의 연습에 지나지 않게 된다.

앞서 언급한 CPG가 재설정되지 않았다는 증거로 환자가 기립보행을 재획득하는 데 많은 시간이나 반복 횟수를 필요로 하지 않는다. 사람의 운동 패턴 특성상 문제 부위의 주변, 인접한 관절 또는 반대쪽 출력의 출력이 큰 근육을 우선적으로 사용한다. 그 결과 문제 부위는 무시되고 회복은 저해된다. 환자의 기능적 예후를 장기적으로 전망할 때, 이 방법이 반드시 최선이라고 보기는 어렵다. 구체적인 예로, 다양성이 낮으면 즉, 환경 변화에 대한 적응 능력이 낮아 낙상 위험이 높아지며, 또 보상적으로 작용하는 근육, 관절에 대한 과도한 스트레스가 통증과 비정상적인 근긴장의 항진을 유발한다. 더욱이 오용증후군 등에서 문제가 되는 한 번 재획득한 리듬을 포함한 운동 패턴을 재설정하는 것이 어렵다는 점도 문제를 복잡하게 만든다.

2) 인입 현상

두 개 이상의 진자시계를 나란히 놓으면 어느 시점에 동일한 움직임이 발생한다 **그림 3-13**. 또한, 반딧불의 발광 현상도 무작위에서 동기 상태로 변화하는데, 이를 인입 현상, 공진, 공명이라고 한다. 인입 현상은 두 가지의 동작 리듬이 양쪽의 관계에 의해 결정되는 루프로 점차 수렴해 가는 것으로 정의된다.[24] 인입 현상이 실현되는 시스템에서는 약간의 상황 변화가 있어도 그 루프에 인입되기 때문에 안정성이 높다.

보행과 관련해서도 비슷한 현상이 발생하는 것으로 보고되었다. 'Nature'에 실린 2000년 런던 밀레니엄다리 사건에서는 개통된 보행자 전용 다리를 많은 사람들이 동시에 걷다 보니 다리가 위험할 정도

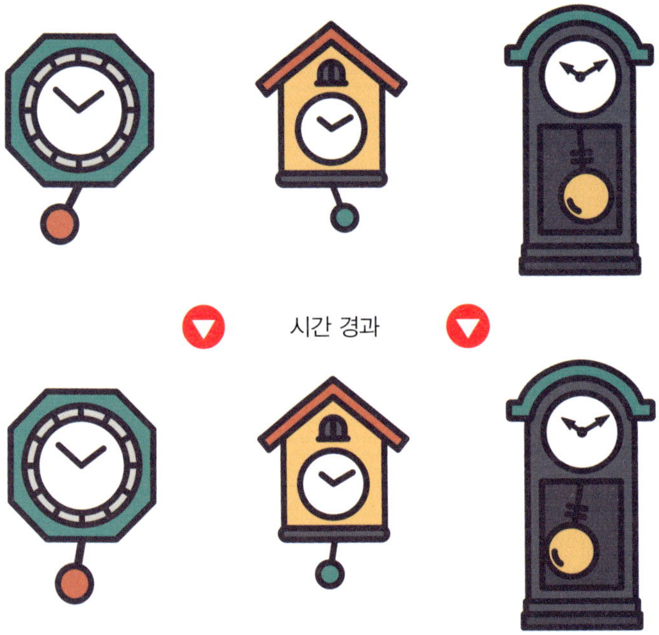

그림 3-13 인입 현상

인입 현상에서는 두 개 이상의 진자시계를 나란히 놓으면 어느 시점에 동일한 움직임이 발생한다.

로 심한 좌우 흔들림(롤링)이 발생하였다. 이 원인은 사람들의 보행 리듬에 인입 현상이 발생하여 모두 다 같이 다리를 흔들었기 때문이다.[25]

이 현상의 임상 응용도 가능하다. 인입 현상이 발생하는 기간, 관성을 효과적으로 이용할 수 있기 때문에 비정상적인 근긴장을 높이지 않고, 보다 편안한 보행이 가능해진다. 이족보행 로봇 분야에서는 수동보행이라고 불리며, 장착형 보행 보조로 이용되고 있다.[26] 또한, 심리학 분야에서는 음악으로 리듬을 생성하고, 인입 현상을 파킨슨병의 보행 연습에 응용한다.[27]

3) 보행의 주기성을 이용한 시도

현재 연구개발 단계부터 실용화되고 있는 것까지 보행의 주기성, CPG가 과학적 근거로서 응용되고 있다.

① 걸음걸이 인증

개인 식별은 지문, 목소리 이외에 걸음걸이로도 가능해졌다. 미리 등록한 보행 파라미터와 대조해 개인을 식별한다. 보행 속도는 보폭과 보행률의 곱이기 때문에 조합은 무수히 많으며, 위조가 불가능하다. 대상자의 실루엣에서 체격, 보행 속도, 관절 각도를 계산해 대상자를 좁혀나간다.[28] 이로 인해 역의 개찰구가 없어지는 날이 올지도 모른다.

② 로봇, VR, AR의 활용

1992년, 척수손상자에게 리프트 또는 호이스트를 이용해 체간을 매달아 트레드밀 위를 보행시키는

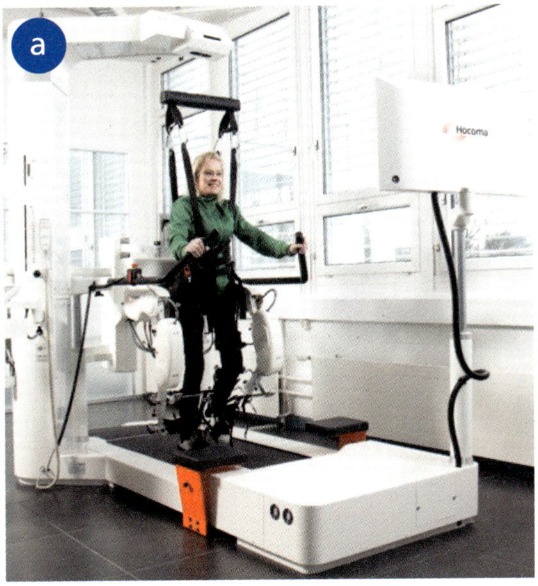

집중 보행 훈련 로봇 LOKOMAT
사진 제공=인터리하 주식회사

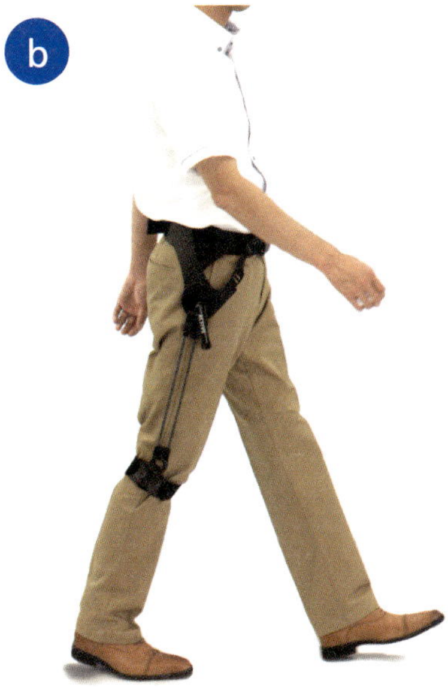

보행 지원기「ACSIVE」
사진 제공=주식회사 이마센기술연구소

그림 3-14 로봇의 활용

weight support treadmill이 Wernig에 의해 제안되었다. 동시에 2명의 물리치료사가 양쪽 하지의 족부를 붙잡고 보행 패턴에 따른 관절운동을 수동적으로 시행하는 것이다. 그 결과, 부상 후 5~20개월이 지난 척수손상자 중 근전도상 또는 실제로 보행기능이 현저하게 회복된 증례가 있었다고 보고되었다.[29] 이 물리치료사의 작업을 로봇화한 장치가 스위스 Hocoma사의 LOKOMAT이다. 뇌졸중, 척수손상 외에 소아용 유닛을 추가하여 뇌성마비, 척추이분증 등에 임상 응용되고 있다 **그림 3-14a**.

1990년, McGeer가 제안한 수동보행의 원리는 고관절을 축으로 한 이중 진자 로봇을 사용하여 완만한 경사면을 내려가는 것으로 동력은 불필요하다. 이 원리는 Sano 등에게 응용되어 보행 보소 장치인 ACSIVE가 개발되었다. 이 장치는 초기 유각기 하지의 내딛기를 엉덩이 연결 부위의 스프링으로 보조한다 **그림 3-14b**.

가상현실(VR), 증강현실(AR)은 시뮬레이터나 게임 분야에서 널리 사용되고 있는데, 안전하고 반복이 가능하다는 점은 운동학습 관점에서도 유리하여 VR 트레드밀로 제품화, 임상 응용도 시작되었다.[30)]

3 중추패턴생성기(CPG)에 의한 보행 패턴과 리듬의 신경학적 제어, 시너지

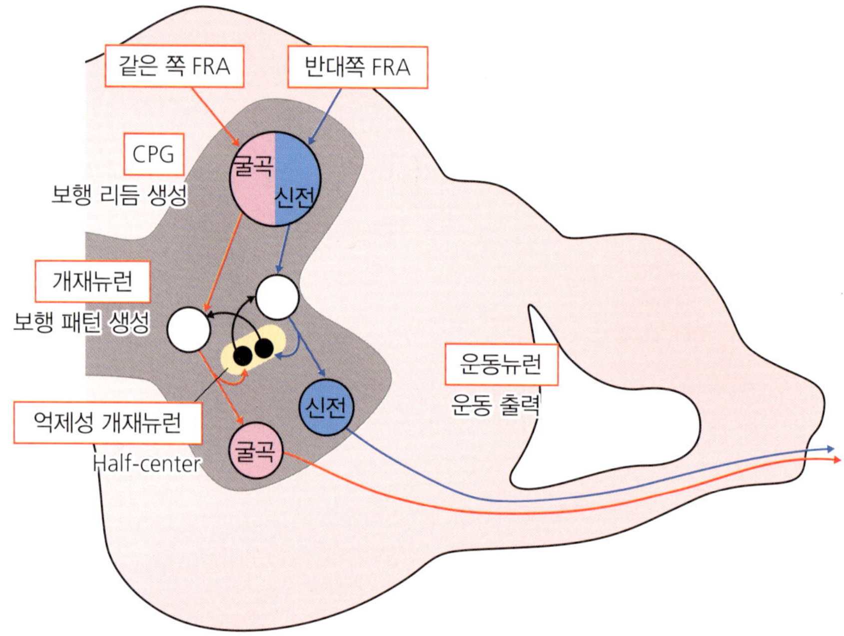

그림 3-15 중추패턴생성기(CPG)의 기본 구조

트리거가 되는 자극에 의해 굴곡근, 신전근의 근육 활동이 연속적으로 번갈아 일어난다.

※ FRA(flexor reflex afferents) : 굴근 반사 구심성 신경

1) 중추패턴생성기(CPG)의 특징

CPG는 외부의 리드미컬한 자극 없이도 리드미컬한 운동 패턴을 생성하는 신경회로로, 사람을 포함한 거의 모든 척추동물의 보행, 수영, 호흡, 씹기 등에서 그 존재가 확인되고 있다. 운동제어에 관여하는 것으로 추정되는 CPG 뉴런은 척추동물 척수의 하부 흉추 및 요추 영역에 존재한다.[31)]

현재까지 얻어진 대부분의 지식은 뇌가 제거된 고양이를 이용한 트레드밀 위에서의 사족보행에 의한 것이다. 인간의 이족보행과는 과제의 난이도가 다르다는 점도 미리 고려해야 한다.

CPG의 기본 구조는 굴곡근, 신전근의 구심섬유에서 각각 시냅스된 한 쌍의 개재뉴런과 이들에 시냅스된 길항근에 대한 억제성 개재뉴런(half-center)이다. 트리거가 되는 자극에 의해 굴곡근, 신전근의 근육 활동이 연속적으로 번갈아 일어난다 **그림 3-15**.[32)] 또한, 원시적인 동물의 운동에 있어서는 자극 없이도 자율적으로 운동 패턴의 생성이 연속적으로 가능하다. 예를 들어, 척수의 후근(posterior root)이 완전히 절단돼 있어도 뇌를 제거한 고양이는 트레드밀 위를 리드미컬하게 걸을 수 있다. 이는 상위 중추의 제어 없이도 구심성 정보에 의해 CPG가 활성화되어 보행 패턴이 생성된다는 것을 의미한다.

2) 보행 패턴과 리듬의 신경학적 제어

보행에 있어서 감각 피드백의 목적은 노면 상태 등 환경 변화에 적응하기 위한 제어, 조절이다. 특히 고관절 굴곡근의 신장 자극이 고관절의 굴곡 즉, 하지 흔들림의 트리거가 된다고 Sherrington은 언급하고 있다.[32] 말기 입각기의 고관절 신전을 제동하면 흔들림(내딛기)이 억제되고, 반대로 수동적으로 고관절을 신전시키면 리드미컬한 굴곡운동이 일어난다는 점은 편마비 환자의 보행장애나 척수손상자의 보행 보조 장치와의 유사점을 상기시킨다. 동시에 전유각기에는 하중이 반대쪽으로 전달되고, 족관절은 10° 배굴자세에서 20° 저굴자세까지 저굴하므로 이 시기에 족관절 저굴근으로의 신장은 감소한다. 이 정보가 CPG에 피드백되어 발뒤꿈치 떼기 직후 족관절 저굴근으로 억제성 임펄스를 투사한다. 인간의 이족보행에서 족관절 저굴근의 운동뉴런에 피드백되는 경로는 ① 족관절 저굴근 자체의 GIa 섬유, ② GIa 섬유와 GIb 섬유가 하나의 개재뉴런에 시냅스를 갖는 경로, ③ 유각기 쪽의 족관절 배굴근으로부터 여러 개의 개재뉴런에 시냅스를 갖는 경로, 3가지가 있다. 이 중 약 30%는 ① 족관절 저굴근의 피드백에 의한 것이다.[32]

발바닥 등의 표재감각 피드백은 장애물의 극복, 낙상을 피하기 위한 제어에 도움이 된다. 보행 패턴의 생성 자체에 감각 입력이 필요하지 않더라도 변화에 대응하기 위해 피드백은 필수적이다. 정상 보행을 제외하고 항상 속도나 환경은 변화하고 있다. CPG는 이 자율과 제어를 동시에 하고 있다.

예를 들어, 한쪽 슬관절 내측에 통증이 있는 경우, 그 통증을 피하기 위한 보행 패턴이 된다. 이러한 현상은 퇴행성 슬관절증에서 흔히 볼 수 있는데, 이 경우 보행 패턴의 변화는 고관절의 굴곡 외전 외회전, 족관절의 회내와 같은 인접 관절부터 반대쪽의 골반 거상, 같은 쪽으로의 체간 측굴 등 전신에 이른다. 이를 임상에서는 '보싱 동작'이라고 부르며, 신경생리학적으로는 '시너지', '전략', '적응'이라는 용어가 가까운 의미를 가진다. 즉, 변화를 감각으로 피드백을 받은 CPG가 변화에 대응하는 것이지, 환자가 대뇌피질에서 생각하고 실행하는 것이 아니다.[32] 척수 레벨에서 자동화가 되어 강화되어 가는 것이다.

이 사실은 임상에서도 반영되어야 한다. 운동치료를 실시하는 데 있어서 혹은 스포츠 지도 현장에서 구두 지시를 사용하고 있는데, 과연 구두 지시(청각적 자극의 외부 피드백)가 가장 좋은 방법인지 다시 생각해 봐야 한다. 우선 주요 문제점에 대한 직접적인 접근에 주의를 기울여야 한다.

3) 중추패턴생성기(CPG)의 통합

CPG의 상위 중추는 뇌간, 소뇌, 대뇌피질의 3단계로 통합되어 있다 **그림 3-16**.[32] 뇌간 신경핵, 복측 망양체로는 시작 및 속도 제어에 관여한다는 점이 실험적으로 확인되었지만, 중뇌의 보행 유발야에서 직접 척수로의 시냅스는 존재하지 않는다.

소뇌는 보행 제어의 전반에 걸쳐 미세 조정을 수행한다. 소뇌에서는 배측 척수소뇌로를 경유해 고유감각, 복측 척수소뇌로를 경유해 CPG로부터의 정보를 비교하고, 양쪽의 오차 보정 정보를 뇌간(전정신

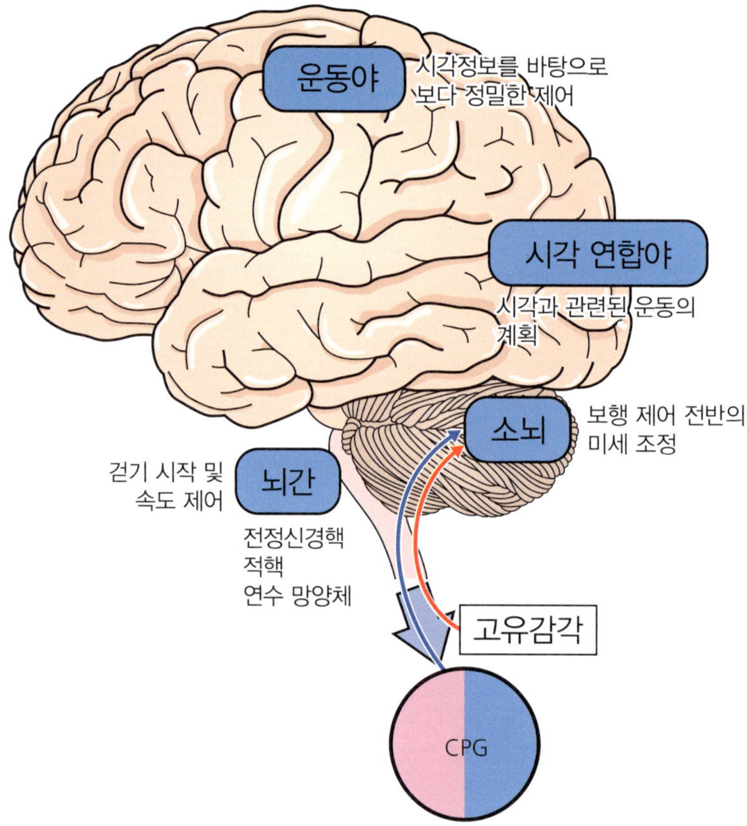

그림 3-16 중추패턴생성기(CPG)의 통합

CPG의 상위 중추는 뇌간, 소뇌, 대뇌피질의 3단계로 통합되어 있다.

경핵, 적핵, 연수 망양체)을 경유하여 CPG에 전달한다.

피질 운동야에서는 시각 정보를 바탕으로 보다 정밀한 제어를 가능하게 한다. 발잇기 일자 보행(Tandem gait), 장애물 회피 등에서 중요한 역할을 한다.

피질의 시각 연합야에서는 시각과 관련된 운동 계획을 세운다. 시각에서의 작업 기억(working memory)은 순간적으로 시야에 들어온 물체를 그곳에 있다고 기억하는 단기 기억으로 몇 초 만에 사라진다. 만약 이 기능을 잃게 되면, 가장 가까이 다가갈 때까지 대상 물체를 보지 못하면 충돌한다. 시각정보는 운동야를 경유하여 CPG로 피드백된다.

참고문헌

1. Fitzpatrick R, McCloskey DI: Proprioceptive, visual and vestibular thresholds for the perception of sway during standing in humans. J of Physiol. 478: 173-186. 1994.
2. Pollock AS, Durward BR, Rowe PJ, Paul JP: What is balance? Clin Rehabil. 14: 402-406. 2000.
3. Rubenstein LZ, Josephson KR: The epidemiology of falls and syncope. Clin Geriatr Med. 18: 141-158. 2002.

4. 杉内友理子：平衡感覚．標準生理学．第9版．医学書院. 281-289. 2019.
5. MacKinnon CD: Sensorimotor anatomy of gait, balance, and falls. Handb Clin Neurol. 159:3-26. 2018.
6. Mergner T, Schweigart G, Fennell L: Vestibular humanoid postural control. J Physiol Paris. 103:178-194. 2009.
7. Peterka RJ: Sensorimotor Integration in Human Postural Control. J Neurophysiol. 88:1097-1118. 2002.
8. Granacher U, Gollhofer A et al: The Importance of Trunk Muscle Strength for Balance, Functional Performance, and Fall Prevention in Seniors: A Systematic Review. Sports Med. 43:627-641. 2013.
9. Granacher U, Gollhofer A, Hortobágyi T, Kressig RW, Muehlbauer T: The importance of trunk muscle strength for balance, functional performance, and fall prevention in seniors: a systematic review. Sports Med. 43: 627-641. 2013.
10. Sachdev PS, Blacker D, Blazer DG, Ganguli M, Jeste DV, Paulsen JS, et al: Classifying neurocognitive disorders: the DSM-5 approach. Nat Rev Neurol. 10: 634-642. 2014.
11. Holtzer R, Epstein N, Mahoney JR, Izzetoglu M, Blumen HM. Neuroimaging of mobility in aging: a targeted review. J Gerontol A Biol Sci Med Sci. 69: 1375–1388. 2014.
12. Martin MP, O'Neill D: Vascular higher-level gait disorders – a step in the right direction? Lancet. 363: 8. 2004.
13. Cohen JA, Verghese J, Zwerling JL: Cognition and gait in older people. Maturitas. 93: 73-77. 2016.
14. Bahureksa L, Najafi B, Saleh A, Sabbagh M, Coon D, Mohler MJ, et al: The impact of mild cognitive impairment on gait and balance: a systematic review and meta-analysis of studies using instrumented assessment. Gerontology. 63: 67-83. 2017.
15. Beauchet O, Annweiler C, Callisaya ML, De Cock AM, Helbostad JL, Kressig RW, et al: Poor gait performance and prediction of dementia: results from a meta-analysis. J Am Med Dir Assoc. 17: 482-490. 2016.
16. Parihar R, Mahoney JR, Verghese J: Relationship of gait and cognition in the elderly. Curr Transl Geriatr Exp Gerontol Rep. 2: 167-173. 2013.
17. Bonelli RM, Cummings JL: Frontal-subcortical circuitry and behavior. Dialogues Clin Neurosci. 9: 141-151. 2007.
18. Rosano C, Studenski SA, Aizenstein HJ, Boudreau RM, Longstreth WT Jr, Newman AB: Slower gait, slower information processing and smaller prefrontal area in older adults. Age Ageing. 41: 58-64. 2012.
19. Amboni M, Barone P, Hausdorff JM: Cognitive contributions to gait and falls: evidence and implications. Mov Disord. 28: 1520-1533. 2013.
20. Maki BE, McIlroy WE: The role of limb movements in maintaining upright stance: the 'change-in support' strategy. Phys Ther. 77: 488-507. 1997.
21. Horak FB, Nashner LM: Central programming of postural movements: adaptation to altered support surface configurations. J Neurophysiol. 55: 1369-81. 1986.
22. Shumway-cook A, Woollacott MH. Motor Control– Translating Research into Clinical Practice Fifth ed. Wolters Kluwer. 153-182. 2017.
23. 川村貞夫, 川村竜也, 藤野大助, 宮崎文夫, 有本卓: 運動パターン学習による二足歩行ロボットの歩行実現. 日本ロボット学会誌. 3: 177-187. 1985.
24. 小笠原嘉靖, 田島敬士, 畠山誠. 西田豊明: 引き込み現象に基づく人間とロボットの暗黙情報のコミュニケーション. proceedings of The 18th Annual Conference of the Japanese Society for Artificial Intelligence. 1-4. 2004.
25. 郡宏: 同期現象研究の広がり（現代物理のキーワード）. 日本物理学会誌. 69: 602-603. 2014.
26. 佐野明人, 岩月和輝: 受動歩行に基づく新しい歩行支援機の開発. 電子情報通信学会技術研究報告. 信学技報. 111.424: 65-66. 2012.
27. Thaut MH, McIntosh GC, Hoemberg V: Neurobiological foundations of neurologic music therapy: rhythmic entrainment and the motor system. Frontiers in psychology. 5: 1185. 2015.
28. Plataniotis KN, et al: Gait Recognition. IEEE Signal Processing Magazine. 79:78-90. 2005.
29. Hesse S, Werner C, Bardeleben A, Barbeau H: Body weight-supported treadmill training after stroke. Current atherosclerosis reports. 3(4):287-294. 2001.
30. Peng QC, Yin L, Cao Y: Effectiveness of virtual reality in the rehabilitation of motor function of patients with subacute stroke: a metaanalysis. Frontiers in Neurology. 12: 639535. 2021.
31. Kiehn O, Butt SJ: Physiological, anatomical and genetic identification of CPG neurons in the developing mammalian spinal cord. Progress in neurobiology. 70: 347-361. 2003.
32. Pearson KG, Gordon JE: 歩行運動 カンデル神経科学. 第5版. メディカル・サイエンス・インターナショナル. 797-819. 2013.

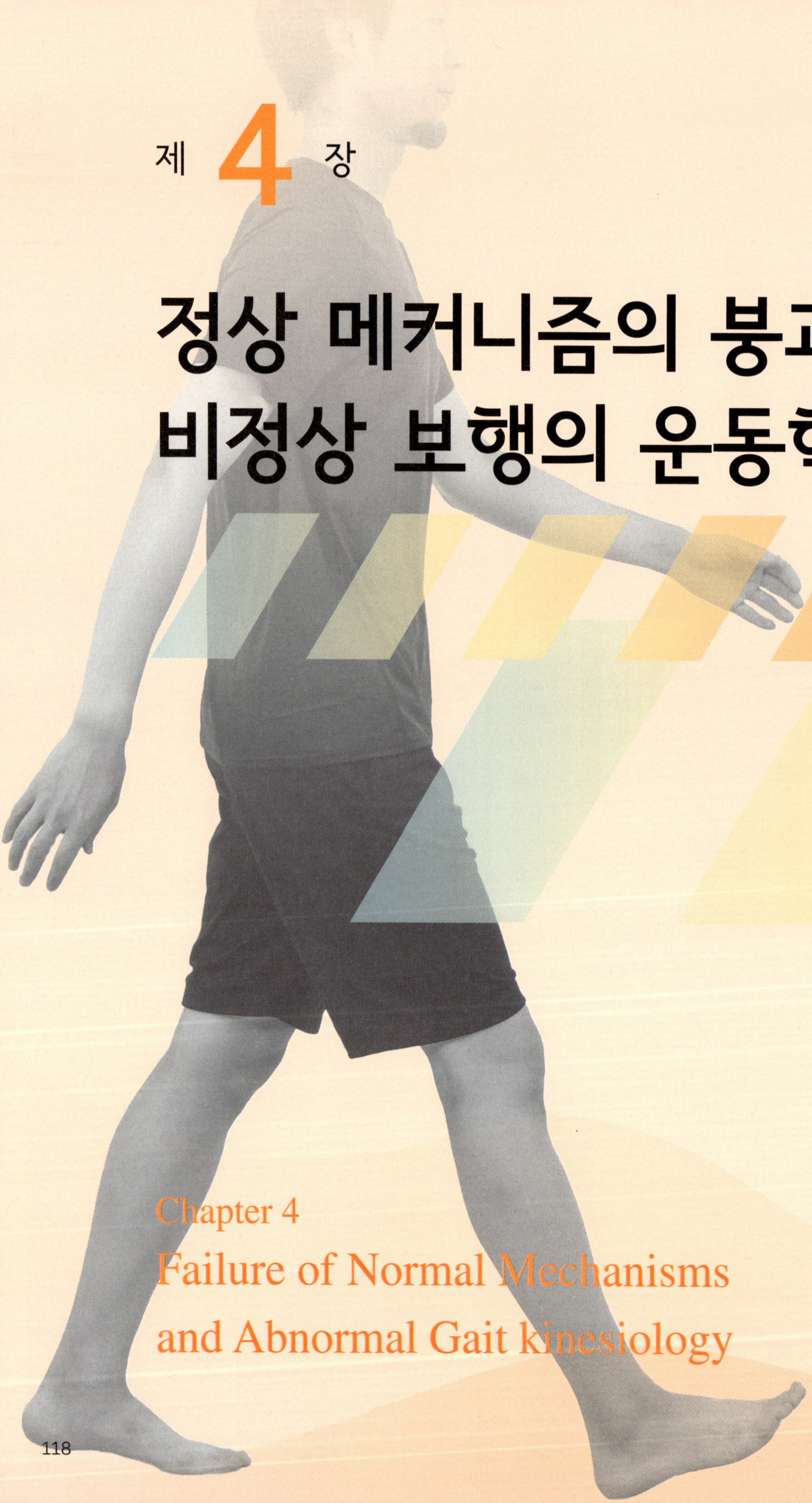

제 4 장

정상 메커니즘의 붕괴와 비정상 보행의 운동학

Chapter 4

Failure of Normal Mechanisms and Abnormal Gait kinesiology

Reader's GUIDE

입문자가 가장 먼저 이해해야 할 내용을 기초편으로 제시했다. 용어의 정의, 분석 절차가 여기에 포함되며 권장하는 순서도 기재했다. 각 항목에서 내용은 완결되어 있기 때문에 응용편은 필요에 따라 목차의 키워드에서 선택하면 된다. 이 역시 필요한 사전 지식이 적은 항목의 순서를 기재했다.

기초편

하중의 전달 단계인 하중 반응기, 전족부만으로 체중을 지지하고 고관절, 슬관절이 신전되어야 하는 말기 입각기에 주목해야 한다.

▶ 2. 초기 접지기, 하중 반응기에 나타나는 비정상 ▶ p122

▶ 3. 중기 입각기, 말기 입각기에 나타나는 비정상 ▶ p140

직접적 원인과 간접적 원인(다른 체절의 보상)으로 분류하고 있기 때문에 직접적 원인부터 이해하는 것이 효율적인 학습법이다.

응용편

이 장에서는 관찰되는 비정상적인 현상을 관절별로, 시간순으로 나열하고 있다.

응용으로서 예를 들면 '전경골근의 근력 저하가 있는 경우, 하중 반응기에는 ○○이 일어나고, 말기 입각기에는 ○○이 일어나고, 유각기에는 ○○이 일어난다. 그리고 ○○의 보상을 볼 수 있다. 또한, 근력 저하가 심해지면 ○○의 변화가 일어난다'와 같은 원인별 비정상을 상상할 수 있는지, 이를 트레이닝에 활용하기 바란다.

1 인과관계를 가설에 근거하여 개입을 통해 검증한다

보행 패턴을 변화시키는 것 자체가 물리치료의 목적은 아니다. 그러나 정상 보행 패턴은 1, 2장에서 살펴본 바와 같이 에너지 손실이 적은 합리적인 패턴으로 반복된다. 따라서 물리치료의 개입으로 비정상 원인이 경감되면 자연스럽게 보행 패턴도 정상에 가까워진다는 것을 이해하면 좋다. 그리고 물리치료의 목적은 무엇이 보행장애의 원인이고, 그것을 무엇이 보상하고, 그 결과가 어떻게 나타나는지 인과관계를 가설에 근거하여 개입을 통해 검증하는 것이다. 대부분의 경우, 보행장애의 원인은 단순하지 않으며, 보통 여러 가지 문제점이 복합적으로 관여한다. 그렇다고는 해도 주요 문제점이 되는 요소가 있기 때문에 이 문제점에 순위를 매기고 주요 문제점부터 개입해 나간다.

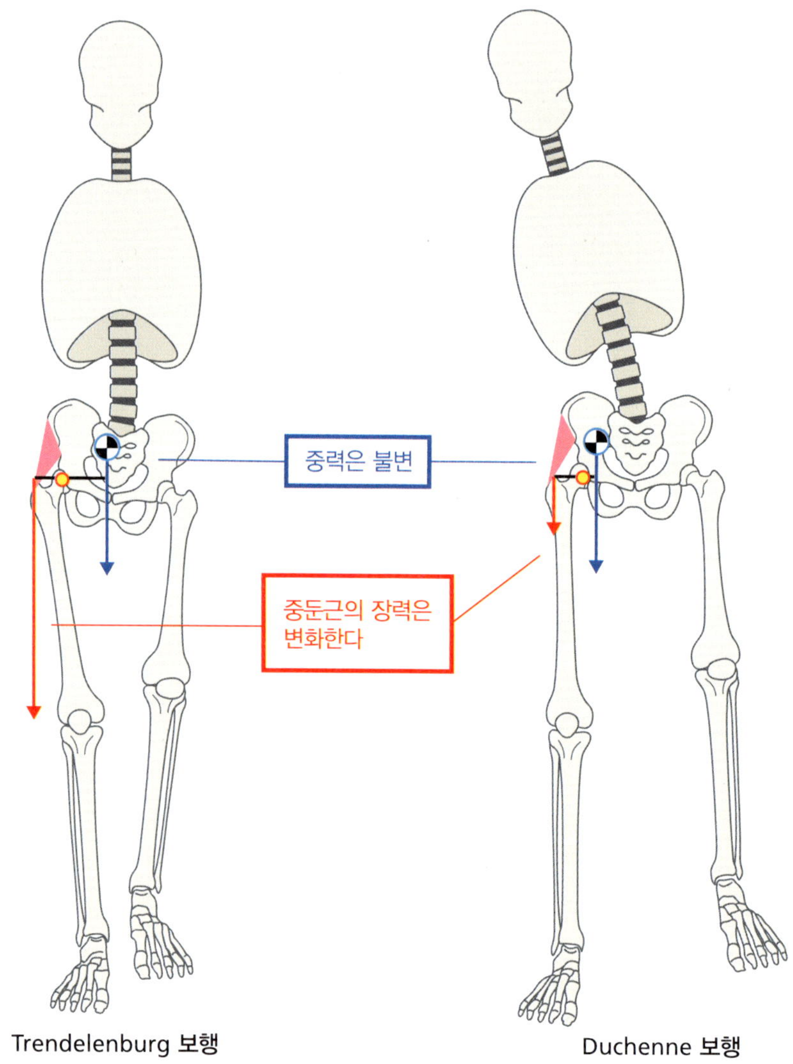

그림 4-1 중둔근의 근력 저하로 인한 보행의 차이

이 장에서 다루는 문제점을 진료 차트 등에 기재할 때는 간단한 표기로도 충분하다. 예를 들어 ICF(국제생활기능분류)의 표기와 마찬가지로 ① 골관절 변형, ② 근력 저하, ③ 운동제어장애, ④ 통증 등이다. 반면에 '경골 조면(tibial tuberosity)의 내측이 하중 반응기의 슬관절 굴곡 시 아프다'와 같은 환자의 호소가 있거나 치료의 실마리가 될 수 있는 정보라고 판단되는 경우에는 상세한 내용을 표기해야 한다.

이 장에서는 정상 보행에서의 일탈을 3단계로 분류하였다. 즉, 1. 초기 접지기, 하중 반응기에 나타나는 비정상(하중 반응과 발뒤꿈치 로커에 관련된 양다리 지지기), 2. 중기 입각기, 말기 입각기에 나타나는 비정상(족관절 로커, 전족부 로커에 관련된 한다리 지지기), 3. 전유각기, 유각기에 나타나는 비정상(하지의 내딛기와 발끝 로커에 관련된 전유각기, 유각기)이다.[1)]

초보자에게는 ○○보행 혹은 ○○foot이라고 하는 표현이 섞여있는 현 상황이 보행분석을 어렵게 느끼게하는 원인 중 하나일 수 있다. 실제로 두 표현의 구분은 모호하다. 이 장에서는 둘 다 현상의 표기법 중 하나로 간주하고 같은 개념으로 기재한다.

또한, 원인이 같더라도 정도의 차이에 따라 관찰되는 비정상 보행이 달라지는 경우도 있다. 예를 들어, 중둔근의 근력 저하가 Trendelenburg 보행의 원인이 된다는 것은 널리 알려져 있다. 한편, 중둔근의 근력 저하가 Duchenne 보행의 원인이 되기도 한다. 고관절 내측에 통증이 있어 회피하는 경우를 제외하고 양쪽의 차이는 대부분의 경우, 중둔근의 근력 저하 정도에 기인한다 그림 4-1. 중둔근의 근수축이 나타나지 않는 경우, 유각 쪽의 골반은 거상(elevation)할 수 없기 때문에 Trendelenburg 보행 조차도 보이지 않을 것이다. 반면, 입각 쪽으로의 체간 측굴은 체간근으로 가능하기 때문에 무게중심이 고관절 바로 위를 넘어가면 이론적으로 중둔근의 근수축이 없어도 한다리 지지, 즉 Duchenne 보행이 가능하다. 마찬가지로 이 장에서는 원인이 같은 비정상적인 현상은 함께 기록하여 설명한다.

Question

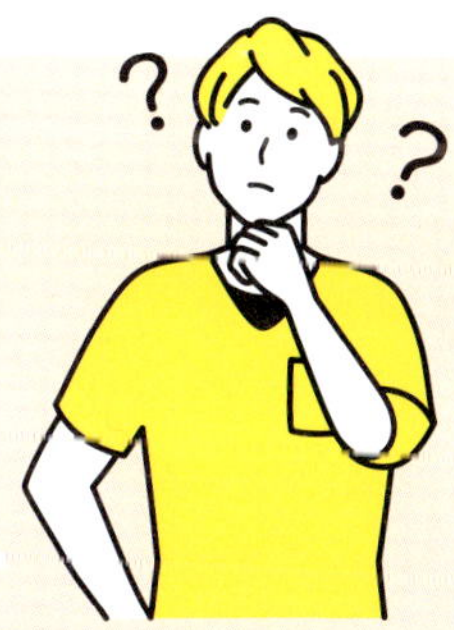

Q

잘못된 가설을 세우면 결과도 잘못되지 않을까요?

A

중요한 것은 오류를 발견했을 때 수정하고 가설을 다시 세우는 것입니다.

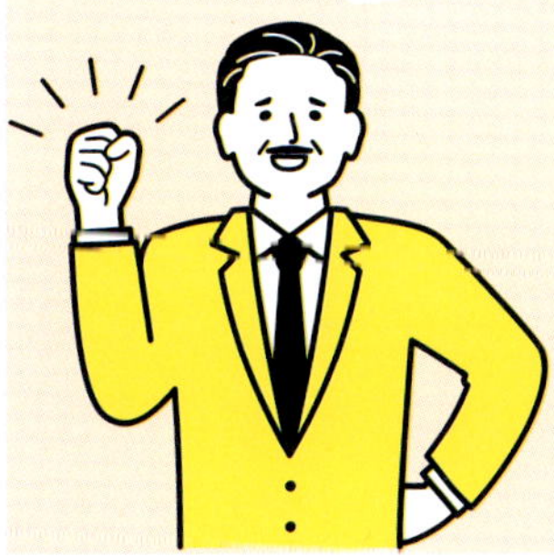

확실히 가설에 따라 개입, 검증의 방향성이 결정됩니다. 하지만 잘못된 가설을 세우는 것은 나쁘지 않습니다. 중요한 것은 개입, 검증의 단계에서 오류를 발견했을 때 수정하고 가설을 다시 세우는 것입니다. '잘 모르겠으니 적당히 계속한다'는 식으로는 성과를 기대할 수 없습니다. 또한, 처음에 자신의 임상적 의문(clinical question)에 대한 인상만 가지고 현상을 제대로 보지 못하는 경우도 있습니다. 가설을 세울 때 문헌을 통한 조사가 도움이 됩니다.

2 초기 접지기, 하중 반응기에 나타나는 비정상

초기 접지기와 하중 반응기에 나타나는 비정상에 대해 체간, 고관절 · 골반, 슬관절, 족관절 · 족부의 순으로 설명한다.

1) 체간

초기 접지기, 하중 반응기에 체간에 나타나는 비정상은 ① 과도한 전굴, ② 과도한 후굴, ③ 같은 쪽으로의 과도한 측굴, ④ 반대쪽으로의 과도한 측굴, 4가지를 들 수 있다. 어떤 경우에도 체간의 변형이나 기능 저하가 관여하는 직접적인 원인과 다른 체절(somite)의 보상으로 인한 간접적인 원인이 존재한다. 각각의 요인을 파악하여 주요 문제점을 찾는데 도움이 되었으면 한다.

① 과도한 전굴 그림 4-2

체간이 직접적인 원인인 경우, 척추 후만 등의 체간 변형이나 체간 불안정성을 생각할 수 있다. 어느 경우든 체간의 가동성이나 근력 저하, 통증 등에 대한 평가가 필요하다. 예를 들어, 과거에 압박골절이 있었을 경우, 체간의 후굴 가동성과 더불어 직립자세에서의 선 자세 유지가 가능한지 평가해 보는 것이 좋다. 구체적으로는 '체간 신전의 가동성은 유지하며, 지지대를 잡고 있으면 직립자세에서의 선 자세 유지 가능'이라고 표기해 둔다.

간접적인 원인으로는 족관절 배굴 가동범위 저하나 슬관절 불안정성, 고관절 신전 가동범위 저하 등을 들 수 있다. 예를 들어, 초기 입각기에 전족부 접지가 일어남으로써 슬관절이 반장슬(genu recurvatum)이 되고, 골반의 후퇴에 따른 체간의 과도한 전굴이 발생하는 등의 현상이 관찰되었다고 가정해 보자. 이 경우 먼저 족부의 기능평가를 통해 발뒤꿈치 접지를 어렵게 하는 주요 문제가 족부에 있는지 확인해야 한다. 구체적으로는 '족관절 배굴 가동범위 제한, 배굴근의 근력 저하, 런지 동작에서 통증 출현'이라고 표기해 둔다. 전족부 접지에 대해서는 그림 4-21에 자

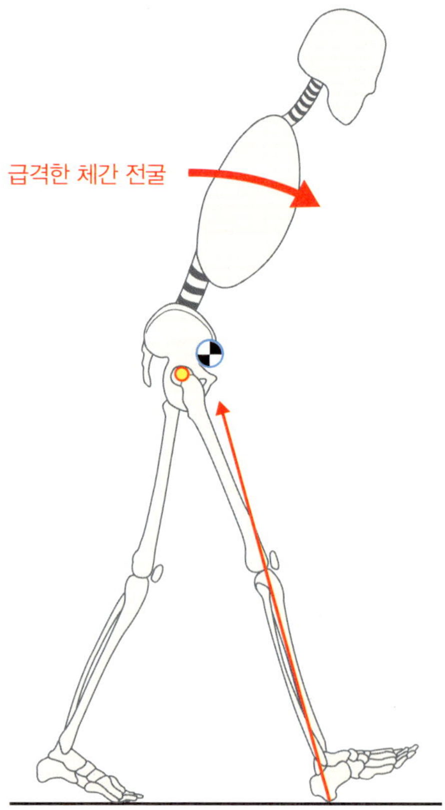

그림 4-2 과도한 체간 전굴

세히 설명되어 있으니 참고하길 바란다.

직접적 원인

i) 척추 후만 등의 체간 변형

ii) 체간 불안정성 ◀ 척주기립근의 근력 저하 또는 통증으로 인한 탈진

간접적 원인(다른 체절의 보상)

i) 과도한 전굴 ◀ 골반 후퇴 ◀ 반장슬 ◀ 전족부 접지

ii) 과도한 전굴 ◀ 골반 후퇴 ◀ 반장슬 ◀ 발뒤꿈치 접지 곤란, 족부의 회외

iii) 과도한 전굴 ◀ 골반 후퇴 ◀ 반장슬

iv) 과도한 전굴 ◀ 골반 전경

② 과도한 후굴(대둔근 보행) 그림 4-3

체간이 직접적인 원인인 경우, 과도한 흉추 후만 등의 체간 변형이나 체간 불안정성을 생각할 수 있다. 어느 경우든 체간의 가동성이나 근력 저하, 통증 등에 대한 평가가 필요하다.

간접적인 원인으로는 대둔근의 근력 저하가 잘 알려져 있다. 지면 반발력 벡터를 고관절 후방으로 편향시키면 고관절 모멘트는 신전 모멘트에서 굴곡 모멘트로 변화한다. 따라서 대둔근의 장력이 낮은 경우에도 보행이 가능해진다. 이 경우 우선 대둔근의 근력 평가를 실시해 문제가 고관절에 있는지 확인할 필요가 있다. 구체적으로는 '고관절 신전근의 근력 저하, 선 자세에서의 절 동작 곤란'이라고 표기해 둔다.

직접적 원인

i) 흉추 후만 등의 체간 변형

ii) 체간 불안정성

간접적 원인(다른 체절의 보상)

i) 대둔근 근력 저하

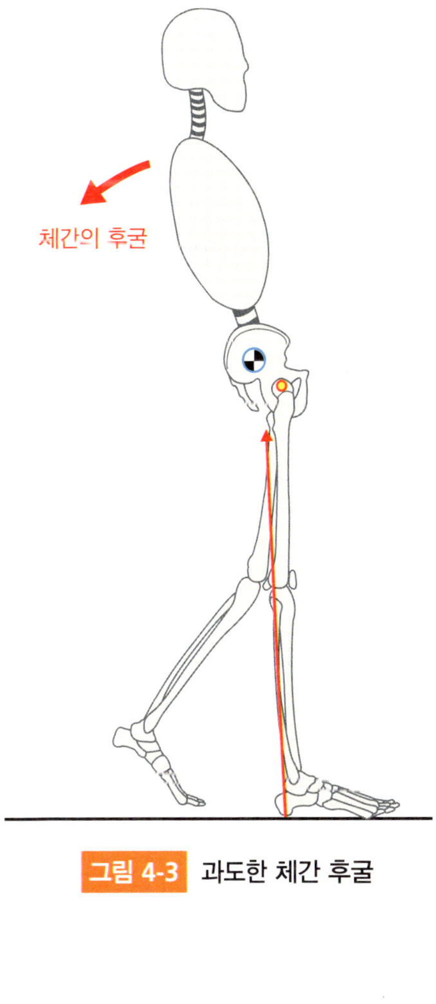

그림 4-3 과도한 체간 후굴

4 정상 메커니즘의 붕괴와 비정상 보행의 운동학

③ 같은 쪽으로의 과도한 측굴(Duchenne 보행, waddling gait, duck gait, 거위 보행, lateral bending) 그림 4-4

Duchenne 보행은 원래 Duchenne형 근이영양증 환자의 보행 특징을 나타내는 용어이다.[2] 즉, 요추 전만, 과도한 골반 전경, 반장슬(back knee), 첨족(talipes equinus)도 포함된다 그림 4-4b. 양측성으로 현상이 나타나는 경우 사용되는 waddling gait, duck gait, 거위 보행 모두 동의어로 '동물이나 인간이 몸을 흔들며 비틀비틀 걷는 것'을 의미하는 영어의 일반적인 용어이다. lateral bending은 의족의 체크 아웃에서 사용하는 용어인데, 이것도 거의 동의어로 쓰인다.

체간이 직접적인 원인인 경우, 척추측만증 등의 체간 변형이나 체간 불안정성을 고려해 볼 수 있다.

어느 경우든 체간의 가동성이나 근력 저하, 통증 등을 평가해 나갈 필요가 있다. 예를 들어, 과거에 측만증이 있었다면 체간의 회전이나 측굴 가동성에 더해 '척주기립근의 근력'을 표기하는 것이 좋다. 구체적으로는 '좌측 측굴 가동성 저하, 척주기립근의 근력 저하'라고 표기해 둔다.

간접적인 원인으로는 중둔근의 근력 저하나 슬관절 내측의 통증 등을 들 수 있다. 예를 들어, 슬관절 내측에 통증이 있어 이를 피하기 위해 같은 쪽의 체간을 과도하게 측굴하는 현상이 관찰되었다고 가정

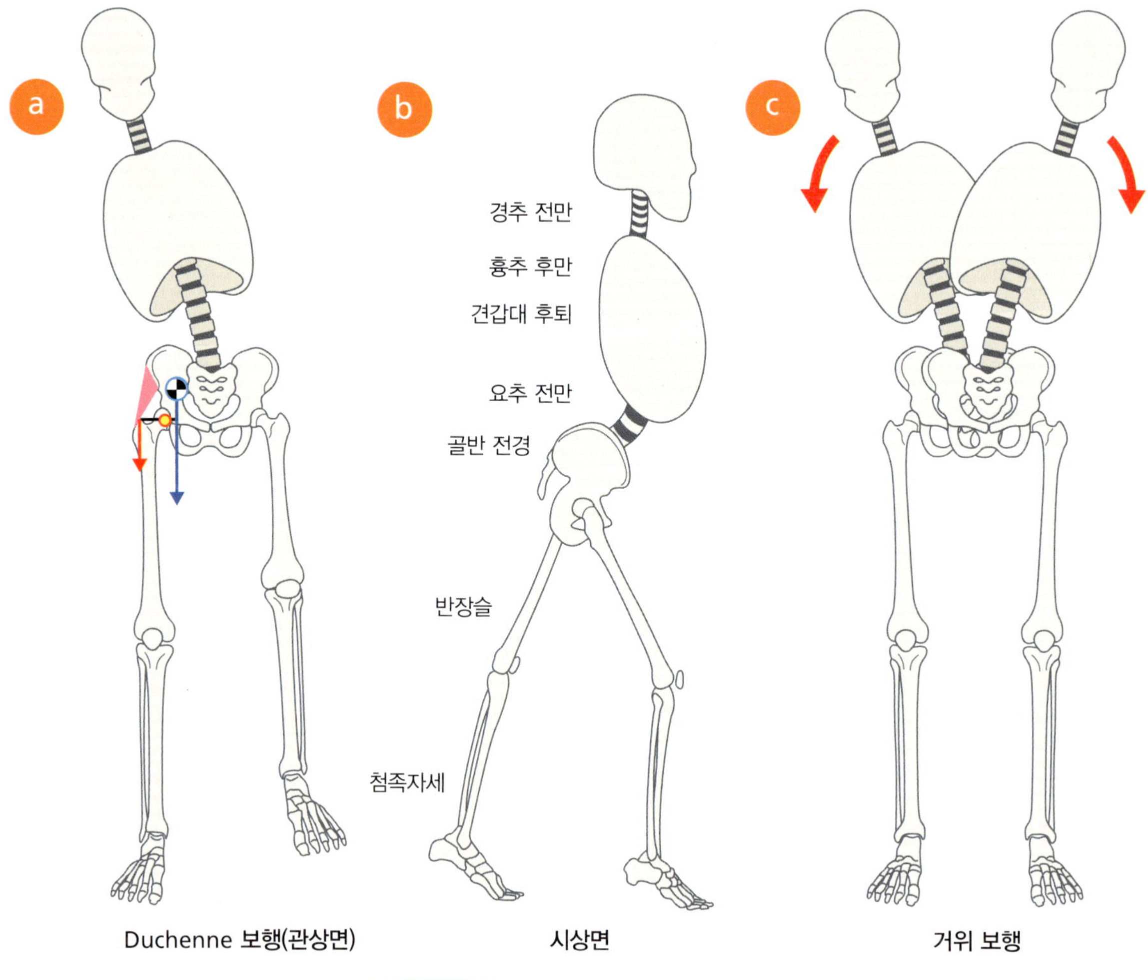

그림 4-4 같은 쪽으로의 과도한 측굴

해 보자. 이 경우 먼저 슬관절 내측의 통증과 기능을 평가할 필요가 있다. 구체적으로는 '슬관절 신전 가동범위 제한, 슬개하 지방체(infrapatellar fat pad)의 압통 있음'이라고 표기해 둔다.

직접적 원인

i) 척추측만증 등의 체간 변형

ii) 체간 불안정성 ◀ 척주기립근의 근력 저하 또는 통증으로 인한 탈력

간접적 원인(다른 체절의 보상)

i) 같은 쪽으로의 과도한 측굴 ◀ 반대쪽 골반의 하제 ◀ 같은 쪽 중둔근의 근력 저하

ii) 같은 쪽으로의 과도한 측굴 ◀ 같은 쪽 고관절 내측 및 슬관절 내측의 통증에 대한 도피

④ 반대쪽으로의 과도한 측굴 그림 4-5

③ 같은 쪽으로의 과도한 측굴에서 설명한 내용과 동일하다. 이는 서두에서 언급한 대로 원인이 같더라도 정도의 차이에 따라 관찰되는 비정상 보행이 다른 경우라고 할 수 있다. 아래 내용을 참고하기 바란다.

직접적 원인

i) 척추측만증 등의 체간 변형

ii) 체간 불안정성 ◀ 척주기립근의 근력 저하 또는 통증으로 인한 탈력

간접적 원인(다른 체절의 보상)

i) 반대쪽으로의 과도한 측굴 ◀ 같은 시기, 말기 입각기가 되는 반대쪽 고관절 내측의 통증에 대한 도피

2) 고관절, 골반

초기 접지기, 하중 반응기에 나타나는 고관절, 골반의 주요 비정상은 ① 과도한 굴곡, ② 굴곡 부족, ③ 과도한 골반 회전, ④ 골반 회전 부족, ⑤ 골반 후퇴, ⑥ 과도한 골반 전경, ⑦ 과도한 골반 후경이다. 골반의 각도 변화 자체가 작고, 대부분 체간의 비정상도 동시에 발생하기 때문에 정밀 조사하려면 초점을 맞춘 집중적인 관찰이 필요하다.

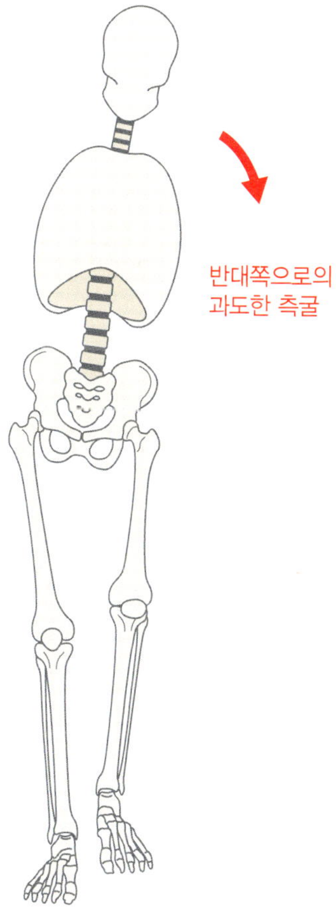

그림 4-5 반대쪽으로의 과도한 측굴

① 과도한 굴곡(crouched gait, 고관절 굴곡자세 보행) 그림 4-6

퇴행성 고관절증, 대퇴골 경부 골절 등의 고관절 질환, 외상에서의 관절 통증, 가동범위 제한은 동시에 또는 단독으로도 발생할 수 있다. 또한, 요추추간판탈출증 등의 요추 질환에서 고관절 전방의 통증은 임상적으로 산발적으로 나타난다. 원인은 달라도 보행주기를 통해 굴곡자세인 점은 공통적이다. 대부분의 경우 보폭은 좁지만 골반을 전경하고 체간을 굴곡하기 때문에 굴곡 각도는 정상 가동범위의 20° 를 초과한다.

뇌졸중 환자에서 초기 접지기 직후 고관절과 체간이 급격히 굴곡되는 증례가 있는데, 이 현상은 고관절 신전 모멘트, 체간 신전 모멘트 중 어느 것이 작아도 발생할 수 있다. 이 경우 동시에 골반의 후퇴와 낙상에 대한 두려움으로 마비 쪽 하지의 체중 부하가 어려워지는 경우가 많다. Duchenne형 근이영양증에서 대둔근의 마비가 경미한 경우 하중 반응기의 고관절 굴곡은 보이나 마비가 진행되면서 고관절 굴곡에 제동이 걸리지 않게 되면 반대로 고관절을 신전하고, 관절 전방의 연부조직에 지지를 맡긴다(대둔근 보행). 이상과 같이 마비, 근력 저하의 정도에 따라 원인이 같더라도 보상 방법이 달라진다.

직접적 원인

i) 고관절 굴곡 구축

ii) 고관절 통증

iii) 대둔근 근력 저하(근력 저하가 경미한 경우)

간접적 원인(다른 체절의 보상)

i) 과도한 굴곡 ◀ 무릎 골절, 슬관절 굴곡 구축 또는 대퇴사두근 근력 저하

ii) 과도한 굴곡 ◀ 슬관절 굴곡 ◀ 전족부 접지

② 굴곡 부족 그림 4-7

다리를 내딛어 발뒤꿈치부터 접지할 수 없는 경우, 주요 원인은 가동범위 제한 또는 고관절 통증이다. 정상 보행에서의 내딛기와 관련하여 큰 관절 모멘트 즉, 근력은 필요하지 않다. 한편, 원인이 무릎, 족관절 중 하나 또는 양쪽 지지성에 문제가 있는 경우에도 고관절의 굴곡이 어려워진다. 또한, 운동제어의 문제로서 파킨슨병, 치매에서 움츠러드는 발(frozen gait), 작은 걸음걸이(Marche à petits pas)를 보인다.

직접적 원인

i) 고관절 굴곡 가동범위의 제한

ii) 고관절 통증

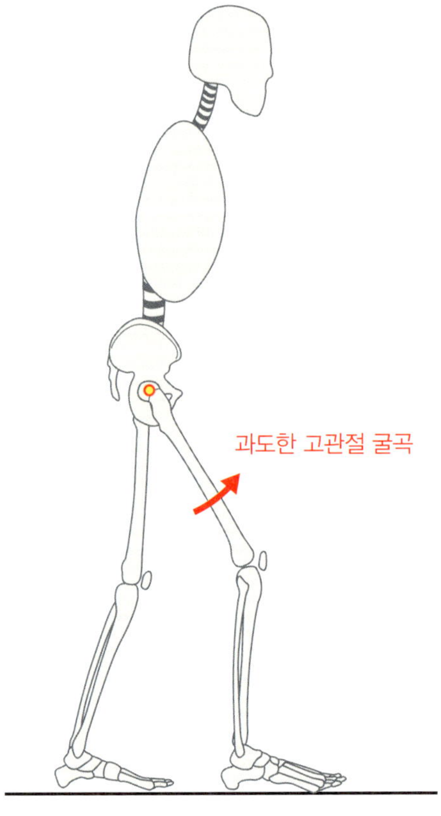

그림 4-6 과도한 고관절 굴곡

간접적 원인(다른 체절의 보상)

i) 굴곡 부족 ◀ 전방으로의 낙상을 방지 ◀ 충격 흡수 능력의 저하 ◀ 대둔근 근력 저하

ii) 굴곡 부족 ◀ 전방으로의 낙상을 방지 ◀ 충격 흡수 능력의 저하 ◀ 척주기립근의 근력 저하

③ 과도한 외전 그림 4-8

과도한 외전은 대부분 고령자에게 자주 볼 수 있는 넓은 보행 간격과 작은 보폭을 특징으로 하거나 혹은 반대쪽 하지의 통증과 내딛기의 어려움으로 인해 고관절 내전이 불가능한 경우(외전 보행) 중 하나이다. 그러나 전체 보행주기 중 외전자세라는 점은 공통적이다.

직접적 원인

i) 고관절 외전 변형, 외전 구축

간접적 원인(다른 체절의 보상)

i) 과도한 외전 ◀ 반대쪽 골반의 거상 ◀ 같은 쪽 중둔근의 근력 저하

ii) 과도한 외전 ◀ 체간 측굴 ◀ 측만증 등의 척주 변형

iii) 과도한 외전 ◀ 반대쪽 고관절 내측의 통증

iv) 과도한 외전 ◀ 반대쪽 슬관절 굴곡이 어려움(바닥과의 클리어런스를 개선하기 위한 보상동작)

④ 과도한 내전(scissoring gait, 가위 보행) 그림 4-9

뇌성마비의 경직형 양쪽 마비에 있어서의 전형적인 비정상 보행이다. 많은 증례에서 내전에 내회전을 동반한다. 내전에 의해 보행 간격은 좁아지지만 보행 중 무게중심의 좌우 흔들림도 작아지기 때문에 에너지 소비, 불안정성도 감소한다. 또는 측방의 안정성을 확보하기 위해 보행 간격을 넓힌 결과, 지지하지 못하고 내전 내회전자세로 양쪽 하지를 접촉시켜 rocking을 건 상태일

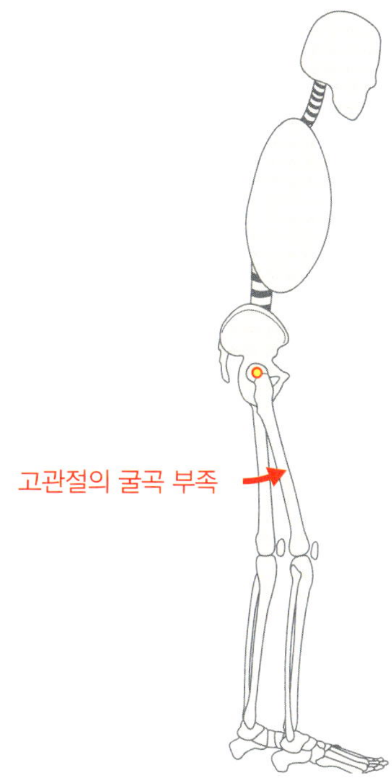

그림 4-7 고관절의 굴곡 부족

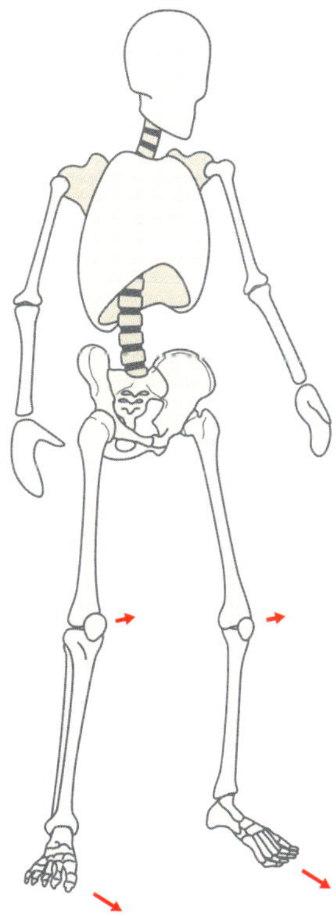

그림 4-8 고령자에게 흔히 볼 수 있는 넓은 보행 간격의 보행

미끄러운 노면을 걷는 듯한 넓은 보행 간격과 좁은 보폭의 다리 끌림 보행이 동반되기 쉽다.

수도 있다. 어느 경우에도 이 보행 패턴 자체가 환자가 획득한 적응 현상(보상 동작)일 가능성이 있다.

또한, 측만 변형이나 중둔근의 근력 저하, 다리 길이 차이 등이 원인으로, 같은 쪽 입각기에 반대쪽 골반의 하제(depression)가 생기면서 고관절의 과도한 내전이 발생하기도 한다.

직접적 원인

i) 뇌성마비 등의 고관절 내반 변형, 구축, 내전근의 단축, 고긴장

간접적 원인(다른 체절의 보상)

i) 과도한 내전 ◀ 반대쪽 골반의 하제 ◀ 측만증 등의 척추 변형

ii) 과도한 내전 ◀ 반대쪽 골반의 하제 ◀ 같은 쪽 중둔근의 근력 저하

iii) 과도한 내전 ◀ 반대쪽 골반의 하제 ◀ 다리 길이 차이

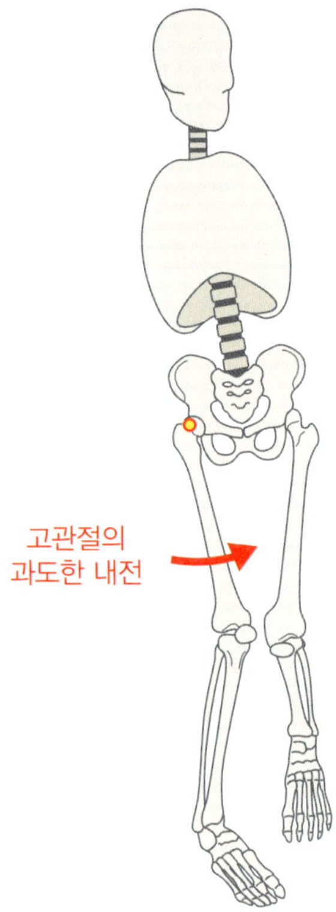

그림 4-9 고관절의 과도한 내전

⑤ 과도한 골반 회전 그림 4-10

초기 접지기 시, 보통 골반은 전방 회전자세에서 발뒤꿈치 접지한다. 이후 하중 반응기까지 골반은 전방 회전이 지속된다. 이 회전이 과도할 경우 하중 반응기 이후에 발생하는 골반의 후방 회전이 지연되어 보폭을 감소시킨다. 또한, 이 시기에 고관절, 슬관절 등에 과도한 회전 부하가 발생하는 원인이 된다.

골반의 회전 각도는 좌우 족부의 상대적인 접지 위치 관계로 결정된다. 정상 보행에서 골반 회전의 기능적 의의는 보폭을 확보하는 것이다. 따라서 고관절의 굴곡 부족, 고관절의 신전 부족을 골반의 과도한 회전으로 보상하는 증례를 볼 수 있다. 이 경우 골반 회전의 축은 반대쪽 고관절이다. 정상 보행에서는 말기 유각기에서 유각기 다리의 전하방 낙하에 연쇄적으로 골반이 회전하는데, 이는 수동적인 움직임이다. 그러나 과

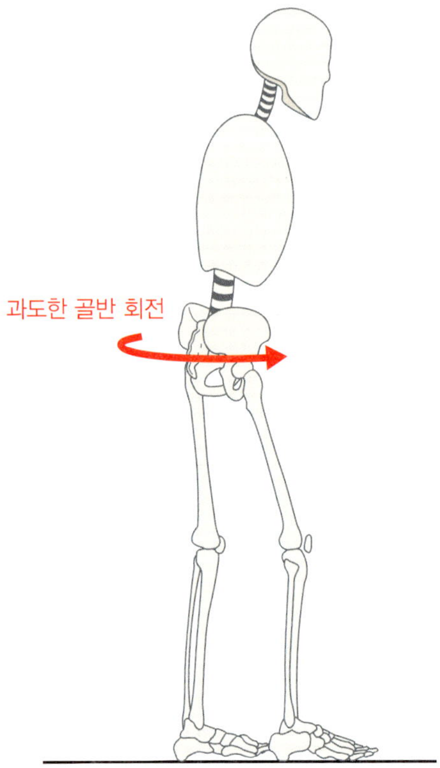

그림 4-10 과도한 골반 회전

도한 골반 회전의 대부분은 반대쪽 고관절의 내회전 혹은 반대쪽 족부가 말기 입각기, 그 불안정성으로 인해 진행 방향에 대해 외회전자세가 된 결과로 발생하는 반대쪽 골반 후퇴 등의 반대쪽 문제에서 기인한다.

간접적 원인(다른 체절의 보상)

i) 과도한 골반 회전 ◀ 반대쪽 골반 전진이 어려움 ◀ 반대쪽 COP 전진이 어려움 ◀ 반대쪽 발뒤꿈치 로커의 기능이 어려움 ◀ 반대쪽의 초기 접지기 시 발뒤꿈치 접지가 어려움

ii) 과도한 골반 회전 ◀ 보폭을 확대할 수 없음 ◀ 고관절의 굴곡 제한, 슬관절의 신전 제한

⑥ 골반 회전 부족 그림 4-11

체간, 하지의 통증, 가동범위 제한에 의해 보폭, 보행률은 저하한다. 보폭이 좁은 경우, 필연적으로 골반 회전도 감소한다. 또한, 운동제어장애로 보행 간격을 넓힌 경우에도 보폭은 감소하기 때문에 골반 회전도 감소한다.

간접적 원인(다른 체절의 보상)

i) 골반 회전 부족 ◀ 보폭 감소 ◀ 고관절 굴곡의 어려움 ◀ 초기 유각기의 내딛기 어려움 또는 초기 접지기 시의 고관절, 슬관절, 족관절의 통증

⑦ 골반 후퇴(retracted pelvis, 후방으로의 골반 회전) 그림 4-12

뇌졸중 편마비의 대부분은 보행이 가능하더라도 선 자세에서 이미 골반 후퇴가 나타난다. 선 자세에서 골반이 정중자세를 향하는 조건은 고관절 신전근, 내회선근, 외회전근의 활동, 족관절 저굴근, 내반근의 활동, 발바닥에 대한 체중 부하가 좌우 대칭인 결과, 좌우 COP를 무게중심선이

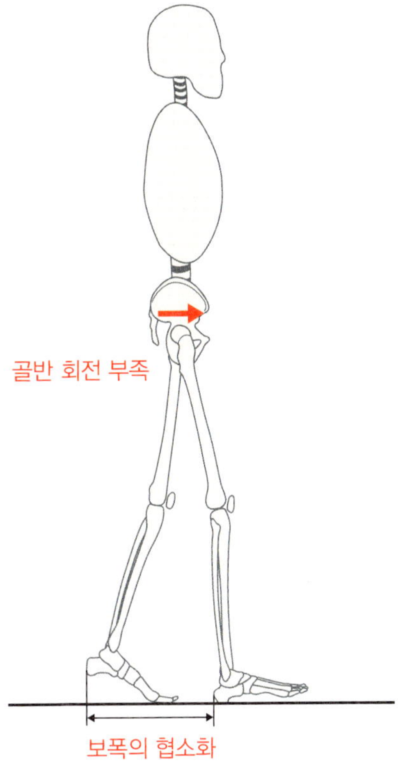

그림 4-11 골반 회전 부족

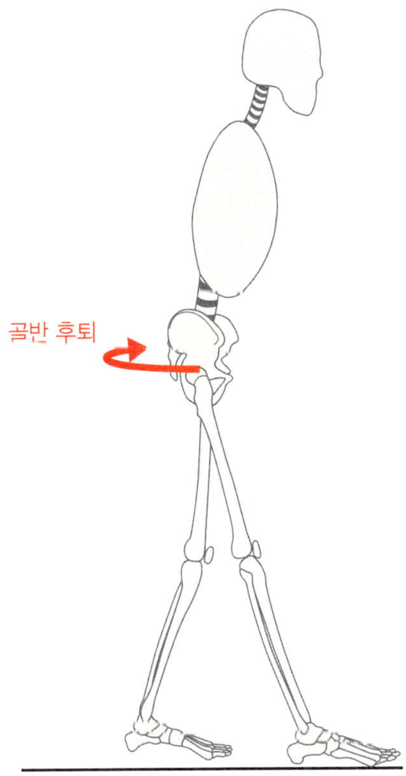

그림 4-12 골반 후퇴

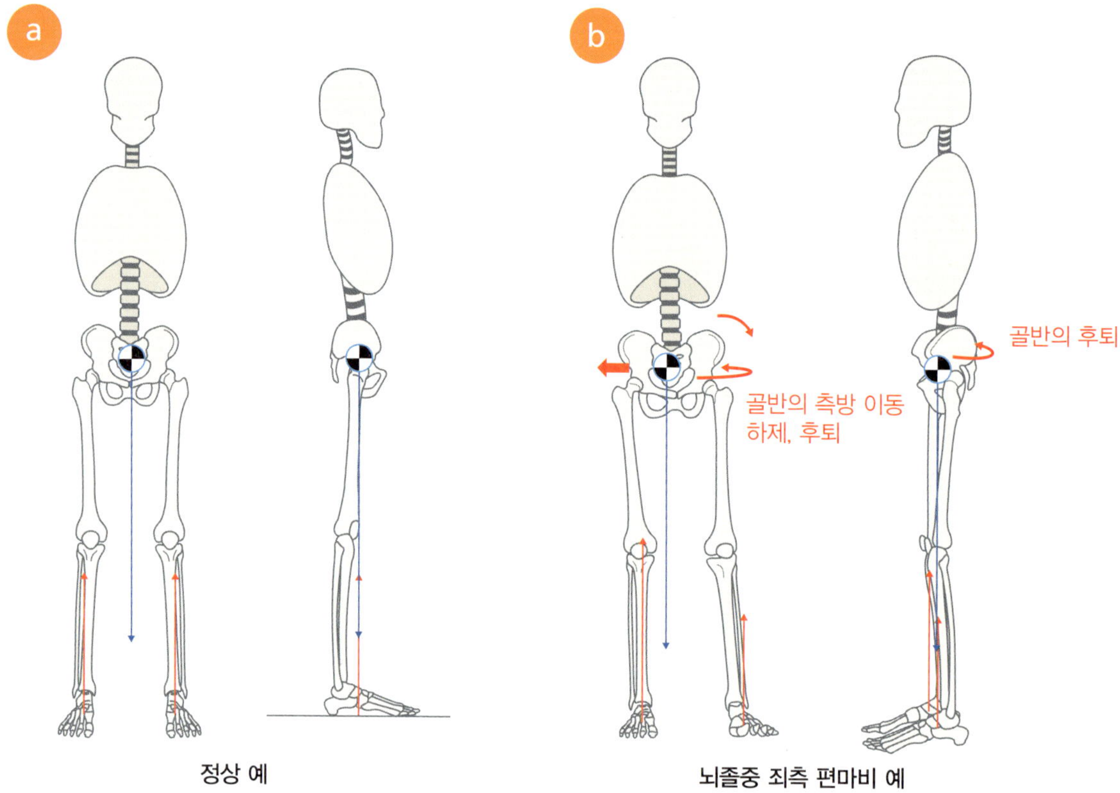

그림 4-13 선 자세에서의 골반 후퇴(뇌졸중 편마비)

통과하는 것이다 **그림 4-13**. 뇌졸중 편마비의 대부분에서는 전체 보행주기를 통해 골반의 후퇴를 볼 수 있다. 또한, 하중 반응기에는 내반첨족(talipes equinovarus), 반장슬 등으로 인해 발뒤꿈치 로커가 잘 기능하지 않아 마비 쪽 하지 체간은 전진하지 못한 채 다음 한다리 지지기를 맞이한다. 반대로 골반의 후퇴 자체가 무게중심을 후방으로 치우치게 하여 발뒤꿈치 로커를 방해하는 경우도 있다.

간접적 원인(다른 체절의 보상)

i) 골반의 후퇴 ◀ 무게중심 전진이 어려움 ◀ 발뒤꿈치 로커의 기능이 어려움 ◀ 반장슬, extension thrust ◀ 하퇴삼두근의 고긴장

ii) 골반의 후퇴 ◀ 과도한 고관절 굴곡 ◀ 초기 접지기 시 대둔근의 장력 부족

iii) 골반의 후퇴 ◀ 보행주기 중 항상 반대쪽이 전방, 같은 쪽이 후방으로 치우치게 됨 ◀ 반대쪽의 외전, 같은 쪽의 내전으로 전진(끌림 보행) ◀ 초기 유각기의 내딛기(흔들기) 어려움 또는 초기 접지기 시의 무릎 골절

⑧ 과도한 골반 전경 **그림 4-14**

많은 증례에서 골반의 전경과 체간의 굴곡은 동시에 발생한다. 대둔근의 근력 저하와 장요근의 단축 등으로 인해 초기 접지기 직후 골반의 전경과 체간의 굴곡이 나타난다. 또한, Duchenne형 근이영양증

에서 척주기립근, 복근과 같은 체간을 지지하는 근육의 마비로 인해 선 자세에서부터 요추 전만과 골반 전경을 보인다.

직접적 원인

i) 장요근의 단축
ii) 고관절의 통증
iii) 대둔근의 근력 저하

간접적 원인(다른 체절의 보상)

i) 과도한 골반 전경 ◀ 요추 전만 증가 ◀ 척주기립근, 복근의 근력 저하

⑨ 과도한 골반 후경 그림 4-15

척주관협착증의 많은 증례에서 골반 후경과 요추 전만의 감소, 척추 후만은 동시에 나타나지만, 척주기립근의 위축이 먼저 일어나고 골반 후경은 척추 후만에 맞춘 얼라인먼트의 이차적 변화라는 MRI 소견이 있다. 또한, 고령자의 경우 장요근도 위축되어 있기 때문에 체간과 골반 주변 근육의 근력 저하가 동시에 진행되고 있을 가능성도 있다. 게다가 고관절, 슬관절의 가동범위 제한, 신전근의 근력 저하도 빈번하게 발생하기 때문에 원인의 가능성은 하지, 체간 전체로 확대될 수 있다.

직접적 원인

i) 장요근의 근력 저하
ii) 고관절의 통증

간접적 원인(다른 체절의 보상)

i) 과도한 골반 후경 ◀ 요추 전만 감소 ◀ 척주기립근, 복근의 근력 저하
ii) 과도한 골반 후경, 무게중심을 후방으로 이동시킴 ◀ 전방으로의 낙상 위험 증가 ◀ 고관절, 슬관절의 굴곡, 무게중심이 전방으로 치우침 ◀ 햄스트링 단축, 슬관절 굴곡 수축

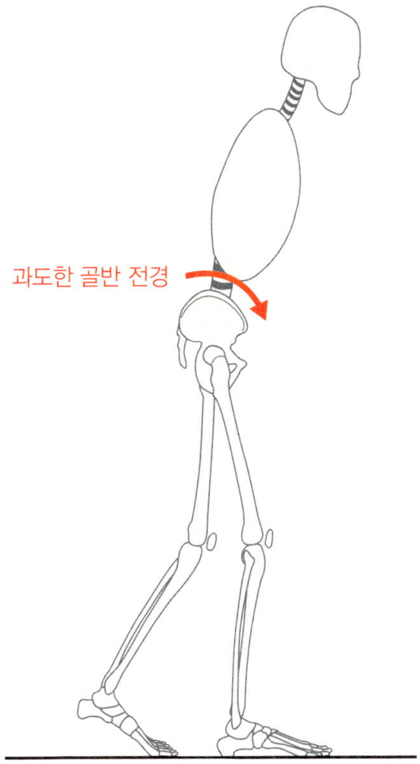

그림 4-14 과도한 골반 전경

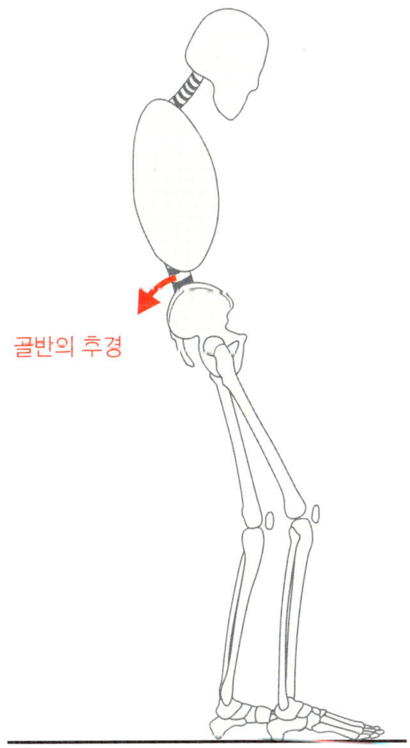

그림 4-15 과도한 골반 후경

3) 슬관절

하중 반응기에 중력이나 지면 반발력에 대항하여 작용하는 대퇴사두근의 문제는 그 정도에 따라 나타나는 비정상도 달라진다. 경증부터 중증까지 순서대로 ① 흔들림, ② 무릎 무너짐, ③ 과신전이 나타난다. 중력이나 지면 반발력에 대항하지 못하고 일단 굴곡, 다시 신전을 조금씩 반복하고 있는 것이 ①, 대항하지 못하고 굴곡된 상태가 ②, 처음부터 대항하지 않고 연부조직에 지지를 보상하고 있는 것이 ③이라고 볼 수 있다. 또한, 비정상을 관찰할 때 고려해야 할 점은 속도와 횟수이다. 속도를 낮추면 순간 최대가 되는 관절 모멘트도 감소한다. 그러나 정지된 자세를 취하게 하면 시간이 경과됨에 따라 충격량(impulse)이 증가하기 때문에 속도 0이 가장 편한 조건은 아니다. 마찬가지로 반복 횟수와 함께 피로가 현저하게 나타나기 때문에 근력인지, 근지구력인지 판별하는 데 유효한 특징이 된다.

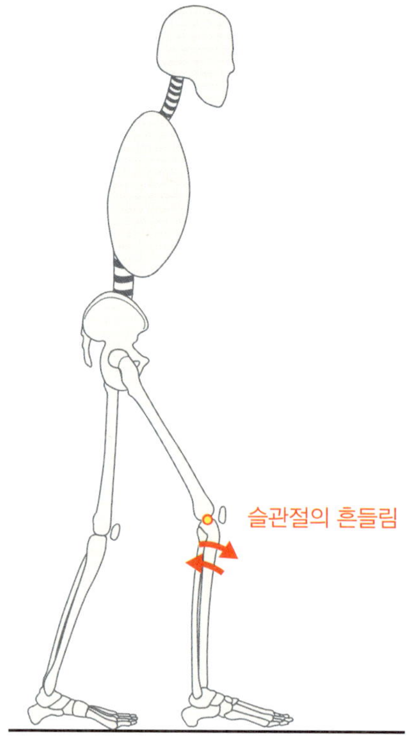

그림 4-16 슬관절의 흔들림

① 흔들림(wobble) 그림 4-16

흔들림은 thrust라고 불리는 현상과 같이 초기 접지기 직후 순간적으로 나타나는 현상이다. 몇 번의 진동 후 관절 각도가 정상 범위 내에 있으므로 주의 깊게 관찰해야 한다. 예를 들어 계단을 내려가는 것과 같이 부하를 높이면 징후는 뚜렷해진다. 전방십자인대 손상 등 슬관절의 외상, 고령자에서 흔히 볼 수 있는 현상이다.

직접적 원인

i) 대퇴사두근의 근력 저하

ii) 고유감각의 장애

iii) 대퇴사두근, 하퇴삼두근의 고긴장, 불수의운동(involuntary movement)

② 과도한 굴곡(giving way, 무릎 골절, 무릎 붕괴) : 주로 접지 후 급격한 슬관절 굴곡을 의미하지만, 굴곡자세에서의 접지도 포함 그림 4-17

퇴행성 슬관절증, 대퇴 의족의 불량 얼라인먼트 등에서 특징적인 징후로 알려져 있지만, 이들 질환 이외에도 대퇴사두근을 포함한 슬관절 신전 메커니즘의 문제는 무릎 붕괴로 나타난다. 오히려 퇴행성 슬관절증의 경우 초기에는 관절 전방의 통증을 회피하기 위해 전체 보행주기를 통해 경도 굴곡자세를 계속 유지한다. 변형이 진행됨에 따라 신전 가동범위가 제한되기 때문에 역시 전체 보행주기를 통해 경도 굴곡자세를 계속 유지한다. 관절 연골의 마모로 인한 불안정성 때문에 발생하는 하중 반응기의 슬관절 굴곡 각도는 근력 저하로 인한 무릎 붕괴와 비교해 분명히 작다. 또한, 슬관절은 대퇴, 하퇴 기울기에 따라 관절 각도가 결정된다. 즉 고관절, 족관절의 비정상과 동시에 무릎 붕괴가 나타난다. 주요 문제를 판별하기 위해서는 관절가동범위, 통증 등의 정보가 필요하다.

직접적 원인

i) 대퇴사두근의 근력 저하

ii) 고유감각장애

iii) 통증

iv) 관절 변형, 굴곡 구축

간접적 원인(다른 체절의 보상)

i) 과도한 굴곡 ◀ foot slap, 족관절의 과도한 배굴 ◀ 전경골근의 근력 저하

ii) 과도한 굴곡 ◀ 고관절 굴곡 ◀ 골반 후퇴

③ 과신전, 반장슬(back knee, extension thrust) : extension thrust만의 순간적인 신전 그림 4-18

정상 보행에서 하중 반응기, 지면 반발력 벡터는 슬관절의 후방을 통과한다. 이 시기에 대퇴사두근의 활동이 무릎 붕괴를 방지한다. 대퇴사두근의 근력 저하 또는 마비가 심해 낙상 위험이 있는 경우, 환자는 슬관절을 과신선시키고 지면 반발력 벡터를 슬관절 진방으로 편향시킨다. 과신전 제동은 슬관절 후방의 연부조직인 전방십자인대에 맡긴다. Duchenne형 근이영양증에서 요추를 전만시키고 무게중심을 전진하면 신전자세에서의 고정이 견고해진다. 이 슬관절 과신전을 예전에는 대퇴사두근 보행(quadriceps gait)이라고 불렀다. 심지어 중증의 증례에서는 손으로 대퇴부를 눌러 지지, 제동을 보조하는 보행도 보였다. 전방십자인대 손상에서 대퇴사두근의 근력에 의해 경골은 전방으로 당겨지기 때문에 탈구된다. 환자는 이 때의 불안정감, 통증을 피하기 위해 의도적으로 대퇴사두근의 수축을 피한

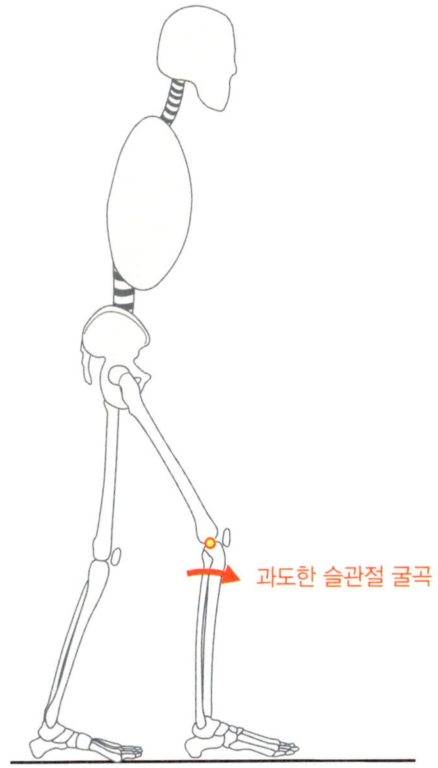

그림 4-17 과도한 슬관절 굴곡

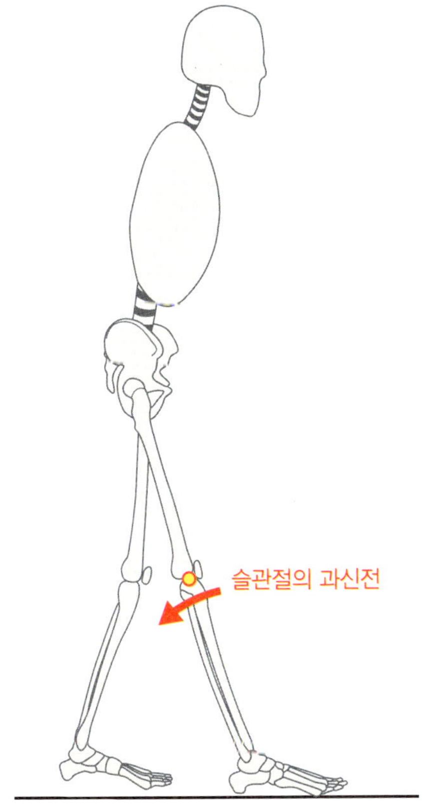

그림 4-18 슬관절의 과신전

보행 패턴을 보인다(quadriceps avoidance gait). 체간의 보상이 적다는 점 외에는, 현상으로서 대퇴사두근의 근력 저하와 같지만 원인은 다르다. 이 quadriceps avoidance는 전방십자인대 재건 후에도 장기적으로 지속되는 증례가 있다. 그 원인은 수술 전 고유감각, 탈구에 대한 두려움이 남아있기 때문이다.

직접적 원인

i) 대퇴사두근의 근력 저하

ii) 하퇴삼두근의 고긴장

iii) 고유감각장애

iv) 통증

v) 과신전 : quadriceps avoidance gait ◀ 무릎 골절 방지 ◀ 대퇴사두근을 이완시킴 ◀ 경골 전방 탈구의 방지 ◀ 전방십자인대 손상

간접적 원인(다른 체절의 보상)

i) 과신전 ◀ 첨족(talipes equinus) 구축, 변형

ii) 과신전 ◀ 골반 후퇴

④ 과도한 내반(lateral thrust) 그림 4-19

퇴행성 슬관절증에서 보이는 lateral thrust는 초기 접지기 직후 순간적으로 나타나는 현상이다. 동양인에서 많이 나타나는 내측형 관절증에서는 관절 연골의 마모는 후내측(posteromedial)에 집중된다. 하중 반응기에 이 마모된 관절면에 대퇴골 내측과가 끼어들면 슬관절은 내반(varus)된다. 질환과 변형이 진행되면서 외측측부인대(lateral collateral ligament)는 신장되고 관절 측방의 불안정성도 진행된다. 한편, 스포츠 등에 의한 외측측부인대의 단독 손상에서는 관절면 자체는 보존되어 있기 때문에 lateral thrust는 크게 발생하지 않는다.

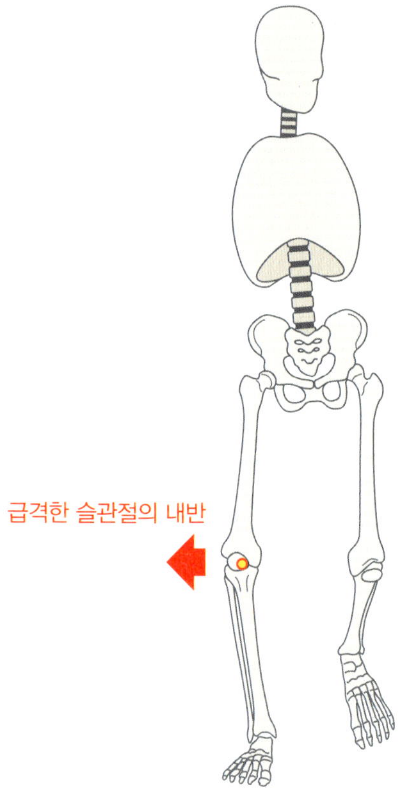

그림 4-19 슬관절의 과도한 내반

직접적 원인

i) 관절 변형 : 과도한 내반 ◀ 마모된 경골 내측 관절면에 대퇴골 내측과가 함몰 ◀ 내측형 퇴행성 슬관절증

ii) 외측측부인대 손상

간접적 원인(다른 체절의 보상)

i) 과도한 내반 ◀ 하퇴가 외측으로 경사 ◀ 족부의 외반 변형

⑤ 과도한 외반 그림 4-20

외측형 퇴행성 슬관절증은 서양인에서 많이 발견된다. 이른바 X다리 변형에서는 슬관절의 과신전을 동반하는 경우가 많으며, X다리에서 thrust가 발생하지 않는 이유는 반대쪽 슬관절과의 접촉에 의해 제동되기 때문이라고 생각된다. 또한, 슬관절의 굴곡 시 외반(valgus)에는 고관절의 내전·내회전을 동반한다. 내측광근은 고관절 외회전자세에서 효율적으로 작용한다. 이는 knee-in toe-out 현상이며, 전방십자인대 손상에서 내측광근의 위축은 필연적으로 발생한다. 따라서 우리는 knee-in toe-out의 원인을 내측광근의 기능부전으로 판단하지만, 애초에 내측광근에는 슬관절을 외측으로 향하게 하는 기능이 없다. 이 기능을 갖는 것은 고관절 외회전근이나 거골하관절의 회내근, 즉 대둔근과 장비골근이다. 슬관절에서의 지렛대 길이와 근육의 부피로 볼 때, 대둔근의 영향이 크다. Perry는 이 현상을 medial collapse라고 불렀다.[4)]

직접적 원인

i) 관절 변형 : 과도한 외반 ◀ 마모된 경골 외측 관절면에 대퇴골 외측과가 함몰 ◀ 외측형 퇴행성 슬관절증

ii) 내측측부인대(medial collateral ligament) 손상

iii) 과도한 외반 ◀ 양쪽 대퇴의 접촉으로 슬관절의 안정성을 보조 ◀ 대퇴사두근 근력 저하

간접적 원인(다른 체절의 보상)

i) 과도한 외반 ◀ 고관절의 내전, 내회전(medial collapse) ◀ 대둔근 근력 저하

ii) 과도한 외반(knee-in toe-out) ◀ 경골 내측으로의 경사 ◀ 내측 종아치의 저하, 거골하관절의 회내

4) 족관절, 족부

뒤꿈치 로커가 기능하기 위해서는 초기 접지기의 위치와 각도가 중요하다. 고관절 20° 굴곡, 슬관절 경도 굴곡, 족관절 0°가 정상 보행의 조건이지만, 족관절의 배굴력이 불충분한 경우 경미한 순서대로 ① low heel, ② foot flat contact, ③ forefoot contact와 접지기 위치가 전방에 위치하므로 하중 전달이 저해된다. ④ foot slap은 유각기 족관절 0° 유지가 가능하지만, 접지 시 지면 반발력에 대항할 수 없는 상태이다. 모두 기반에 있는 문제는 족관절 배굴력의 부족이다.

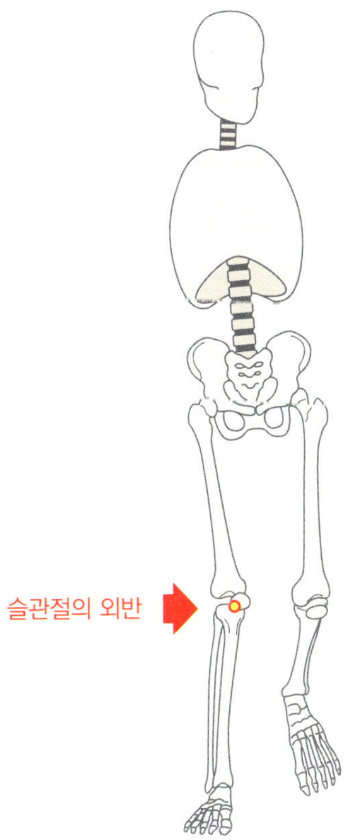

그림 4-20 슬관절의 과도한 외반

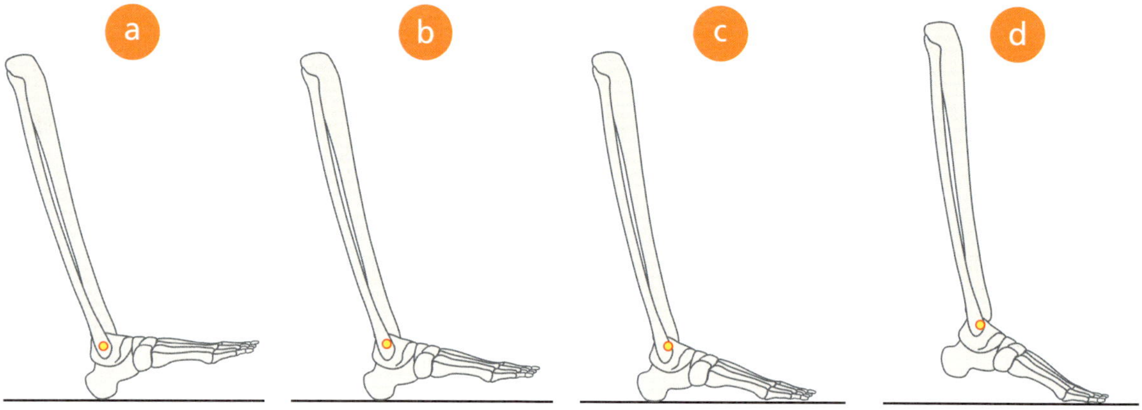

그림 4-21 족관절의 배굴 부족

① 배굴 부족(low heel) 그림 4-21b

저굴자세로 접지한다. 초기 접지기는 발뒤꿈치이지만, 발뒤꿈치 접지에서 전체 발바닥 접지까지의 시간이 짧아 발뒤꿈치 로커, 즉 발뒤꿈치를 축으로 한 롤링이 적고, 전방으로의 가속도 적다. 초기 접지기 시 고관절, 슬관절의 얼라인먼트가 정상이라고 가정하면, 족관절의 클리어런스는 약 10° 정도이며, 외관상은 foot slap에 가깝다.

직접적 원인

i) 족관절 배굴근의 근력 저하

ii) 족관절 배굴 가동범위의 제한, 구축

iii) 통증

iv) 하퇴삼두근의 고긴장

② 전체 발바닥 접지(foot flat contact) 그림 4-21c

저굴자세로 접지한다. 초기 접지기는 발바닥 전체가 동시에 이루어지며, 발뒤꿈치 로커는 소실된다. 발뒤꿈치 로커의 기능 중 하나는 충격 흡수인데, 전체 발바닥 접지의 경우 초기 접지기 시 슬관절이 약 15° 굴곡되어 있고, 하퇴를 거의 수직으로 내려서 접지하기 때문에 지면 반발력 제동 성분은 거의 발생하지 않는다. 접지 충격이 발생하지 않는 대신 전방으로의 움직임도 발생하지 않는다. 한 걸음 한 걸음 천천히 걷는 듯한 느낌을 받는다.

직접적 원인

i) 족관절 배굴근의 근력 저하

ii) 족관절 배굴 가동범위의 제한, 구축

iii) 발뒤꿈치 통증

iv) 하퇴삼두근의 고긴장

간접적 원인(다른 체절의 보상)

i) 전체 발바닥 접지 ◀ 접지 시 추락 방지 ◀ 고관절, 슬관절의 신전 제한, 굴곡 구축

ii) 전체 발바닥 접지 ◀ 하중 반응기의 충격 감쇠 ◀ 충격 흡수능력의 저하 ◀ 대퇴사두근 근력 저하

③ 전족부 접지(forefoot contact) 그림 4-21d

20° 이상의 저굴자세로 접지한다. 비골신경마비 등, 전경골근 이완성 마비의 경우 접지는 전족부, 전체 발바닥의 순서이다(계상 보행, steppage gait). 첨족 구축 혹은 뇌성마비의 경직형 양쪽 마비 등, 경련성 마비의 경우 접지는 전족부만으로 전체 발바닥 접지가 없는 증례와 전족부 접지 후 슬관절의 과신전을 동반하여 전체 발바닥으로 접지하는 증례가 있다. 어느 경우에도 발뒤꿈치 로커는 작동하지 않는다.

직접적 원인

i) 족관절 배굴근의 근력 저하

ii) 족관절 배굴 가동범위의 제한, 구축, 첨족 변형

iii) 발뒤꿈치 통증

iv) 하퇴삼두근의 고긴장

간접적 원인 (다른 체절의 보상)

i) 전족부 접지 ◀ 접지 시 추락 방지 ◀ 고관절, 슬관절의 신전 제한, 굴곡 구축

④ foot slap 그림 4-22

발뒤꿈치 접지 후 급격한 저굴과 함께 전체 발바닥 접지에 이른다. 발뒤꿈치 로커에서 하중 반응기의 전경골근(tibialis anterior)은 신장되면서 충격을 흡수하고 경골을 전방으로 끌어당기는 기능을 가지고 있는데, foot slap은 이러한 기능 저하를 보여준다. 발뒤꿈치로 접지할 수 있다는 것은 전경골근의 근력 저하 또는 마비가 전체 발바닥 접지, 전족부 접지보다 경미하다는 것임을 짐작할 수 있다. 전경골근의 수축 동태는 유각기 중 단축성(구심성) 수축 또는 등척성 수축이지만, 발뒤꿈치 접지와 동시에 신장성(원심성) 수축으로 변화한다. 문제의 원인이 부하의 양인지, 조건인지 생각해 볼 필요가 있다.

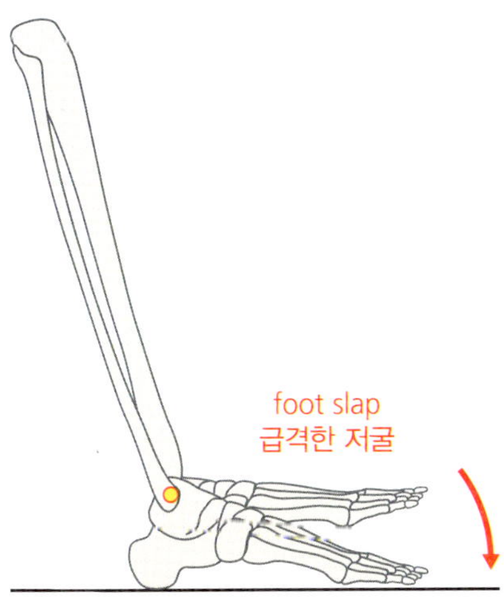

그림 4-22 foot slap

직접적 원인

i) 족관절 배굴근의 근력 저하

⑤ 과도한 배굴 그림 4-23

1장에서 설명한 바와 같이, 정상 보행에서는 초기 접지기 시 해부학적으로 적절한 위치에 접

지한다 그림 1-2. 과도한 배굴에 의해 종골보다 뒤쪽에서 접지한다. 환자가 충격 흡수능력이 낮은 접지 방법을 굳이 선택하는 이유에는 통풍 등에 의해 전족부로의 하중이 어려운 경우나 경골신경마비에서의 종족(pes calcaneus) 변형 등에 의한 가동범위 제한을 고려해 볼 수 있다.

전족부의 변형은 크게 3가지로 나뉜다 그림 4-24. 뇌졸중 편마비 등에서 흔히 볼 수 있는 claw toe는 MP관절 신전, PIP관절, DIP관절 굴곡을 동반한다. 류마티스 관절염 등의 골관절 질환에서 나타나는 hammer toe는 MP관절 신전, PIP관절 굴곡, DIP관절 신전을 동반한다. mallet toe(망치 족지)는 국내에서 잘 쓰이지 않는 용어이다. mallet finger(망치 수지)는 구기 종목 중 지신근(extensor digitorum) 부착부 부근의 손상으로 DIP관절 굴곡 이외의 비정상은 보이지 않는다. mallet toe의 발생기전 자체가 불명확해서 경증의 claw toe, hammer toe와 혼동되고 있을 가능성이 있다. 이들 3가지와 달리 초기 접지기 시 족관절의 과도한 배굴에 발가락의 신전을 동반하는 증례가 있다. 그 원인에 대한 설명은 없지만, 선 상태에서는 이미 신전하고 있어 극단적인 예에서는 외측 말절부가 접지하고 있지 않다. 편평족 등의 족부 아치 변형과의 관련이 의심된다.

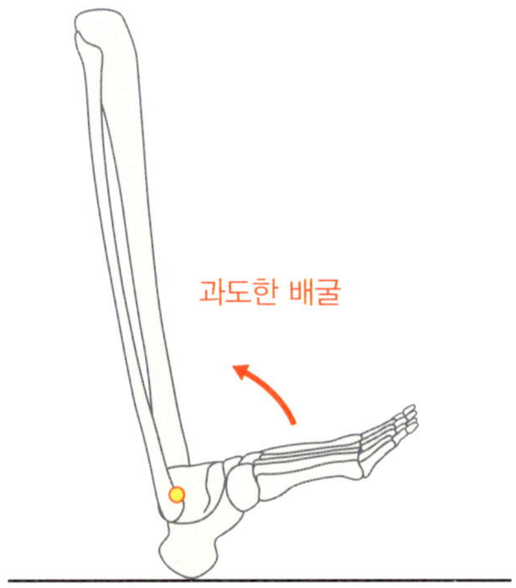

그림 4-23 과도한 배굴

직접적 원인

i) 하퇴삼두근의 근력 저하(경골신경마비)
ii) 족관절 저굴 가동범위 제한, 종족 변형, 구축
iii) 통증

⑥ 과도한 내번 그림 4-25

과도한 내번(inversion)은 뇌졸중 편마비에서 전체 보행주기에 걸쳐 나타나는 비정상이다. 내번 중에서도 저굴, 내전, 회외 중 어느 요소가 강한지는 증례에 따라 다르다. 많은 증례에서 전족부 접지와 동시에 관찰된다. 발뒤꿈치 로커의 기능이 저해되어 신체의 전방 이동이 어려워진다. 하퇴삼두근의 고긴장으로 인한 병적인 저굴 모멘트는 근긴장의 항진과 함께 증가하며, 단하지 보조기(short leg brace)를 통한 교정에도 큰

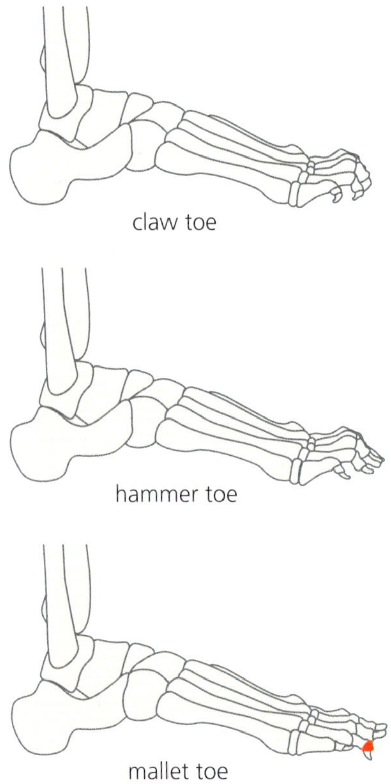

그림 4-24 전족부의 변형

힘을 필요로 한다.

직접적 원인

i) 전경골근의 근력 저하
ii) 족관절 외번 가동범위의 제한, 내반족 변형, 구축
iii) 후경골근, 하퇴삼두근의 고긴장
iv) 통증

간접적 원인(다른 체절의 보상)

i) 과도한 내번 ◀ 하퇴 내측으로의 경사 ◀ 외반슬

⑦ 과도한 외번 그림 4-26

정상 보행에 있어서도 초기 접지기 직후의 외번(eversion)은 발생하며, 트러스(truss) 구조의 일부로서 충격 흡수 기능을 가진다. 예를 들어, 비만인처럼 이 충격이 과도할 경우 내측 종아치가 신장되어 편평족이 된다. 서양인에서 볼 수 있는 비만인의 과도한 외번은 경골의 내회전, 나아가 외반슬, 반장슬로 이어진다. 반대로 퇴행성슬관절증으로 인한 내반슬에서 경골이 외측으로 경사진 결과, 족부에서는 과도한 외번이 나타난다.

직접적 원인

i) 내측 종아치의 불안정성
ii) 전경골근, 후경골근의 근력 저하
iii) 통증
iv) 족관절 내번의 가동범위 제한, 외반 편평족, 구축

간접적 원인(다른 체절의 보상)

i) 과도한 외번 ◀ 하퇴 외측으로의 경사 ◀ 내반슬

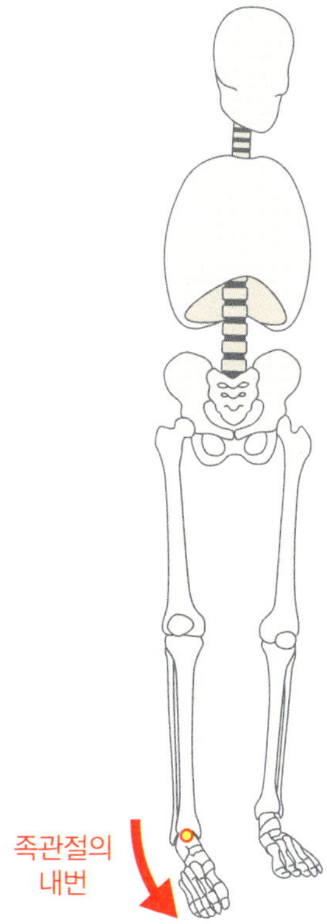

그림 4-25 족관절의 과도한 내번

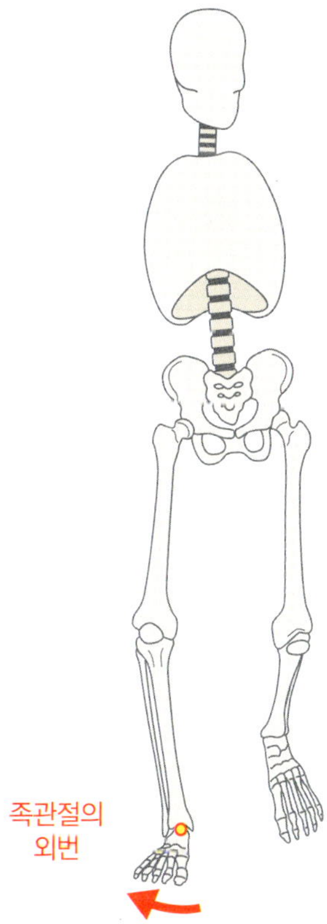

그림 4-26 족관절의 과도한 외번

4 정상 메커니즘의 붕괴와 비정상 보행의 운동학

3 중기·말기 입각기에 나타나는 비정상

중기·말기 입각기는 한다리로 신체를 지지하고, 관성으로 전진하는 시기이다. 무게중심이 지지 기저면에서 일탈하는 기간이 있어 언뜻 보기에는 불안정한 시기라고 생각할 수 있지만, 한다리 지지기에만 활동하는 근육은 없으며, 이 시기에 관찰되는 비정상의 원인은 하중 반응기에 있는 경우가 많다. 한다리 지지기는 단순히 양다리 지지기의 2배의 하중을 지지하는 것이 아니다. 중기 입각기 전기, 무게중심의 상승을 위해 가속하고, 무게중심의 상승과 함께 감속한다. 중기 입각기 후기, 무게중심의 하강과 함께 가속한다. 신체에 가해지는 힘은 이 가속도에 체중을 곱한 것이다. 이 힘의 일부는 반대쪽 (바닥) 차기에서 생긴 힘의 관성이다. 구체적인 예는 각 항목에서 설명한다. 또한, 이 시기에 반대쪽 다리는 유각기이며, 바닥과의 클리어런스 확보가 어려운 경우, 입각기 다리에서 보상 현상이 나타날 수 있다.

중기 입각기와 말기 입각기에 나타나는 비정상에 대해 체간, 고관절·골반, 슬관절, 족관절·족부 순으로 설명한다.

1) 체간

중기 입각기, 말기 입각기에 나타나는 체간의 비정상, 즉 ① 과도한 전굴, ② 과도한 후굴, ③ 같은 쪽으로의 과도한 측굴, ④ 반대쪽으로의 과도한 측굴은 초기 접지기, 하중 반응기와 공통된 원인에 의한 것으로 ①②③④ 모두 중기 입각기, 말기 입각기에만 나타나는 것이 아니다. 정상 보행에서 체간은 직립자세를 유지하며, 비정상이 관찰되는 경우 고관절, 골반의 제어 문제 또는 반대쪽 다리의 내딛기, 바닥과의 클리어런스 장애를 보상할 가능성을 의심한다.

① 과도한 전굴 그림 4-27

중기 입각기에서의 과도한 전굴은 하중 반응기에 생긴 체간 지위가 이행하여 발생하는 경우가 많다. 이 체간 지위는 말기 입각기에도 지속되는 경우가 많다. 중기 입각기부터 말기 입각기에 걸쳐 급속히 체간의 전굴을 동반하는 경우도 적지 않기 때문에 주의 깊게 관찰할 필요가 있다. 예를 들어, 아킬레스건 파열 수술 후의 보행에서 중기 입각기까지는 체간이 직립자세를 유지하고

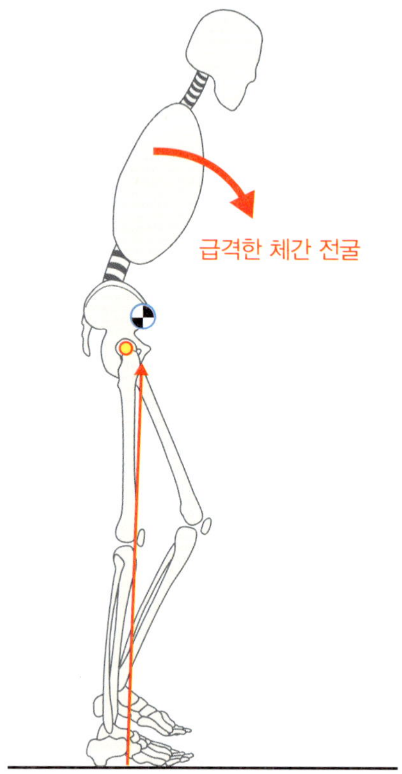

그림 4-27 과도한 체간 전굴

있어도 중기 입각기부터 말기 입각기에 걸쳐 급속히 체간의 전굴을 동반하는 것은 흔히 볼 수 있는 현상이다.

직접적 원인

i) 척추 후만 등의 체간 변형

ii) 체간 불안정성 ◀ 척주기립근의 근력 저하 또는 통증으로 인한 탈력

간접적 원인(다른 체절의 보상)

i) 과도한 전굴 ◀ 골반 후퇴 ◀ 반장슬 ◀ 전족부 접지

ii) 과도한 전굴 ◀ 골반 후퇴 ◀ 반장슬 ◀ 발뒤꿈치 접지 어려움, 족부의 회외

iii) 과도한 전굴 ◀ 골반 후퇴 ◀ 반장슬

iv) 과도한 전굴 ◀ 골반 전경

② 과도한 후굴 그림 4-28

중기 입각기에서의 과도한 후굴도 하중 반응기에 생긴 체간 지위가 이행하여 발생하는 경우가 많다. 따라서, 중기 입각기 및 말기 입각기에서의 원인을 찾는게 필요하지만, 하중 반응기에서의 원인을 찾는 것이 개선의 실마리가 되는 경우가 많다. 이를 포함해 입각기를 통한 체간 지위의 변하를 관찰할 필요가 있다.

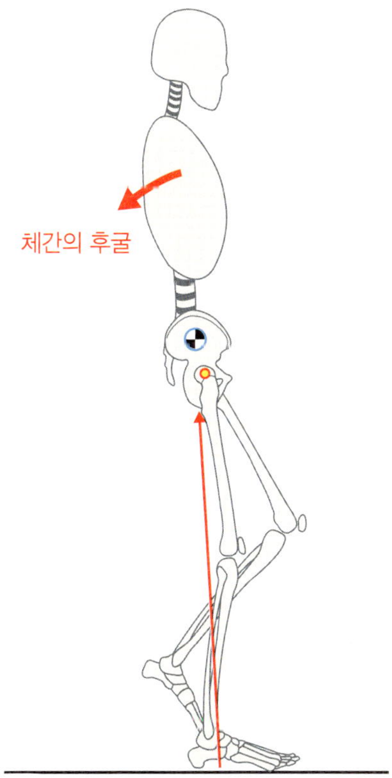

그림 4-28 과도한 체간 후굴

직접적 원인

i) 흉추 후만증 등의 체간 변형

ii) 체간 불안정성

간접적 원인 (다른 체절의 보상)

i) 대둔근의 근력 저하

③ 같은 쪽으로의 과도한 측굴 그림 4-29

같은 쪽으로의 과도한 체간 측굴은 하중 반응기에만 발생하는 것, 하중 반응기에서 중기 입각기까지 지속되는 것, 중기 입각기에서 발생하는 것, 전체 입각기를 통해 발생하는 것 등이 있다.

따라서, 입각기를 통한 체간 지위의 변화를 관찰하고 그 원인을 찾는 것이 개선의 실마리가 된다. 예를 들어, 체간 변형이 원인이라면 그 변화는 전체 입각기를 통해 발생하며, 수술을 포함한 변형에 대한 개입이 개선의 실마리가 된다.

직접적 원인

i) 척추측만증 등의 체간 변형

ii) 체간 불안정성 ◀ 척주기립근의 근력 저하 또는 통증으로 인한 탈력

간접적 원인(다른 체절의 보상)

i) 같은 쪽으로의 과도한 측굴 ◀ 반대쪽 골반의 하제(depression) ◀ 같은 쪽 중둔근의 근력 저하

ii) 같은 쪽으로의 과도한 측굴 ◀ 같은 쪽 고관절, 슬관절 내측의 통증에 대한 도피

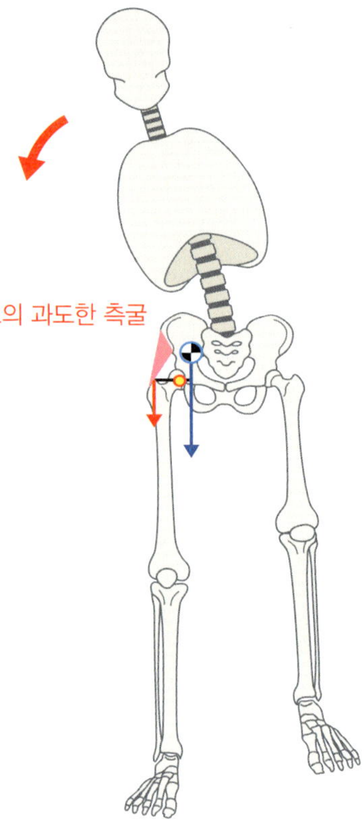

그림 4-29 같은 쪽으로의 과도한 체간 측굴

④ 반대쪽으로의 과도한 측굴 그림 4-30

③과 마찬가지로 하중 반응기에만 발생하는 것, 하중 반응기에서 중기 입각기까지 지속되는 것, 중기 입각기에서 발생하는 것, 전체 입각기를 통해 발생하는 것 등이 있다. 따라서, 입각기를 통한 체간 지위의 변화를 관찰하고 그 원인을 찾는 것이 개선의 실마리가 된다. 예를 들어, 중기 입각기 이후에 생기는 반대쪽으로의 과도한 측굴은 반대쪽 접지 시기에 원인이 있으며, 그 보상 동작으로 발생할 수도 있다.

직접적 원인

i) 척추측만증 등의 체간 변형

ii) 체간 불안정성 ◀ 척주기립근의 근력 저하 또는 통증으로 인한 탈력

간접적 원인(다른 체절의 보상)

i) 반대쪽으로의 과도한 측굴 ◀ 같은 시기에 말기 입각기가 되는 반대쪽 고관절 내측 통증에 대한 도피

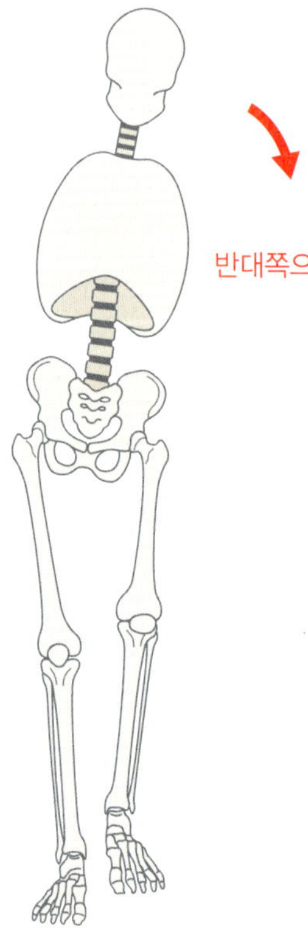

그림 4-30 반대쪽으로의 과도한 체간 측굴

2) 고관절, 골반

정상 보행에서 중기와 말기 입각기에 골반은 입각기 다리의 고관절을 축으로 회전하는데, 이 골반운동은 반대쪽 하지의 (바닥) 차기와 전진에 따른 것으로 입각기 다리에 있어서 수동적인 움직임이다. 한다리 지지기 중 골반에는 신체의 약 1/6의 무게를 가진 하지를 매달아주는 기능이 요구된다.

고관절은 20° 굴곡자세에서 10° 신전자세까지 신전하는데, 이 운동도 대둔근의 작용이 아닌 반대쪽 하지의 (바닥) 차기와 전진에 따른 것이다.

① 과도한 굴곡 그림 4-31

하중 반응기의 과도한 굴곡은 한다리 지지기에도 지속될 수 있다. 그 원인은 신전자세에서의 하중으로 인해 고관절, 슬관절이 굴곡(무릎 붕괴)되는 것을 피하는 경우나 고관절, 슬관절의 신전 제한, 족관절의 배굴 제한을 생각할 수 있다.

직접적 원인

i) 고관절 굴곡 구축

ii) 고관절 통증

iii) 대둔근의 근력 저하

간접적 원인(다른 체절의 보상)

i) 과도한 굴곡 ◀ 무릎 골절, 슬관절 굴곡 구축 또는 대퇴사두근 근력 저하

ii) 과도한 굴곡 ◀ 슬관절 굴곡 ◀ 전족부 접지

② 과도한 내회전(medial collapse) 그림 4-32

Medial collapse는 배구, 농구와 같은 점프 동작의 착지 시 나타나는 고관절 굴곡, 내전, 내회전과 슬관절 굴곡, 외반, 경골의 내회전을 말한다. 런지 동작 등 운동 강도를 높이면 징후가 두

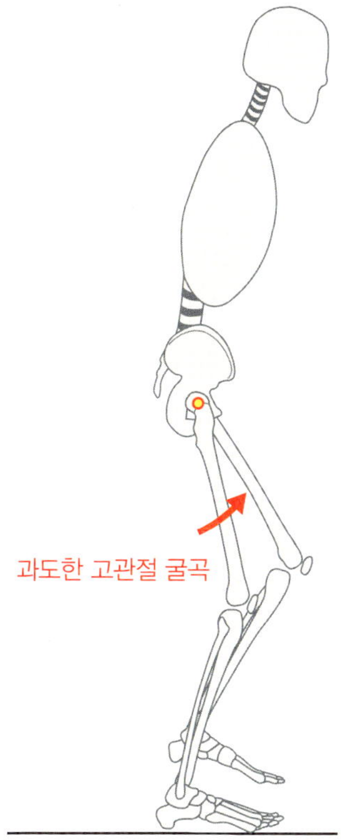

그림 4-31 과도한 고관절 굴곡

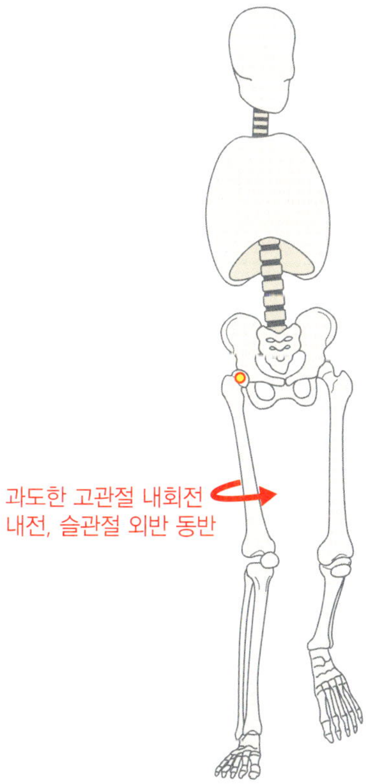

그림 4-32 과도한 고관절 내회전

드러지며, 심한 증례에서는 보행 중에도 관찰된다. 중기 입각기, 말기 입각기에 슬관절은 15° 굴곡자세에서 약 5°까지 거의 신전되어 있다. 그러나 인대 혹은 반월판 손상 등으로 굴곡자세가 되면 외력에 의한 고관절 회전의 지렛대 길이는 길어지고, 내회전이 쉬워진다. 또한, 내측광근의 근력 저하, 편평족으로 인한 knee-in toe-out에서도 medial collapse가 발생하기 쉬워진다.

직접적 원인

i) 고관절 내회전 변형, 구축

ii) 고관절 통증

iii) 대둔근의 근력 저하

간접적 원인(다른 체절의 보상)

i) 과도한 내회전 ◀ 대퇴근막, 장경인대에 의한 지지성 보조 ◀ 내측광근의 근력 저하

ii) 과도한 내회전 ◀ 경골의 내회전, 슬관절의 외반 ◀ 거골하관절의 과도한 외번, 외반 편평족

③ 과도한 외회전 그림 4-33

아시아인의 생활습관상 바닥 위에 책상다리로 앉기 때문에 선 자세(입위) 보행에서도 고관절이 외회전하고 있는 경우가 많다. 병적인 징후로서의 고관절 외회전은 퇴행성 고관절증으로 인한 내회전 제한과 통증이 원인인 경우가 많다. 이 경우 전체 보행주기를 통해 외회전자세가 된다. 뇌졸중 편마비 등에서는 내회전근의 근력 저하로도 발생할 수 있는데, 이 경우 선 자세 보행보다 의자에 앉은 자세에서의 외회전이 두드러진다.

직접적 원인

i) 고관절 외회전 변형, 구축

ii) 고관절 통증

iii) 중둔근, 소둔근의 근력 저하

간접적 원인(다른 체절의 보상)

i) 과도한 외회전 ◀ 슬관절 내반에 의한 외관상의 하퇴 전경 ◀ 족관절 배굴 제한

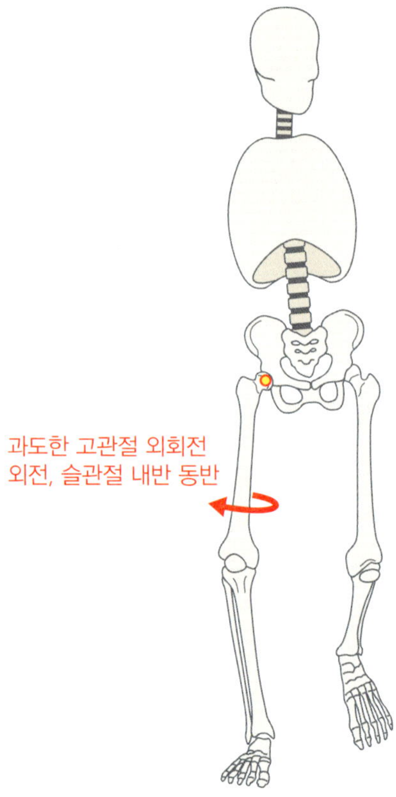

그림 4-33 과도한 고관절 외회전

④ 과도한 외전 그림 4-34

한다리 지지기에만 과도한 외전이 관찰되는 경우, 유각기 쪽 골반 거상(hip hike, 그림 4-34a) 또는 입각기 쪽으로의 체간 측굴(Duchenne 보행 : 그림 4-34b)에 대해 유각기 쪽의 고관절을 외전하고 있는 경

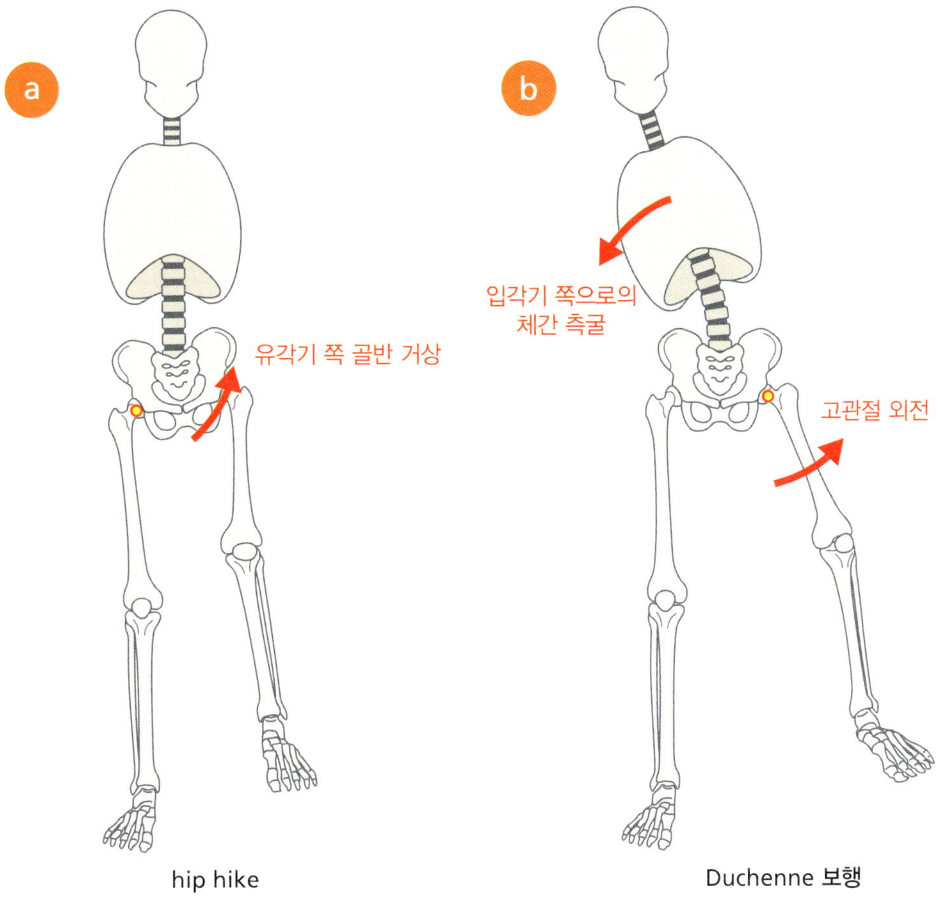

그림 4-34 과도한 고관절 외전

우가 많으므로 정밀한 검사가 필요하다. 인공고관절 전치환술 후 등에서는 수술 후 조기에 내전을 제한한 생활을 강요하기 때문에 외전 구축이 필연적으로 발생한다. 따라서 대부분의 경우 과도한 고관절 외전을 보이는 Duchenne 보행을 나타낸다.

직접적 원인

i) 고관절 외전 변형, 구축

간접적 원인(다른 체절의 보상)

i) 과도한 외전 ◀ 반대쪽 골반 거상(elevation) ◀ 같은 쪽 중둔근의 근력 저하

ii) 과도한 외전 ◀ 체간 측굴 ◀ 측만증 등의 척주 변형

⑤ 과도한 내전(scissoring gait, 가위 보행) 그림 4-35

뇌성마비, 측만 변형, 중둔근의 근력 저하, 다리 길이 차이 등으로 인해 하중 반응기에 발생한 고관절의 과도한 내전이 중기 입각기에도 지속되는 경우가 있다.

직접적 원인

i) 뇌성마비 등의 고관절 내반 변형, 구축, 내전근의 단축, 고긴장

간접적 원인(다른 체절의 보상)

i) 과도한 내전 ◀ 반대쪽 골반의 하제 ◀ 측만증 등의 척추 변형

ii) 과도한 내전 ◀ 반대쪽 골반의 하제 ◀ 같은 쪽 중둔근의 근력 저하

iii) 과도한 내전 ◀ 반대쪽 골반의 하제 ◀ 다리 길이 차이

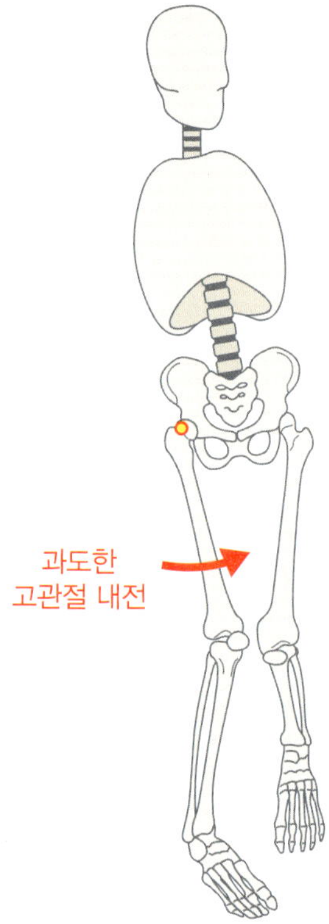

그림 4-35 과도한 고관절 내전

⑥ 과도한 골반 회전 그림 4-36

골반의 회전 각도는 좌우 족부의 상대적인 접지 위치의 관계로 결정된다. 따라서 뇌졸중 편마비처럼 고관절 외회전, 슬관절 굴곡, 내반첨족을 보이는 경우 족부의 로커가 기능하지 않아 끌림 보행이 나타난다. 이 경우 보행주기 중 비마비 쪽으로의 과도한 골반 회전 즉, 마비 쪽의 골반 후퇴가 일어난다. 또한, 고관절, 슬관절의 가동범위 제한, 통증으로 인해 보폭이 확대되지 않는 경우 보상적으로 반대쪽 고관절의 내회전을 통해 골반을 회전시켜 외관상의 보폭 확대를 도모한다.

간접적 원인(다른 체절의 보상)

i) 과도한 골반 회전 ◀ 반대쪽 골반 전진이 어려움 ◀ 반대쪽 COP 전진이 어려움 ◀ 반대쪽 발뒤꿈치 로커 기능이 어려움 ◀ 반대쪽 초기 접지기 시 발뒤꿈치 접지가 어려움

ii) 과도한 골반 회전 ◀ 보폭을 넓힐 수 없음 ◀ 고관절의 굴곡 제한, 슬관절의 신전 제한

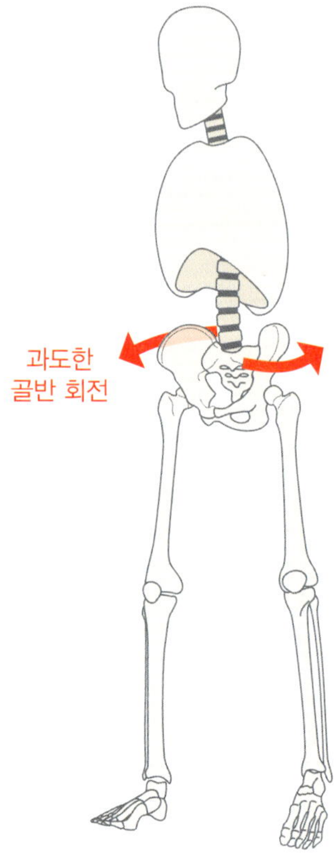

그림 4-36 과도한 골반 회전

⑦ 골반 회전 부족 그림 4-37

보통 중기 입각기부터 말기 입각기에서는 골반의 후방 회전이 발생하여 반대쪽으로의 보폭을

넓히는 역할을 한다. 그러나 체간, 하지 통증, 가동범위 제한으로 인해 골반의 후방 회전이 감소하면 보폭, 보행률은 저하된다.

간접적 원인(다른 체절의 보상)

i) 골반 회전 부족 ◀ 보폭 감소 ◀ 고관절 굴곡 어려움 ◀ 초기 유각기의 내딛기 어려움 또는 초기 접지기 시 고관절, 슬관절, 족관절의 통증

⑧ 골반의 후퇴(retracted pelvis, 후방으로의 골반 회전) 그림 4-38

중기 입각기에서 발생하는 골반 후퇴도 하중 반응기에 생긴 지위가 이행되어 발생하는 경우가 많다. 이 골반 지위는 말기 입각기에도 지속되는 경우가 많지만, 중기 입각기부터 말기 입각기에 걸쳐 급속히 골반이 후퇴하기도 한다.

간접적 원인(다른 체절의 보상)

i) 골반 후퇴 ◀ 무게중심 전진이 어려움 ◀ 발뒤꿈치 로커 기능이 어려움 ◀ 반장슬, extension thrust ◀ 하퇴삼두근의 고긴장

ii) 골반 후퇴 ◀ 과도한 고관절 굴곡 ◀ 초기 접지기 시 대둔근의 장력 부족

iii) 골반 후퇴 ◀ 보행주기 중 항상 반대쪽이 전방, 같은 쪽이 후방으로 치우치게 됨 ◀ 반대쪽 외전, 같은 쪽 내전으로 전진(끌림) ◀ 초기 유각기의 내딛기 어려움 또는 초기 접지기 시 무릎 골절

⑨ 과도한 골반 전경 그림 4-39

과도한 골반 전경이 발생하는 원인은 중기 입각기 및 말기 입각기에서도 하중 반응기에서 발생하는 경우와 유사한 경우가 많다.

직접적 원인

i) 장요근 단축

ii) 고관절 통증

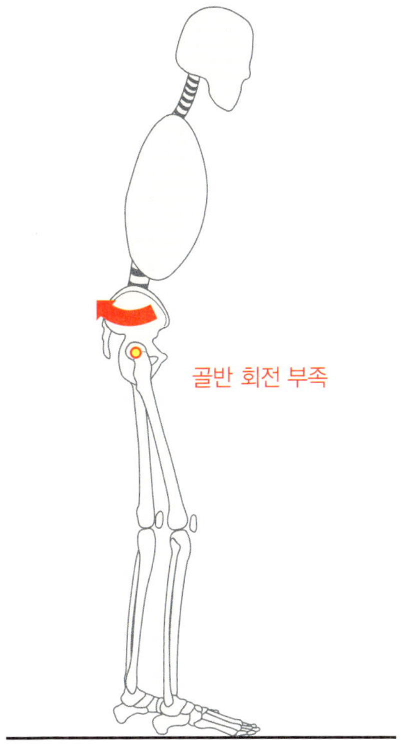

그림 4-37 골반 회전 부족

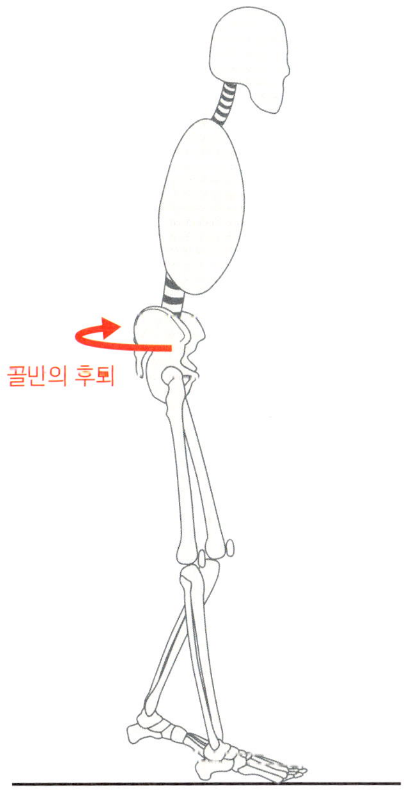

그림 4-38 골반의 후퇴

iii) 대둔근의 근력 저하

간접적 원인(다른 체절의 보상)

i) 과도한 골반 전경 ◀ 요추 전만의 증가 ◀ 척주기립근, 복근의 근력 저하

⑩ 과도한 골반 후경 그림 4-40

과도한 골반 후경이 발생하는 원인은 중기 입각기 및 말기 입각기에서도 하중 반응기에서 발생하는 경우와 유사한 경우가 많다.

직접적 원인

i) 장요근의 근력 저하

ii) 고관절의 통증

간접적인 원인(다른 체절의 보상)

i) 과도한 골반 후경 ◀ 요추 전만의 감소 ◀ 척주기립근, 복근의 근력 저하

ii) 과도한 골반 후경 ◀ 전방으로의 낙상 위험 증가 ◀ 고관절, 슬관절의 굴곡, 무게중심은 전방으로 치우침 ◀ 햄스트링 단축, 슬관절 굴곡 구축

⑪ 반대쪽 골반의 하제(Trendelenburg gait, 트렌델렌버그 보행) 그림 4-41

퇴행성 고관절증의 전형적인 비정상 보행이지만, 소아마비나 뇌성마비에서도 사용되는 용어이다. 1895년 프리드리히 트렌델렌버그(Friedrich Trendelenburg)에 의해 보고되었다.[3] 골반 추락(pelvic drop)도 거의 동의어이다. 동시에 골반이 입각기 쪽으로 측방 이동한다고 정의한 문헌도 있으나 일정하지 않다. 비슷한 용어로 트렌델렌버그 징후(현상)가 있다. 이는 한다리로 선 자세에서 골반의 측방 경사를 관찰한 것인데, 이 경우 중둔근의 근력과 중력의 균형을 평가하고 있다. 한편, 트렌델렌버그 보행의 경우 반대쪽 다리의 발(바닥) 차기도 유각기 다리의 골반 거상에 기여하기 때문에 관찰 시, 반드시 한다리로

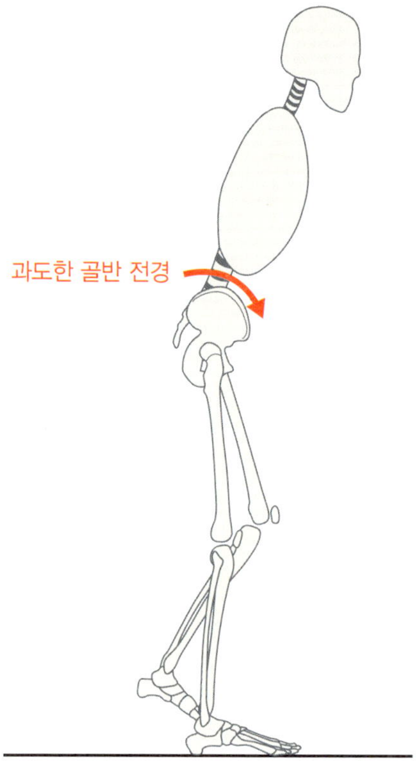

그림 4-39 과도한 골반 전경

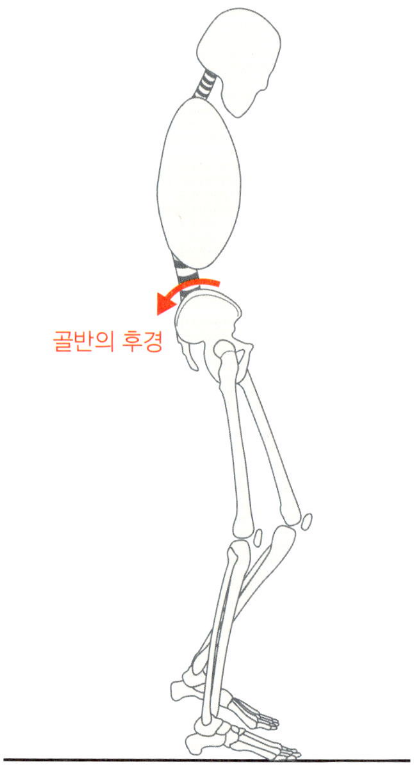

그림 4-40 과도한 골반 후경

선 자세의 상태도 확인하여 반대쪽 하지의 보상 영향을 고려할 필요가 있다.

직접적 원인

i) 중둔근의 근력 저하
ii) 고관절의 변형
iii) 내전근의 단축
iv) 고관절의 통증

간접적 원인(다른 체절의 보상)

i) 반대쪽 골반의 하제 ◀ 다리 길이 차이(반대쪽 하지의 단축)

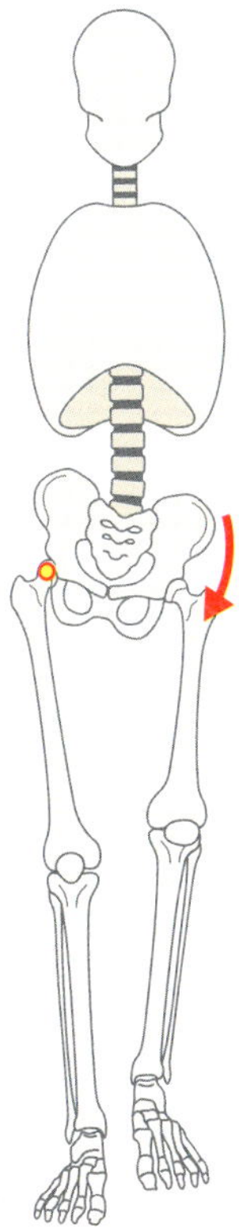

그림 4-41 반대쪽 골반의 하제

3) 슬관절

정상 보행에 있어서 중기 입각기, 말기 입각기에 슬관절은 15° 굴곡자세에서 거의 0°에 가깝게 신전된다. 이 시기에 슬관절 주위 근육의 강한 근육 활동은 없고, 관성에 의해 약 15° 신전된다. 말기 입각기에서 슬관절은 가장 많이 신전하므로 변형 구축, 햄스트링 단축으로 인한 슬관절의 신전 부족이 가장 눈에 띄는 시기이기도 하다. 이 시기의 비정상 보행으로서 하중 반응기와 같은 원인으로 ① 신전 부족, ② 과신전, ③ 과도한 내반, ④ 과도한 외반이 나타난다. 그 외 일반적으로 이 시기에만 발생하는 비정상은 나타나지 않는다.

① 신전 부족 그림 4-42

슬관절은 말기 입각기에 가장 많이 신전되어 이 시기의 추진 기능에 기여한다. 이 시기의 신전 부족은 보행의 추진 기능을 저하시켜 슬관절 불안정성을 발생시킴으로써 다양한 질환의 원인이 될 수 있다.

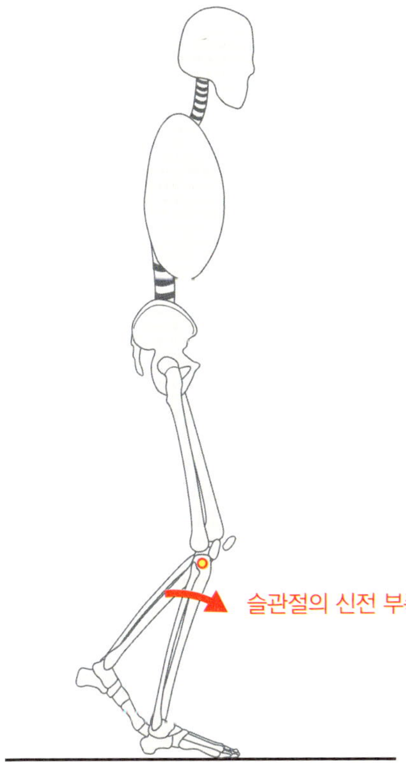

그림 4-42 슬관절의 신전 부족

직접적 원인

i) 통증
ii) 슬관절 굴곡 구축, 변형

iii) 대퇴사두근 근력 저하 : 반드시 하중 반응기에서의 신전 부족을 동반함

간접적 원인(다른 체절의 보상)

i) 신전 부족 ◀ 반대쪽 하지의 전족부 로커, 발끝 로커의 장애

ii) 신전 부족 ◀ 고관절 굴곡 ◀ 골반 후퇴

iii) 신전 부족 ◀ 말기 입각기의 고관절 신전 부족 ◀ 선 자세보다 무게중심은 후방으로 치우침

② 과신전 그림 4-43

중기 입각기 및 말기 입각기에 슬관절의 과신전이 발생하는 것은 임상에서 흔히 볼 수 있는 파탄이다. 이 시기의 과신전은 체중 이동을 저해하고, 보행의 추진 기능을 저하시킨다.

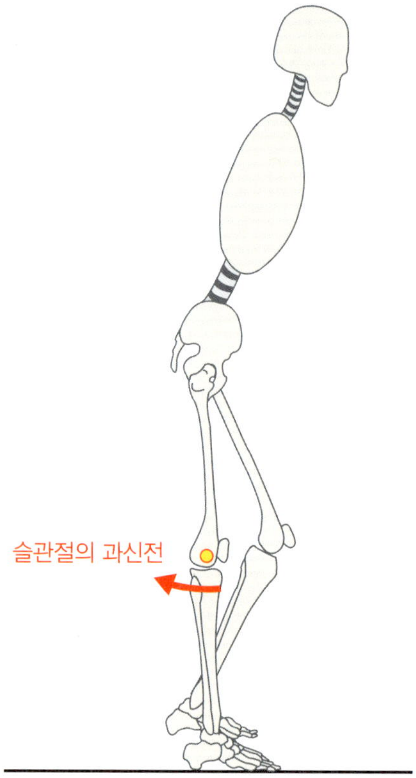

그림 4-43 슬관절의 과신전

직접적 원인

i) 대퇴사두근의 근력 저하

ii) 하퇴삼두근의 고긴장

iii) 고유감각장애

iv) 통증

v) 과신전 : quadriceps avoidance gait ◀ 무릎 골절 방지 ◀ 대퇴사두근 이완시킴◀ 경골 전방 탈구 방지 ◀ 전방십자인대 손상

간접적 원인(다른 체절의 보상)

i) 과신전 ◀ 첨족 구축, 변형

ii) 과신전 ◀ 골반 후퇴

③ 과도한 내반 그림 4-44

퇴행성 슬관절증에서 나타나는 lateral thrust는 초기 접지기 직후에 나타나는 현상으로 알려져 있지만, 내반 각도를 측정하면 중기 입각기나 말기 입각기에도 발생한다는 것을 알 수 있다.

직접적 원인

i) 관절 변형 : 과도한 내반 ◀ 마모된 경골 내측 관절면에 대퇴골 내측과가 함몰됨 ◀ 내측형 퇴행성 슬관절증

ii) 외측측부인대 손상

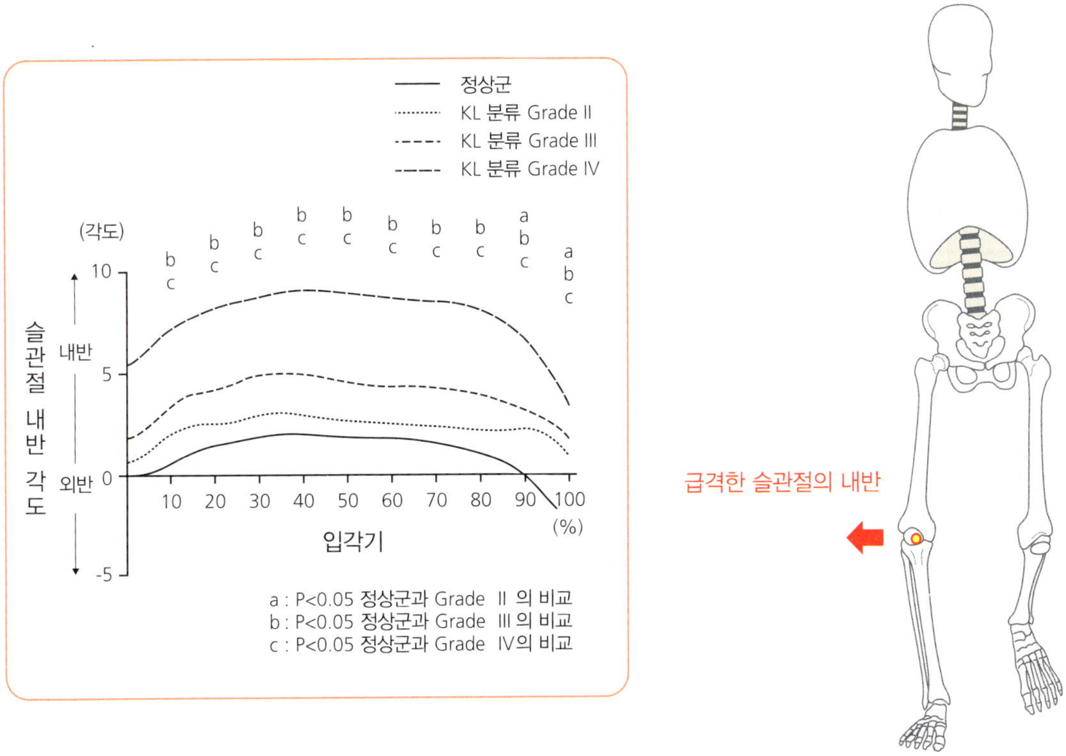

그림 4-44 정상인과 퇴행성 슬관절증 환자의 보행 시 슬관절 내반 각도

山田英司：変形性膝関節症の歩行の運動力学. 変形性膝関節症の保存療法. 運動と医学の出版社. 2021

간접적 원인(다른 체절의 보상)

ⅰ) 과도한 내반 ◀ 하퇴가 외측으로 경사 ◀ 족부의 외반 변형

④ 과도한 외반 그림 4-45

중기 입각기에서의 과도한 외반도 하중 반응기에 발생한 지위가 이행하여 발생하는 경우가 많다. 슬관절의 외반은 말기 입각기에도 지속되는 경우가 많지만, 중기 입각기부터 말기 입각기에 걸쳐 외반이 증가할 수 있으므로 주의 깊게 관찰할 필요가 있다.

직접적 원인

ⅰ) 관절 변형 : 과도한 외반 ◀ 마모된 경골 외측 관절면에 대퇴골 외측과가 함몰 ◀ 외측형 퇴행성 슬관절증

ⅱ) 내측측부인대 손상

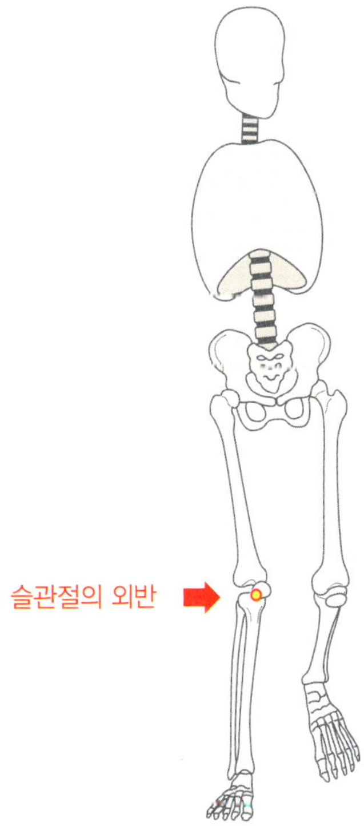

그림 4-45 슬관절의 과도한 외반

iii) 과도한 외반 ◀ 양쪽 대퇴의 접촉으로 슬관절의 안정성을 보조시킴 ◀ 대퇴사두근 근력 저하

간접적 원인(다른 체절의 보상)

i) 과도한 외반 ◀ 고관절 내전, 내회전(medial collapse) ◀ 대둔근 근력 저하

ii) 과도한 외반(knee-in toe-out) ◀ 경골 내측으로의 경사 ◀ 내측 종아치의 저하, 거골하관절의 회내

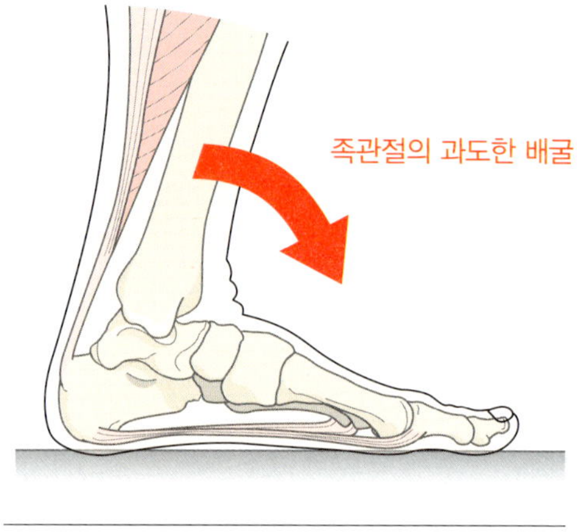

그림 4-46 족관절의 과도한 배굴

4) 족관절, 족부

무지외반증(hallux valgus), 개장족(넓적발, spread foot) 등의 전족부 변형은 전체 보행주기에서 관찰되는데, 특히 문제가 되는 시기는 무지구에 하중이 가해지며 동시에 MTP 관절이 가장 많이 배굴되는 말기 입각기, 전유각기이다.

① 과도한 배굴 그림 4-46

과도한 배굴은 증례에 따라 슬관절의 굴곡을 동시에 동반한다. 정상 보행에서 한다리 지지기의 족관절 배굴은 도립진자(inverted pendulum)의 토대이며 하퇴삼두근, 족저건막의 신장으로 제동된다. 외관상 경골의 전경은 MTP 관절에서의 배굴도 포함한다는 점에 유의해야 한다.

직접적 원인

i) 하퇴삼두근의 근력 저하(경골신경마비)

ii) 족관절 저굴 가동범위 제한, 종족(pes calcaneus) 변형, 구축

iii) 통증

간접적 원인(다른 체절의 보상)

i) 과도한 배굴 ◀ 슬관절 굴곡 ◀ 대퇴사두근의 근력 저하, 슬관절 굴곡 구축

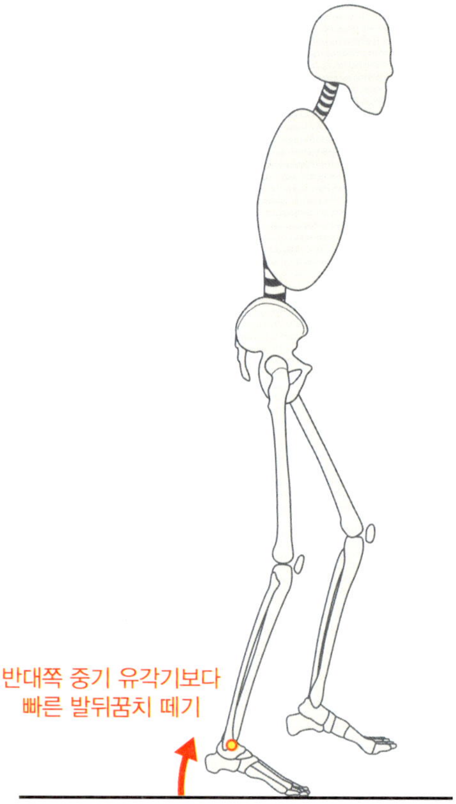

그림 4-47 너무 빠른 발뒤꿈치 떼기

② 너무 빠른 발뒤꿈치 떼기(early heel off) 그림 4-47

반대쪽 중기 유각기보다 빠른 발뒤꿈치 떼기가 일어난다 그림 4-47. 한다리 지지기의 족관절 로커에서

족관절은 저굴 5°에서 배굴 10°까지 배굴한다. 이어진 전족부 로커에서는 MTP 관절의 배굴로 인해 족관절, 발가락의 저굴근 신장에 의한 탄성에너지는 보행주기 중 최대가 된다. 이러한 에너지는 추진력으로 발끝 로커에서 방출된다. 너무 빠른 발뒤꿈치 떼기, 즉 족관절 로커의 기능부전은 불필요한 무게중심의 상하 움직임과 더불어 추진력의 감쇠도 의미한다.

직접적 원인

i) 족관절 배굴 제한, 하퇴삼두근 단축

ii) 내측 종아치를 구성하는 근육의 경련, 내측 종아치의 융기(오목발), 족저건막의 단축, 염증

간접적 원인(다른 체절의 보상)

i) 너무 빠른 발뒤꿈치 떼기 ◀ 슬관절 신전 제한, 굴곡 구축

③ 너무 늦은 발뒤꿈치 떼기(no heel off) 그림 4-48

반대쪽 초기 접지기까지 발뒤꿈치 떼기가 발생하지 않는다 그림 4-48. 고령자, 뇌졸중 편마비 등에서 많이 나타나는 현상이다. 무게중심이 후하방에 머물러, 반대쪽 보폭이 넓어지지 않는다. 고령자의 경우 골반 후경, 척추 후만으로 인해 서 있는 상태보다 무게중심이 후방으로 치우쳐 있어 발뒤꿈치 떼기에 힘이 필요하다. 또한 체간, 하지가 굴곡자세인 상태에서 발뒤꿈치 떼기를 하면 전방으로 넘어진다. 뇌졸중 편마비에서 중등도 이상의 고긴장을 보이는 경우, 슈혼형 보조기(구둣주걱식 보조기)는 흔히 이용되는 단하지 보조기이지만 저굴 제동과 동시에 배굴도 제동된다. 또한 발가락 저굴근의 고긴장으로 MTP 관절의 배굴이 어려워진다. 많은 하지 보조기의 사용 목적이 유각기 바닥과의 클리어런스 확보이며, 한다리 지지기의 안정성까지 고려한 보조기는 드물다.

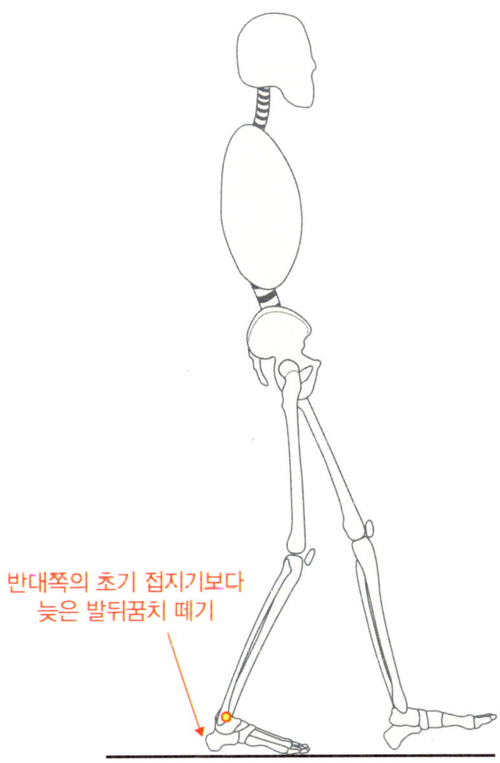

그림 4-48 너무 늦은 발뒤꿈치 떼기

직접적 원인

i) 족관절 저굴근의 근력 저하

ii) 통증

iii) MTP 관절의 배굴 제한, 굴곡 수축

iv) 종아치의 변형, 편평족

v) 발가락 저굴근의 고긴장, claw toe(clawing, clawed)

간접적 원인(다른 체절의 보상)

i) 너무 늦은 발뒤꿈치 떼기 ◀ 무게중심이 후방으로 치우침, 족관절 로커의 기능부전 ◀ 골반 후퇴

ii) 너무 늦은 발뒤꿈치 떼기 ◀ 무게중심이 후방으로 치우침, 족관절 로커의 기능부전 ◀ 반장슬

iii) 너무 늦은 발뒤꿈치 떼기 ◀ 무게중심이 후방으로 치우침, 족관절 로커의 기능부전 ◀ 내딛기(흔들기)한 반대쪽 하지에 대한 하중의 두려움

④ 과도한 내번 그림 4-49

직접적 원인

i) 비골근(peroneal)의 근력 저하

ii) 족관절 외번 가동범위의 제한, 내반족(club foot) 변형, 구축

iii) 후경골근, 하퇴삼두근의 고긴장

iv) 통증

간접적 원인(다른 체절의 보상)

i) 과도한 내번 ◀ 하퇴 내측으로의 경사 ◀ 외반슬(genu valgum)

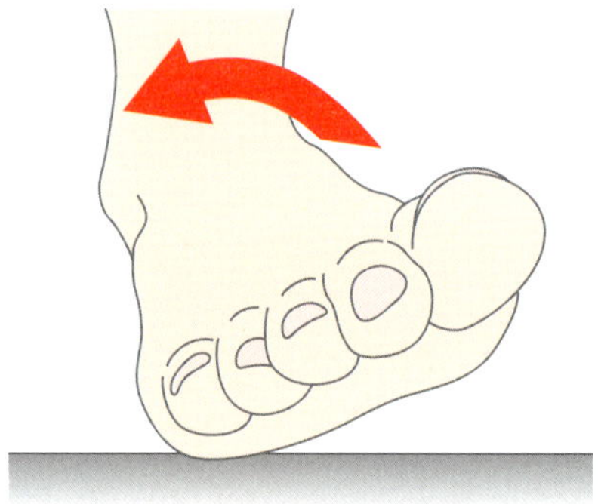

그림 4-49 과도한 내번

⑤ 과도한 외번 그림 4-50

직접적 원인

i) 내측 종아치의 불안정성

ii) 전경골근, 후경골근의 근력 저하

iii) 통증

iv) 족관절 내번 가동범위의 제한, 외반 편평족, 구축

간접적 원인(다른 체절의 보상)

i) 과도한 외번 ◀ 하퇴 외측으로의 경사 ◀ 내반슬(genu varum)

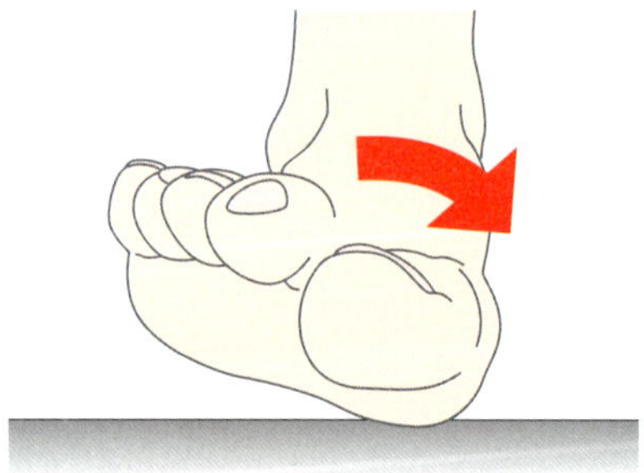

그림 4-50 과도한 외번

⑥ 과도한 발가락 굴곡(claw toe, clawing, clawed foot) 그림 4-51

임상적으로 claw toe가 많이 보이는 질환은 뇌졸중 편마비이다. 전족부에 하중을 가할수록 근긴장은 심해지고, 굴곡된 족첨부에 하중을 가하기 때문에 통증이 가장 큰 문제가 된다. 또한, 신발을 신을 때 발가락 배측부와의 찰과로 인해 IP

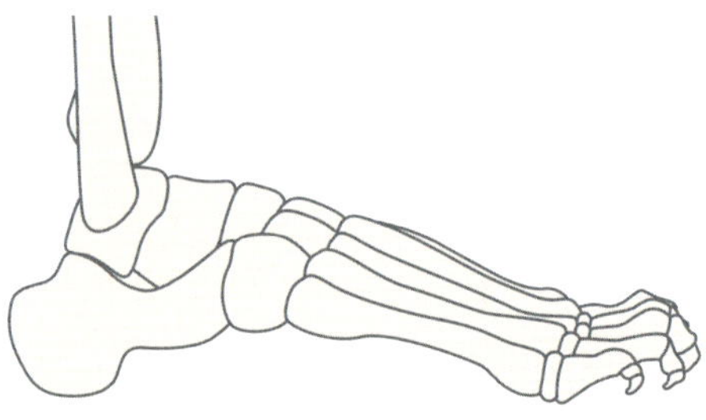

그림 4-51 과도한 발가락 굴곡

관절 배측에도 통증이 발생한다. 발가락의 변형은 시간이 지남에 따라 발등에 못이나 티눈을 형성하여 추가 통증을 유발한다. 또한, 뇌성마비, 샤르코-마리-투스(Charcot-Marie-Tooth)병, 당뇨병성 신경병증, 류마티스 관절염에서도 claw toe가 나타나는 증례가 있다.

직접적 원인

i) 발가락 굴곡근의 고긴장

ii) 통증

iii) MTP 관절의 배굴 제한, 굴곡 구축, 변형

간접적 원인(다른 체절의 보상)

i) 과도한 발가락 굴곡 ◀ 추진력 저하를 보상 ◀ 하퇴삼두근 근력 저하

⑦ MTP 관절의 배굴 부족 그림 4-52

정상 보행에서 말기 입각기의 MTP 관절은 30° 까지 배굴한다. 동시에 족관절은 10° 배굴, 슬관절은 거의 0°, 고관절은 20° 신전하는 것이 반대쪽 하지가 정상 위치에 접지할 수 있는 조건이기도 하다. 반대로 체간, 고관절, 슬관절, 족관절의 문제도 MTP 관절 배굴 부족의 원인이 될 수 있다. 특히 no heel off와는 동시에 발생하는 문제이다.

직접적 원인

i) 배굴 가동범위의 제한, 관절 변형(강직성 무지, 외반 무지), 구축

ii) 통증

iii) Windlass mechanism의 장애(족저건막염 외)

간접적 원인(다른 체절의 보상)

i) MTP 관절의 배굴 부족 ◀ 무게중심이 후방으로 치우침 ◀ 척추 후만, 골반 후경

ii) MTP 관절의 배굴 부족 ◀ (바닥) 차기가 어려움 ◀ 고관절, 슬관절 굴곡 구축

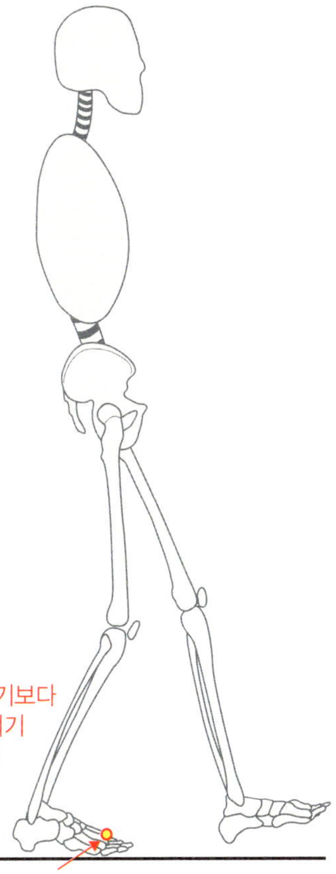

그림 4-52 MTP 관절의 배굴 부족

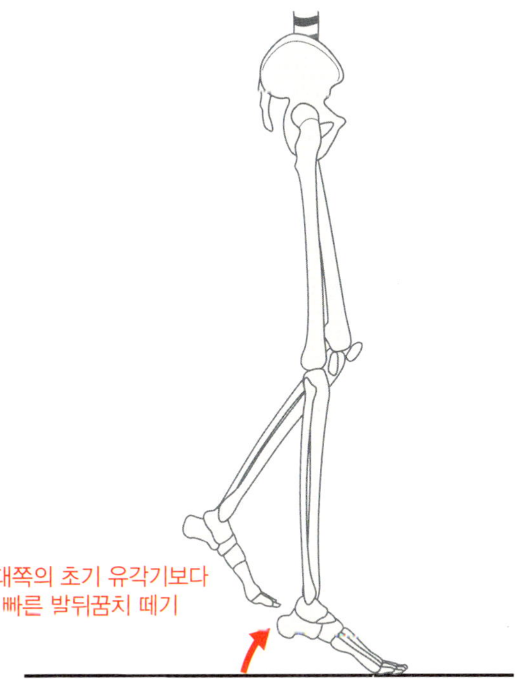

그림 4-53 도약

iii) MTP 관절의 배굴 부족 ◀ (바닥) 차기가 어려움 ◀ 고관절, 슬관절 신전근의 근력 저하, 통증

⑧ 도약(vaulting) 그림 4-53

반대쪽 유각기 다리가 바닥과의 클리어런스 확보가 어려운 경우 발생하는 보상 중 하나이다. 동시에 반대쪽의 외전 보행, 회전 보행, 골반 후퇴, 골반 후경, 끌림 보행 중 하나가 발생하는 경우가 많다. 반대쪽 하지의 장애가 원인이기 때문에 정확하게는 반대쪽 도약(contralateral vaulting)이라고 한다.

간접적 원인(다른 체절의 보상)

i) 도약 ◀ 바닥과의 클리어런스 확보 어려움 ◀ 다리 길이 차이, 반대쪽 고관절, 슬관절의 굴곡 제한, 족관절 배굴근의 근력 저하

Question

Q

고령자의 낙상 예방 관점에서 어느 부분을 중점적으로 분석, 개입해야 할까요?

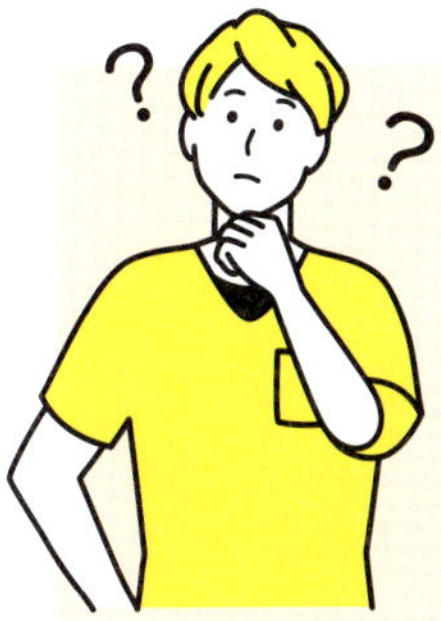

A

스크리닝으로 발끝 서기 시에 체간의 얼라인먼트를 확인하는 것이 좋습니다.

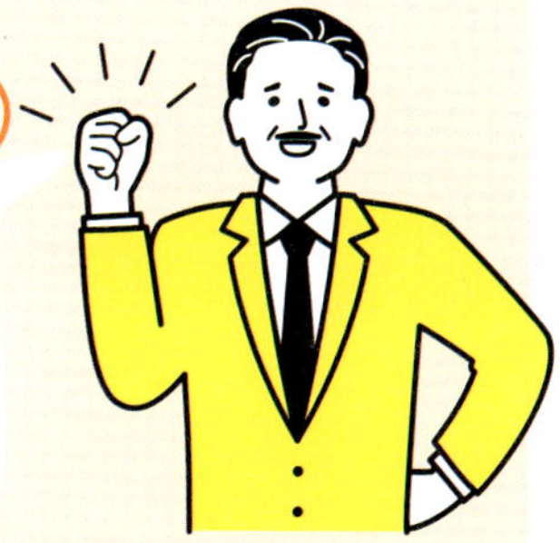

낙상의 원인은 시력 저하, 주의력 저하, 어지럼증 등 다양합니다. 여기서는 낙상의 방식에 주목해 봅시다. 낙상은 초기 유각기부터 중기 유각기에 걸친 발부리(족첨부)의 넘어짐(trip)과 하중 반응기의 무릎 골절 등 지지성의 문제로 나눌 수 있습니다. 이러한 보상 동작으로 반대쪽 말기 입각기의 낙상도 많이 볼 수 있습니다.
환경적인 문제로 노면에서 미끄러지는 것을 slip, 굴러 떨어지는 것을 포함해서 fall이라고 하는데, 여기서는 운동학적 문제를 중심으로 생각해보겠습니다. 먼저 발부리 넘어짐의 경우 toe drag, foot drop(P163)을 떠올리게 되는데, 이 외에도 고관절의 굴곡 부족, 슬관절의 굴곡 부족도 생각해 볼 수 있습니다.
그러나 정상 보행에서는 이것들에 큰 관절 모멘트가필요하지 않습니다. 오히려 고령자의 보행 속도, 보행 패턴이 관성의 이용이 적고 신체의 지지, 추진으로 인해 큰 관절 모멘트를 필요로 한다는 점에 주목해야 합니다. 하중 반응기에서의 지지성 문제는 고관절, 슬관절 어느 쪽 신전 근력의 발휘가 불충분한 경우에도 후방으로 낙상할 위험이 존재합니다. 또한, 말기 입각기의 고관절, 슬관절의 신전 부족도 마찬가지입니다. 이상으로 내딛기, 발부리 넘어짐, 체중지지 문제와 발생 시기에 대해 설명했지만 고령자의 경우 선 자세의 얼라인먼트가 정상 성인과는 다릅니다. 몸의 무게중심이 후방으로 치우쳐 있기 때문에 말기 입각기의 발뒤꿈치 떼기가 어려워집니다. 스크리닝으로 발끝 서기 시에 체간의 얼라인먼트를 확인하는 것이 좋습니다.
중력에 대항하여 발끝 서기를 하지 못하는 것이 아니라 체간을 신전하지 못해 전방으로 낙상할 것 같은경우가 많이 보입니다. 또한, 체간이 직립하지 않아 하중 반응기의 충격 흡수 시 동요가 심해집니다. 승객 관련 항목(P22)에서도 설명했지만, 승객 자체 문제의 전형적인 예라고 할 수 있습니다. 얼라인먼트를 갑자기 젊어지게 하는 것은 어렵지만, 코어 트레이닝을 통해 동요를 줄이는 것이 낙상 예방에 효과적입니다.

Question

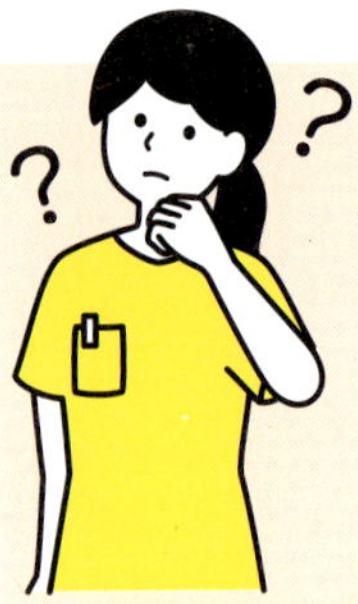

Q

한다리 지지 시간을 균형의 지표로 삼을 수 있을 것 같습니다. 한다리 지지기와 양다리 지지기를 분석할 때 두 가지의 차이점은 무엇인가요?

A

두 가지는 시상면과 관상면에서 관절 모멘트가 다르다는 점에 주목합니다.

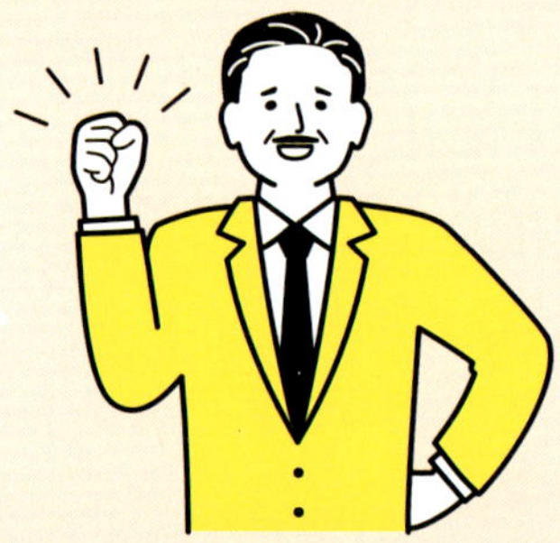

한다리 지지기와 양다리 지지기를 비교하면, 한쪽 다리로 서 있는 한다리 지지기가 더 불안정한 느낌을 받을 수 있습니다. 하지만 한다리 지지기에는 신체에 가해지는 지면 반발력과 전진에 따른 관성이 작용한다는 점에서 한다리 서기와는 다른 동작이라고 생각해야 합니다. 한다리 지지 시간이 짧으면 지지성이 낮다고 판단하는 것은 틀리지 않습니다. 다만, 왜 한다리 지지 시간이 짧은지 더 깊이 분석하는 것이 치료에 도움이 됩니다. 예를 들어, 몸의 무게중심과 족부의 위치 관계나 하퇴의 기울기 등 얼라인먼트에도 주목해야 합니다. 시상면, 전두면, 수평면 중 어느 쪽의 문제인지, 어느 관절에 문제가 있는건지 정리할 필요가 있습니다.

정상 보행에서도 한다리 지지기에는 신체의 무게중심이 지지 기저면인 발바닥 중앙이 아닌 내측연을 통과합니다. 또한, 중기 입각기 전기와 말기 입각기의 한 시기에는 족부보다 후방 또는 전방에 위치합니다. 즉, 정적인 안정성은 겉으로 보기에는 얻지 못하는 것처럼 보입니다(그림 2-13 · P61). 그러나 고관절, 족관절에서 관절 모멘트가 최대가 되는 것은 반대쪽 초기 접지기입니다. 슬관절에서 한다리 지지기의 관절 모멘트는 커지지 않습니다 그림 2-8. 이는 관성, 즉 하중 반응기에 얻은 운동에너지에 의해 신체가 전진하고 있기 때문입니다. 그림 2-8에서 관절 모멘트는 한쪽의 하중 반응기와 반대쪽의 말기 입각기 즉, 보행주기 중 0%와 50%에서 커집니다. 지지기저면은 한다리 지지기보다 넓어지지만, 후방의 다리에서 발생시킨 추진력을 전방의 다리로 받아들이고 있는 이족보행의 특징이라고 할 수 있습니다. 시상면상의 문제로 이 보행주기 중 0%와 50%에 주목해야 합니다. 반면, 관상면상의 문제로 관절 모멘트가 커지는 것은 한다리 지지기입니다 그림 2-9. 시상면과 관상면은 주목해야 할 시기가 다르다는 점에 주의해야 합니다.

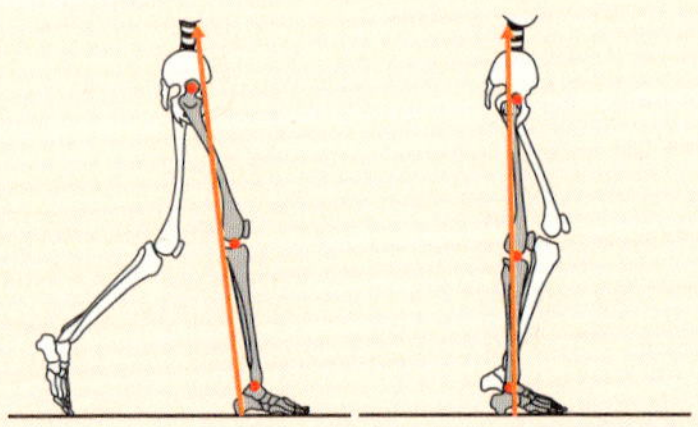

	지면 반발력 벡터	관절 모멘트
고관절	전방 → 중간	신전 → 0
슬관절	후방 → 중간	신전 → 0
족관절	중간 → 전방	저굴

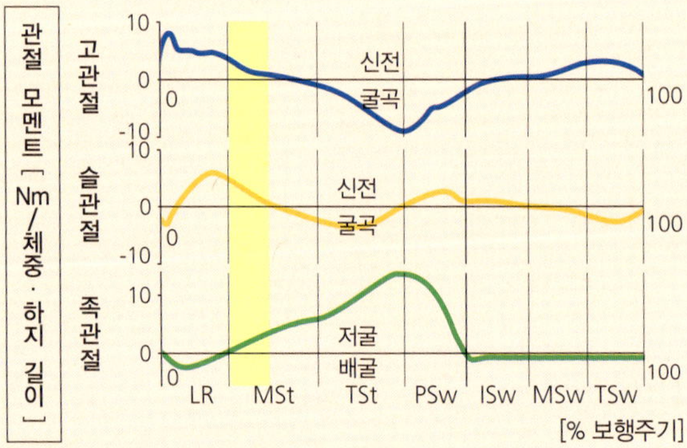

그림 2-8 중기 입각기 전기의 지면 반발력 벡터, 관절 모멘트(시상면)

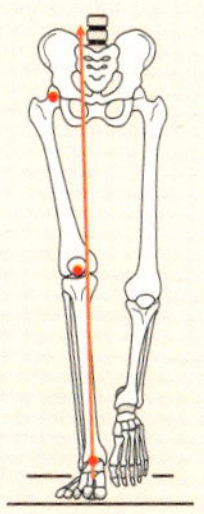

	지면 반발력 벡터	관절 모멘트
고관절	내측	외전
슬관절	내측	외반
거골하관절	내측	회내

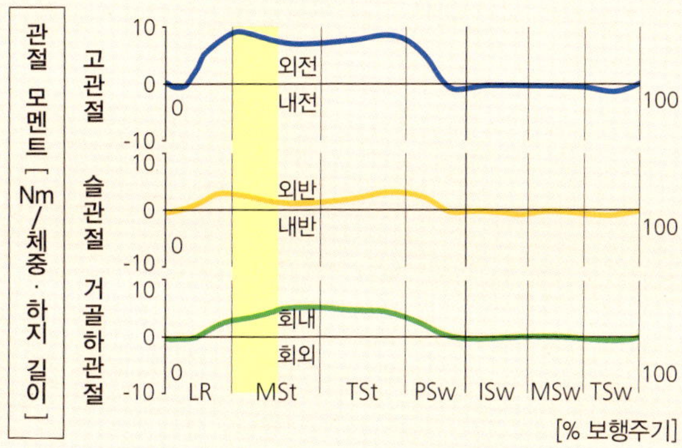

그림 2-9 중기 입각기 전기의 지면 반발력 벡터, 관절 모멘트(관상면)

4 전유각기, 유각기에 나타나는 비정상

전유각기는 입각기이지만, 기능적으로는 유각기의 준비기이며, 하중은 급격히 감소하고 있는 시기이다. 발끝 로커에 의해 바닥면을 후하방으로 밀고 있는 시기이기도 하다. 이 힘으로 발생한 관성에 따라 마치 항공기가 이륙하여 바퀴를 격납하듯이 슬관절을 굴곡시키면서 바닥에서 떨어진다. 정상적인 발끝 로커에서 가장 중요한 점은 말기 입각기의 얼라인먼트이다. 하지의 내딛기는 발끝 로커에 의한 부분이 크다. 하지의 내딛기에 필요한 근육의 기능은 전유각기의 대퇴직근, 초기 유각기의 장요근인데 힘으로서는 작고, 진자의 메커니즘을 잘 활용하고 있다.

초기 유각기, 중기 유각기에 바닥과의 클리어런스가 모든 질환으로 문제가 되며, 보상 동작의 패턴도 다양하다.

말기 유각기의 문제는 내딛는 하지의 제동이지만, 장애보행의 대부분은 속도가 낮고 그 자체 문제가 되는 증례는 드물다. 그러나 고유감각장애, 불수의운동, 운동제어의 문제가 산재해 있다.

전유각기와 유각기에 나타나는 비정상에 대해 체간, 고관절 · 골반, 슬관절, 족관절 · 족부의 순으로 설명한다.

1) 체간

유각기에서 체간은 직립자세를 유지하고, 1회 상하로 움직이면서 전진한다. 초기 유각기의 하지 내딛기, 중기 유각기에 바닥과의 클리어런스 장애에 대한 보상으로 체간의 과도한 움직임이 관찰된다.

① 과도한 후굴 그림 4-54

초기 유각기의 고관절 굴곡(내딛기)이 어려운 경우, 보상 동작 중 하나로 골반 후경이 있다. 골반 후경에 연쇄하여 체간이 후굴한다.

간접적 원인(다른 체절의 보상)

i) 과도한 후굴 ◀ 골반 후경으로 인한 내딛기 ◀ 고관절 굴곡 모멘트 부족 또는 굴곡 가동범위 제한

② 반대편으로의 과도한 측굴 그림 4-55

Duchenne 보행, lateral bending이라 불리는

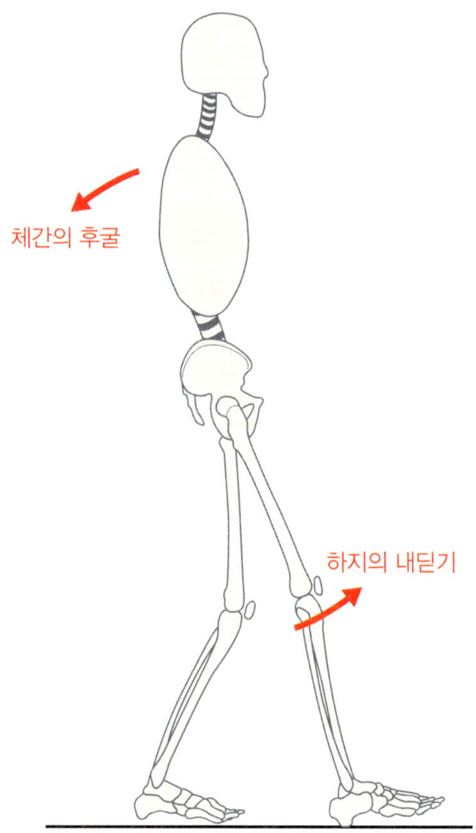

그림 4-54 과도한 체간의 후굴

현상으로 중기 유각기 바닥과의 클리어런스 장애에 대한 보상 동작으로 나타날 수 있다. 바닥과의 클리어런스 장애의 원인은 퇴행성 고관절증에서 입각 쪽 중둔근의 근력 저하나 고관절 통증으로 인한 유각 쪽으로의 골반 하제(pelvic drop), 고관절 변형으로 인한 극과 거리(spine malleolar distance, SMD)의 단축 또는 초기 유각기의 고관절, 슬관절의 굴곡 부족으로 인한 발 끌림(toe drag) 등을 생각할 수 있다. 또한, 회전 보행, 외전 보행 등의 고관절이나 골반 거상(hip hike)에 연쇄된 체간 측굴도 발생할 수 있다.

간접적 원인(다른 체절의 보상)

i) 반대쪽으로의 과도한 측굴 ◀ 고관절의 과도한 외전, 회전에 의한 바닥과의 클리어런스 확보 ◀ 고관절 굴곡 모멘트 부족 또는 현저한 다리 길이 차이

ii) 반대쪽으로의 과도한 측굴 ◀ 같은 쪽 골반의 하제 ◀ 반대쪽 고관절 중둔근의 근력 저하

2) 고관절, 골반

유각기에 고관절은 신전 20°에서 굴곡 20°까지 보행주기 중 가장 크게 운동한다. 초기 유각기 하지의 내딛기(흔들기) 장애와 이에 대한 보상(③ 과도한 고관절 외회전, ⑤ 과도한 고관절 외전, ⑦ 회전 보행, ⑧ 과도한 골반 회전, ⑩ 과도한 골반 후경)이 관찰된다. 또한, 중기 유각기 바닥과의 클리어런스 장애에 대한 보상으로 고관절의 과도한 움직임(① 과도한 고관절 굴곡, ③ 과도한 고관절 외회전)이 나타나는 경우도 있다.

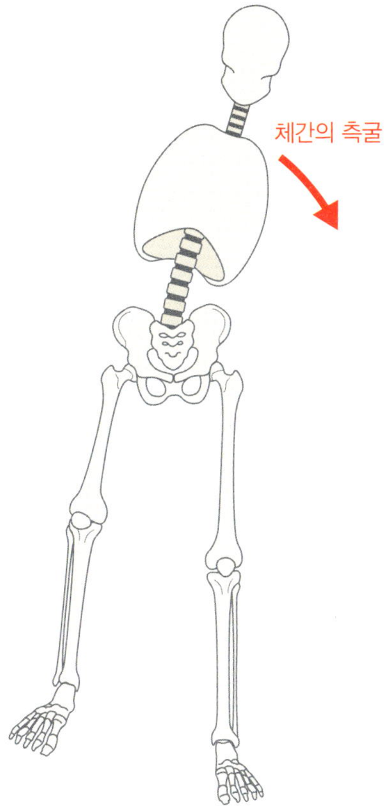

그림 4-55 반대쪽으로의 과도한 체간 측굴

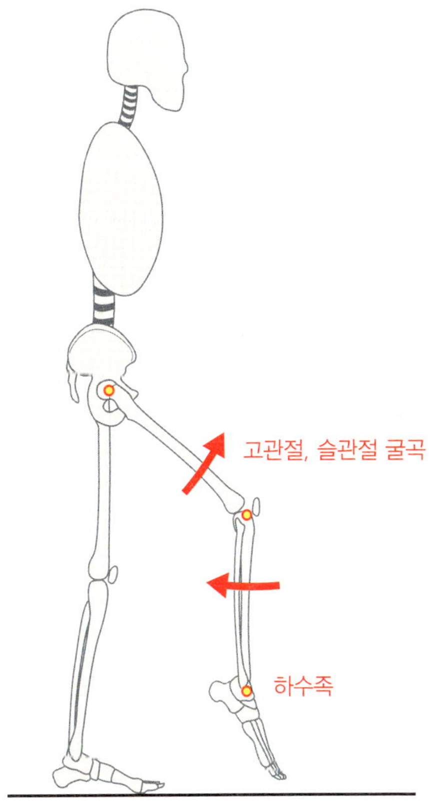

그림 4-56 과도한 고관절 굴곡

① 과도한 굴곡 그림 4-56

초기 유각기, 과도한 굴곡을 보이는 보행 중 비골신경마비 등에 의한 하수족(drop foot)에서는 동시에 초기 접지기에 전족부 접지, 그 직후 전체 발바닥 접지가 나타난다. 이 보행 패턴을 계상 보행(steppage gait)이라고 한다.

간접적 원인(다른 체절의 보상)

i) 과도한 굴곡 ◀ 바닥과의 클리어런스 확보가 어려움 ◀ 슬관절의 굴곡 제한, 족관절 배굴근의 근력 저하, 다리 길이 차이, 첨족 변형

② 굴곡 부족 그림 4-57

고관절의 굴곡 부족은 보폭을 넓힘으로써 생기는 불안정성과 통증으로부터의 도피를 나타낸다. 또한, 뇌졸중 편마비 등에서는 마비 쪽 고관절 신전자세에서의 후족부(rear foot) 하중이 어렵기 때문에 비마비 쪽 고관절의 굴곡 각도는 작아진다.

직접적 원인

i) 장요근, 대퇴직근의 근력 저하

ii) 고관절의 통증, 관절 구축

간접적 원인(다른 체절의 보상)

i) 굴곡 부족 ◀ 발 끌림(toe drag) 방지 ◀ 족관절 배굴근의 근력 저하

ii) 굴곡 부족 ◀ 반대쪽 고관절의 신전이 어려움 ◀ 반대쪽 대둔근의 근력 저하

③ 과도한 외회전 그림 4-58

의족의 비정상 보행에서 나타나는 medial whip(발뒤꿈치가 내측으로, 채찍이 휘는 듯한 움직임)은 전유각기에 MTP 관절축(의족에서는 toe break)이 진행 방향에 대해 외측으로 향하고 있는 것이 원인이다. 정상 보행에서 발뒤꿈치가 좌우로 이동하지 않는 것은 COP가 무지의 MTP

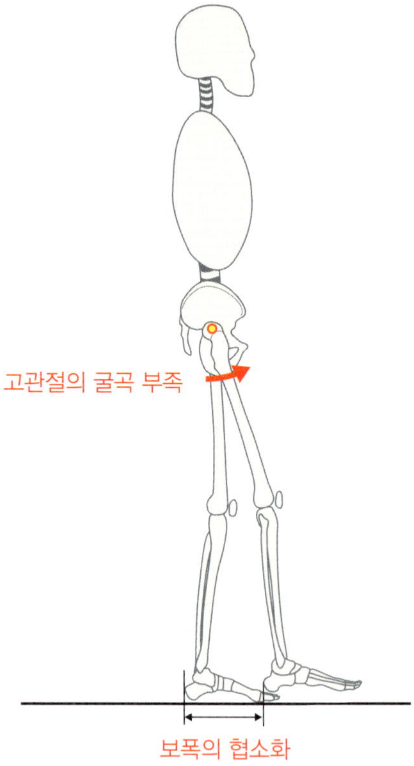

그림 4-57 고관절의 굴곡 부족

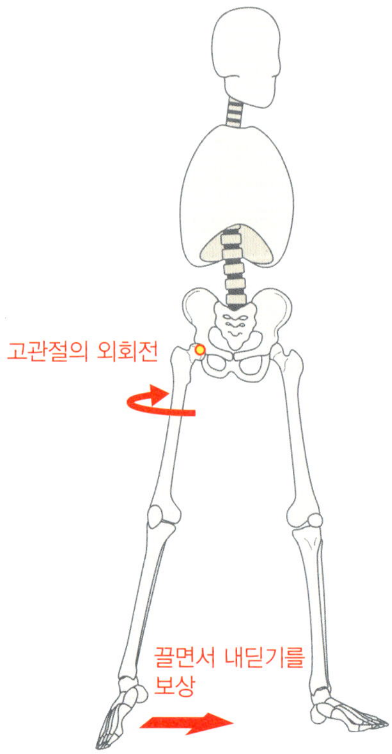

그림 4-58 과도한 고관절 외회전

관절을 넘어 무지지절골 아래를 전진하기 때문이다. 무지에 대한 하중이 어려운 경우, COP는 전외측으로 이동하고, 고관절이 외회전한다.

직접적 원인

i) 관절 구축, 변형

간접적 원인(다른 체절의 보상)

i) 과도한 외회전 ◀ 발 끌림(toe drag) 방지 ◀ 족관절 배굴 근력 저하

ii) 과도한 외회전 ◀ 내전으로 보상(끌림 보행) ◀ 고관절의 내딛기 어려움

④ 과도한 내회전 그림 4-59

의족의 비정상 보행에서 나타나는 lateral whip (발뒤꿈치가 외측으로, 채찍이 휘는 듯한 움직임)은 인간의 경우 드물다. 뇌성마비의 가위 보행에서는 전체 보행주기 중 내전 내회전자세를 유지한다. 이는 비정상적인 것은 아니지만 척주관협착증(spinal canal stenosis) 등의 합병증이 있는 경우 전족부로의 하중이 더욱 힘들어진다.

직접적 원인

i) 고관절 내회선 변형, 구축

ii) 고관절 통증

iii) 대둔근의 근력 저하

iv) 내전근의 고긴장(가위 보행)

간접적 원인(다른 체절의 보상)

i) 과도한 내회전 ◀ 대퇴근막, 장경인대에 의한 지지성 보조 ◀ 대퇴사두근 근력 저하

⑤ 과도한 외전(외전 보행, abduction gait, abducted gait) 그림 4-60

회선 보행과의 차이점은 보행주기 중 항상 외전자세가 된다는 점에서, 예전에는 외전자세 보행이라고도 번역되었다. 거위 보행과의 차이점은 고관절 외회전, 슬관절 굴곡이 없다는 점이다.

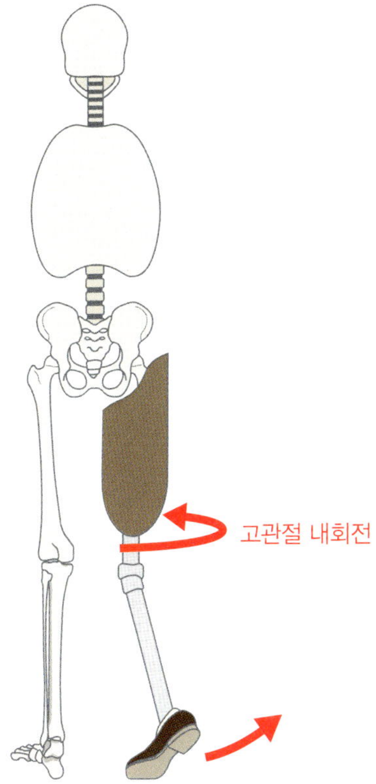

그림 4-59 과도한 고관절 내회전

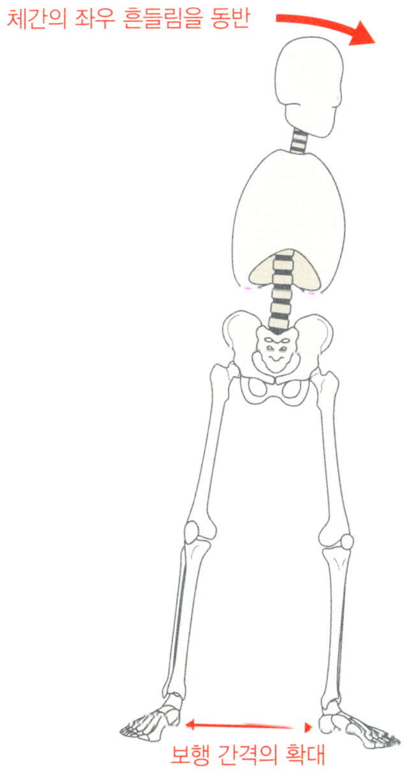

그림 4-60 과도한 고관절 외전

보행 간격의 확대에 따라 보폭이 좁아지며, 그 결과 보행 속도도 저하되는 경우가 많다.

직접적 원인

i) 고관절 통증

간접적 원인(다른 체절의 보상)

i) 과도한 외전 ◀ 바닥과의 클리어런스 확보 어려움 ◀ 슬관절의 굴곡 제한, 족관절 배굴근의 근력 저하, 다리 길이 차이, 첨족 변형

ii) 과도한 외전 ◀ 지지기저면을 확대 ◀ 중둔근의 근력 저하 등 측방 불안정성

⑥ 과도한 내전 그림 4-61

유각기의 과도한 내전은 뇌성마비의 가위 보행을 제외하면 드물다. 보폭, 보행 간격 모두 좁고, 체간의 동요를 동반한다.

직접적 원인

i) 뇌성마비 등의 고관절 내반 변형, 구축, 내전근의 단축, 고긴장

⑦ 회전 보행(circumduction gait) 그림 4-62

분회전이란, 고관절의 굴곡과 신전, 내전, 외전의 조합운동으로 회전을 동반하지 않는다. 슬개골의 방향이 변하는 경우 즉, 외관상 고관절 회전을 인정하면, 반대쪽 고관절의 회전을 의심해야 한다.

간접적 원인(다른 체절의 보상)

i) 회전 ◀ 바닥과의 클리어런스 확보 어려움 ◀ 슬관절의 굴곡 제한, 족관절 배굴근의 근력 저하, 다리 길이 차이, 첨족 변형

ii) 회전 ◀ 바닥과의 클리어런스 확보 어려움 ◀ 고관절의 내딛기 어려움

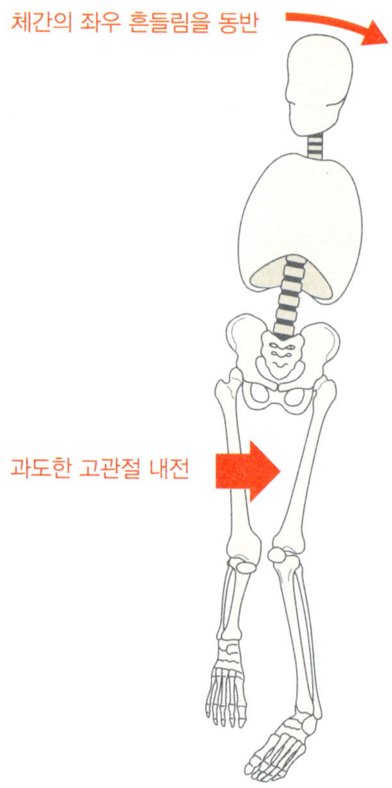

그림 4-61 과도한 고관절 내전

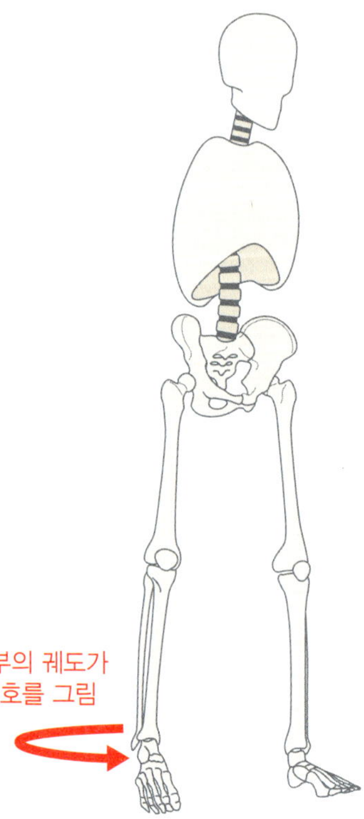

그림 4-62 회전 보행

⑧ 과도한 골반 회전 그림 4-63

유각기의 골반 회전은 입각기 다리와 진행 방향의 각도, 고관절 회전근의 기능에 의존한다. 뇌졸중 편마비의 경우, 마비 쪽 고관절의 신전이 어려워지기 때문에 골반이 후퇴하고, 외관상 마비 쪽 골반이 과도하게 회전하고 있는 것처럼 보인다.

간접적 원인(다른 체절의 보상)

i) 과도한 골반 회전 ◀ 반대쪽 골반 후퇴

ii) 과도한 골반 회전 ◀ 보폭 감소 방지 ◀ 고관절의 내딛기 어려움

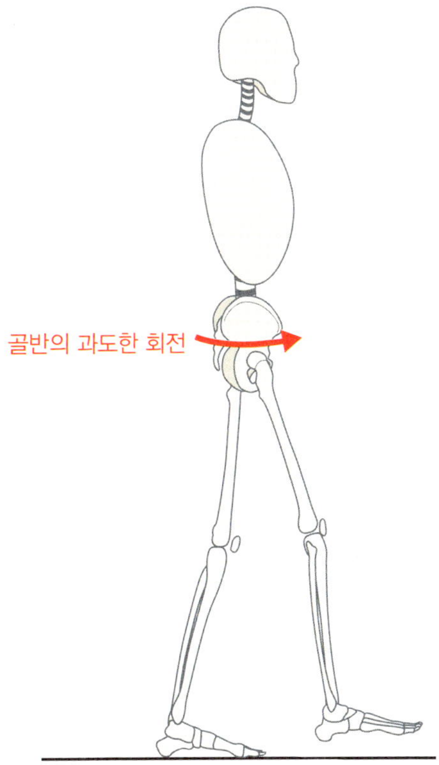

그림 4-63 과도한 골반 회전

⑨ 골반 후퇴(retracted pelvis, 후방으로의 골반 회전) 그림 4-64

보행 가능한 뇌졸중 편마비에서도 선 자세 시 이미 골반의 후퇴가 많이 보인다. 마비 쪽 대둔근 하부섬유의 수축이 약하고, 수축의 지속도 어려운 증례가 많다. 말기 입각기의 고관절, 슬관절 신전자세에서의 하중도 어려워 골반 후퇴자세인 채로 유각기, 다음 하중 반응기로 이행한다. 이상과 같이 이 비정상을 유각기만의 문제로 보기는 어렵다. 근본적인 문제는 대둔근 하부섬유가 가장 많이 수축해야 하는 시기, 즉 하중 반응기에 대한 접근에 주력해야 한다.

간접적 원인(다른 체절의 보상)

i) 골반의 후퇴 ◀ 고관절의 신전 제한(굴곡구축)

ii) 골반의 후퇴 ◀ 족관절의 배굴 제한(첨족구축)

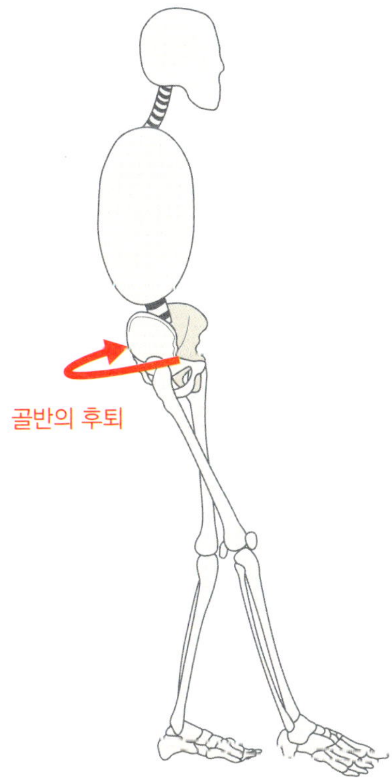

그림 4-64 골반의 후퇴

⑩ 과도한 골반 후경 그림 4-65

뇌졸중 편마비 등 초기 유각기의 내딛기 어려움에 대한 보상 동작으로 회전 보행, 외전 보행, 끌림 보행 등의 용어가 있지만, 과도한 골반 후경만 고유한 용어는 없다. 아마도 현상이 유사한

대둔근 보행과의 혼동을 피하기 위한 것으로 추측되나, 메커니즘은 전혀 다르다. 골반 후경을 통해 고관절 굴곡을 보상한 후 전체 발바닥 접지 또는 전족부 접지로 하중을 가한다.

간접적 원인(다른 체절의 보상)

i) 과도한 골반 후경 ◀ 보폭 감소 방지 ◀고관절의 내딛기 어려움, 굴곡 구축

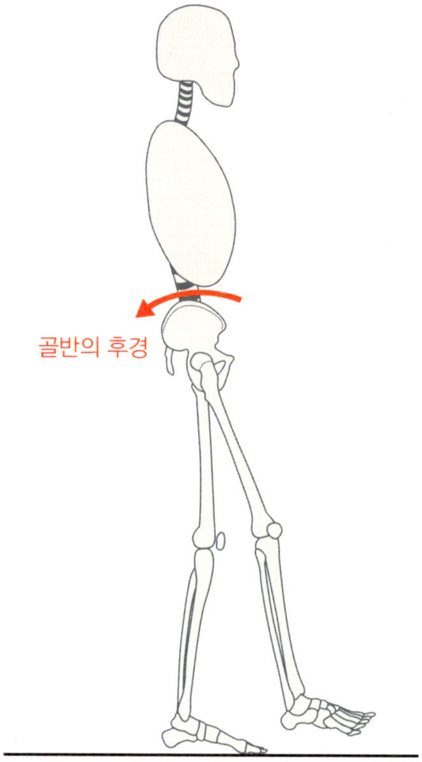

그림 4-65 과도한 골반 후경

3) 슬관절

전유각기, 유각기에서 슬관절은 거의 0°에서 초기 유각기 최대 60°까지 굴곡하고, 이후 다시 신전하여 초기 접지기 직전 거의 0°가 된다. 유각기의 문제는 ② 전유각기, 초기 유각기의 굴곡 부족, ③ 말기 유각기의 신전 부족이 대부분을 차지한다. ① 초기 유각기의 과도한 굴곡은 정상 보행에서는 대퇴직근으로 제동되며, 이관절근인 대퇴직근에 축적된 탄성에너지는 하지의 내딛기(고관절의 굴곡)에 이용된다. 유각기의 하지는 고관절, 슬관절의 두 축을 가진 이중진자운동을 보이며, 슬관절의 굴곡과 신전은 고관절의 운동 속도로 변화한다. 예를 들어, 고관절의 굴곡 속도가 일정 속도를 넘으면 슬관절에는 굴곡 방향의 관성이 작용하기 때문에 신전되기 어려워진다.

① 과도한 굴곡(excessive heel raise)

그림 4-66

전유각기 및 전기 유각기의 경우 바닥과의 클리어런스를 확보하기 위해 슬관절을 과도하게 굴곡시킬 수 있다. 대퇴 의족에서는 무릎 연결부의 신전 보조가 약한 경우를 제외하고는 거의 나타나지 않는다. 결과적으로 유각에 시간이 걸리므로 보행 속도는 저하된다.

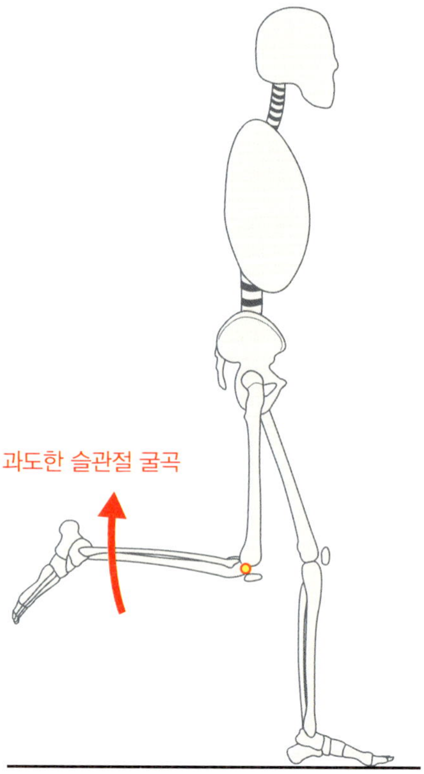

그림 4-66 과도한 슬관절 굴곡

직접적 원인

i) 대퇴직근의 근력 저하(전유각기, 초기 유각기에만 나타남). 대퇴 의족의 무릎 이음

의 신전 보조가 약할 경우 나타난다.

ii) 슬관절 주위의 고유감각장애

간접적 원인(다른 체절의 보상)

i) 과도한 굴곡 ◀ 바닥과의 클리어런스 확보 어려움 ◀ 고관절의 내딛기 또는 족관절 배굴 어려움

② 굴곡 부족 그림 4-67

퇴행성 슬관절증 등의 골관절 질환, 골절 등의 외상에서 통증은 하중 외에 관절운동으로도 유발된다. 따라서 보행주기를 통해 고관절, 슬관절, 족관절의 운동범위를 좁히기 위해 관절 주위 근육의 동시 수축으로 강성을 높이고 있다. 예를 들어, 전유각기의 굴곡 부족은 대퇴직근의 과도한 수축으로 인해 발생할 수 있지만, 이 시기의 정상 보행에서도 대퇴직근은 수축한다. 그러나 반대로 전유각기 이외에서는 수축하지 않는다. 반면, 퇴행성 슬관절증에서는 초기 접지기, 하중 반응기에서부터 수축한다. 임상적 추론을 확인하기 위해서는 보행주기 중 다른 단계와의 비교도 필요하다.

유각기의 슬관절 굴곡 부족은 이른바 목발 보행으로 수술 후, 외상 후 등 임상적으로 자주 볼 수 있는 유삭상의 피탄이라고 할 수 있다.

직접적 원인

i) 통증

ii) 관절 변형, 구축

iii) 슬관절 주변의 고유감각장애

간접적 원인(다른 체절의 보상)

i) 굴곡 부족 ◀ 고관절의 굴곡 제한, 구축

③ 신전 부족 그림 4-68

하중 반응기의 큰 역할 중 하나는 충격 흡수이다. 통증 등에 의해 충격 흡수가 곤란한 경우, 말 그대로 '연착륙'을 하게 된다. 즉, 정상 보행에

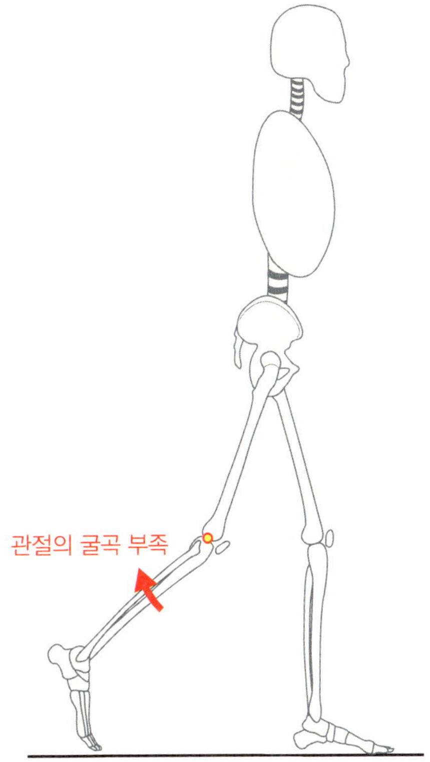

그림 4-67 슬관절의 굴곡 부족

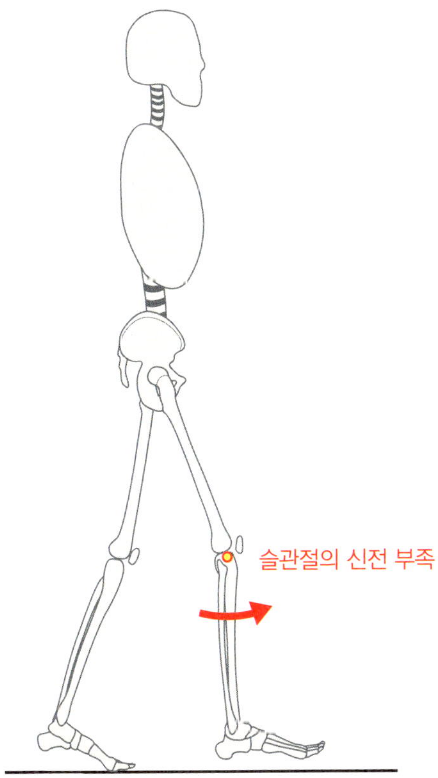

그림 4-68 슬관절의 신전 부족

있어서 말기 유각기 1cm의 자유 낙하를 저감시키기 위해 초기 유각기의 무게중심 상승을 억제하여 합리적으로 전체 발바닥을 접지시키는 경우가 있다. 이러한 경우, 슬관절 신전자세에서 접지하지 않도록 전유각기를 통해 경도 굴곡자세를 유지한다.

직접적 원인

i) 통증

ii) 관절 변형, 구축

간접적 원인(다른 체절의 보상)

i) 신전 부족(말기 유각기에만 나타남) ◀ 전족부 접지, 전체 발바닥 접지 ◀ 족관절 배굴근의 근력 저하

4) 족관절, 족부

전유각기, 유각기에서 족관절은 배굴 10°에서 저굴 20°까지 저굴하고, 발끝 떼기 후 다시 배굴하여 중기 유각기까지 0°가 된다. MTP 관절은 배굴 30°에서 더 배굴하며, 배굴 60°에서 발끝이 바닥에서 떨어진다. 유각기 중 0°를 유지한다. 낙상의 원인이 되는 유각기의 문제는 ① 배굴 부족, ② 발가락의 끌림, ③ 과도한 내번이다.

① 배굴 부족 그림 4-69

배굴 부족의 원인은 발가락 끌림과 거의 비슷하며, 양쪽의 차이점은 장애의 정도이다. 족관절 배굴근이 가장 많이 수축하는 시기는 초기 접지기이며, foot slap, low heel이 나타남을 확인하여 원인을 추론한다.

직접적 원인

i) 족관절 배굴근의 근력 저하

ii) 족관절 배굴 가동범위의 제한, 구축

iii) 통증

iv) 하퇴삼두근의 고긴장

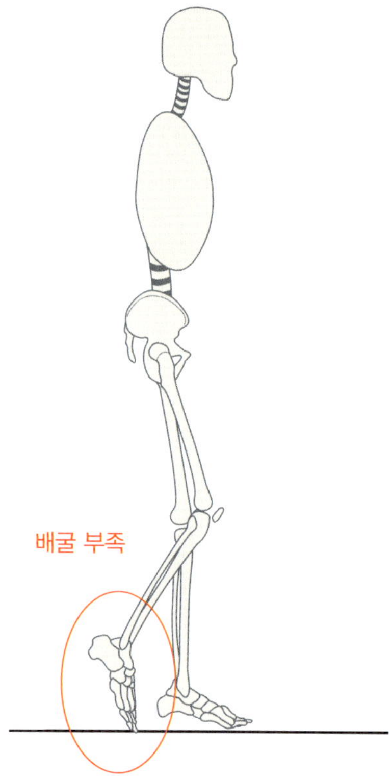

그림 4-69 족관절의 배굴 부족

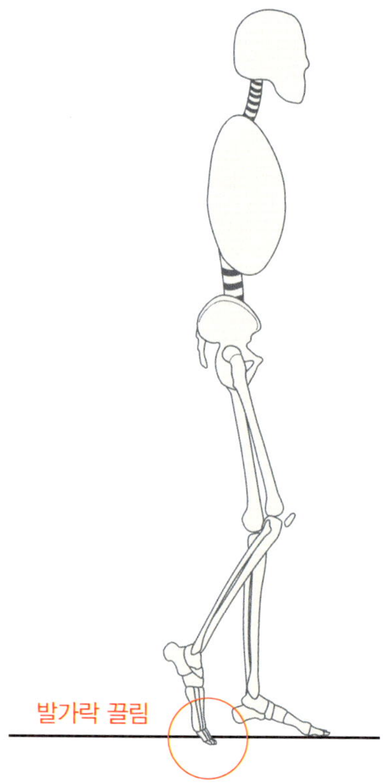

그림 4-70 발가락 끌림

② 발가락 끌림(toe drag) 그림 4-70

족지 끌림의 주요 원인은 하퇴삼두근의 고긴장, 내반첨족(talipes equinovarus) 등으로 인한 배굴 제한이다. 족관절 배굴근의 근력 저하로 인한 발가락 끌림은 일반적으로 foot drop이라고 한다. 이 경우, 동시에 고관절, 슬관절의 과도한 굴곡이 나타난다[계상 보행(steppage gait)].

직접적 원인

i) 족관절의 배굴 제한, 내반첨족 등의 변형 구축
ii) 하퇴삼두근의 고긴장
iii) 고관절의 내딛기(흔들기) 장애 또는 슬관절 굴곡 제한의 이차적 장애

③ 과도한 내번 그림 4-71

뇌졸중 편마비 등 후경골근의 고긴장이 원인인 경우, 계속되는 초기 접지기는 전족부 외측이 된다. 골반의 후퇴, 회전 보행, 발가락 끌림이 동시에 나타나는 경우가 많다.

직접적 원인

i) 비골근의 근력 저하
ii) 족관절 외번 가동범위의 제한, 내반족(talipes varus) 변형, 구축
iii) 후경골근, 하퇴삼두근의 고긴장
iv) 통증

간접적 원인(다른 체절의 보상)

i) 과도한 내번 ◀ 하퇴 내측으로의 경사 ◀ 외반슬(genu valgum)

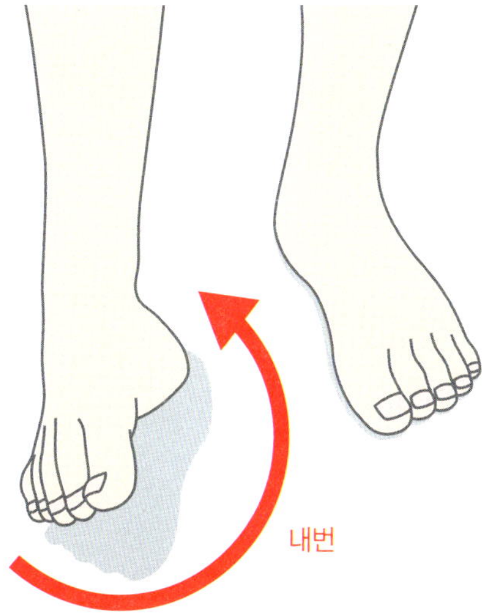

그림 4-71 과도한 내번

④ 과도한 발가락의 배굴 그림 4-72

유각기 중 족지의 과도한 배굴이 직접적으로 낙상의 원인이 되는 경우는 드물지만, 반대로 입각기 중 발가락으로의 하중이 어려운 경우 무게 중심이 후방으로 치우치므로 입각기의 낙상 위험이 높아진다.

직접적 원인

i) 오목발(요족, pes cavus) 등의 족부 변형

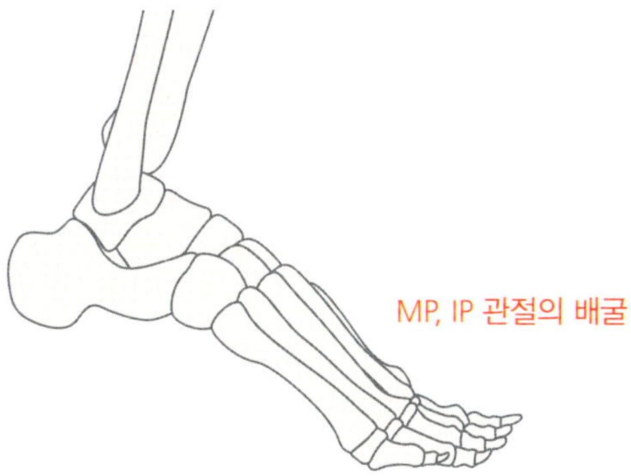

그림 4-72 과도한 발가락의 배굴

4 정상 메커니즘의 붕괴와 비정상 보행의 운동학

Question

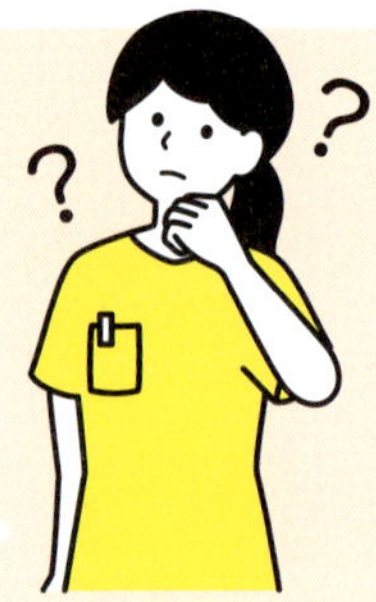

Q 직접적인 원인이 같더라도 보상 패턴에 개인차가 있는 이유는 무엇인가요?

A 보행의 우선 순위는
① 통증 없이 ② 안전하게 ③ 편안하게 걷는 것

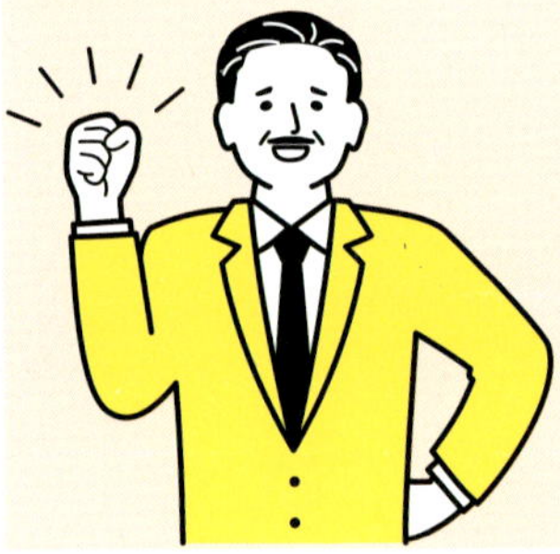

비정상 보행에서도 정상 보행과 마찬가지로 '① 통증 없이, ② 안전하게, ③ 편안하게 걷는 것'이 우선입니다. 이 3가지 중 우선 순위는 ①②③ 순으로 많이 나타납니다. 예를 들어, 통증이 없고, 낙상 염려도 없는 뇌졸중 편마비 환자에서는 회전 보행을 나타내는 증례가 많이 보입니다. 우리가 회전 보행을 흉내 내는 경우에도 도약(vaulting) 보행, 외전 보행에 비해 편하게 걸을 수 있습니다. 환자는 결코 외관을 우선시하여 걷지 않기 때문에 관찰이 개입의 단서가 될 수 있습니다.

마지막으로

물리치료의 목적은 무엇이 보행장애의 원인이고, 그것을 무엇이 보상하고, 그 결과가 어떻게 나타나는지 인과관계를 가설에 근거하여 개입을 통해 검증하는 것이다. 따라서 이 장에서는 정상 보행으로부터의 일탈을 3단계로 분류하고, 신체 부위별로 나타나는 비정상을 직접적 원인과 간접적 원인으로 나누어 설명하였다. 다소 난해하게 느껴질 수도 있지만, 서두에서도 언급했듯이 보행장애의 원인은 단순하지 않고 보통 여러 가지 문제가 복합적으로 관여한다. 그렇기 때문에 이 장에서 소개한 내용을 바탕으로 우선 문제점을 정리하고, 주요 문제점부터 개입해 나가길 바란다.

아마도 많은 임상 현장에서 보행 패턴을 변화시키기 위해 반복적인 동작 연습을 시행하고 있겠지만, 주요 문제점에 대한 가설을 세우고 개입을 통해 검증하는 치료사가 얼마나 될까? 물론 보행 패턴을 변화시키는 것 자체가 물리치료의 목적은 아니지만, 물리치료의 개입으로 비정상 원인이 줄어들면 보행 속도나 에너지 손실의 개선으로 이어져 일상생활 동작 능력의 향상으로 연결되는 경우가 많다. 이 장을 참고하여 비정상 보행의 문제점을 정리한 개입을 실시하기 바란다.

참고문헌

1. Adams JM, Cerny K: Observational Gait Analysis A Visual Guide. SLACK Thorofare. 143-170. 2018.
2. D'Angelo MG, et al: Gait pattern in Duchenne muscular dystrophy. Gait Posture. 29: 36-41. 2009.
3. Kreder, HJ, Dana J, et al: The hip. Fam's Musculoskeletal Examination and Joint Injection Techniques. Mosby. 45-63. 2010.
4. Perry J, Burnfield JM: Gait Analysis: Normal and Pathological Function. second ed. SLACK Thorofare. 2010.

찾아보기

한글

ㄱ

ㄴ · ㄷ · ㄹ

ㅁ · ㅂ · ㅅ

ㅇ · ㅈ

ㅊ·ㅋ·ㅌ

ㅍ·ㅎ

영문

A·B·C·D

E·F·G

H·I·J

찾아보기

K · L · M

N · O · P

Q · R · S

T · V · W

기타